Las delicias de Ella

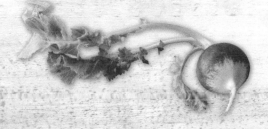

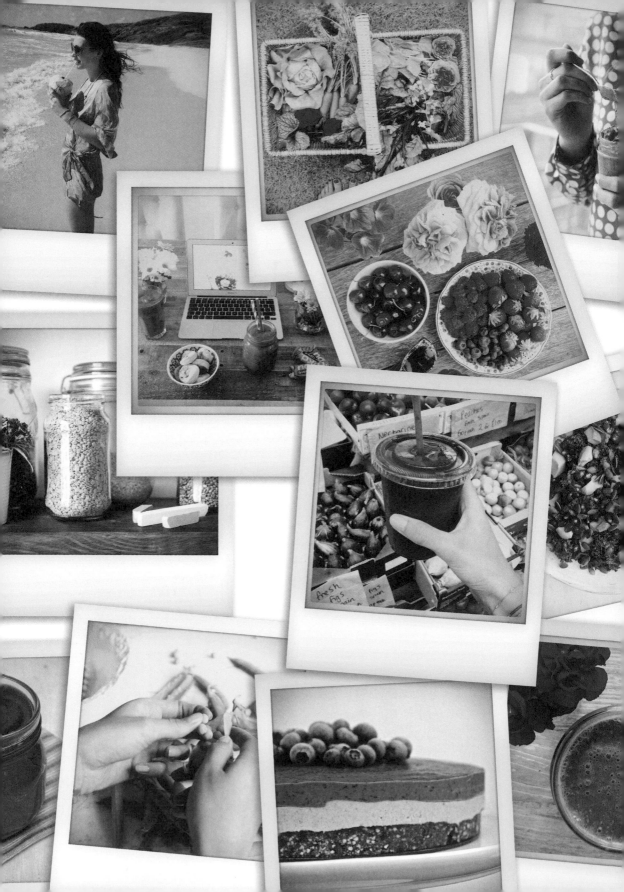

Las delicias de Ella

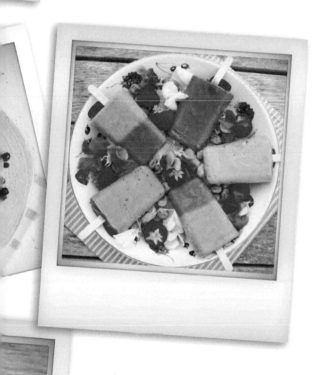

Recetas geniales,
sin gluten, lácteos
ni azúcares refinados,
para disfrutar
de una alimentación
sana y una vida feliz

Ella
Woodward

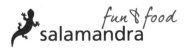

fun & food

salamandra

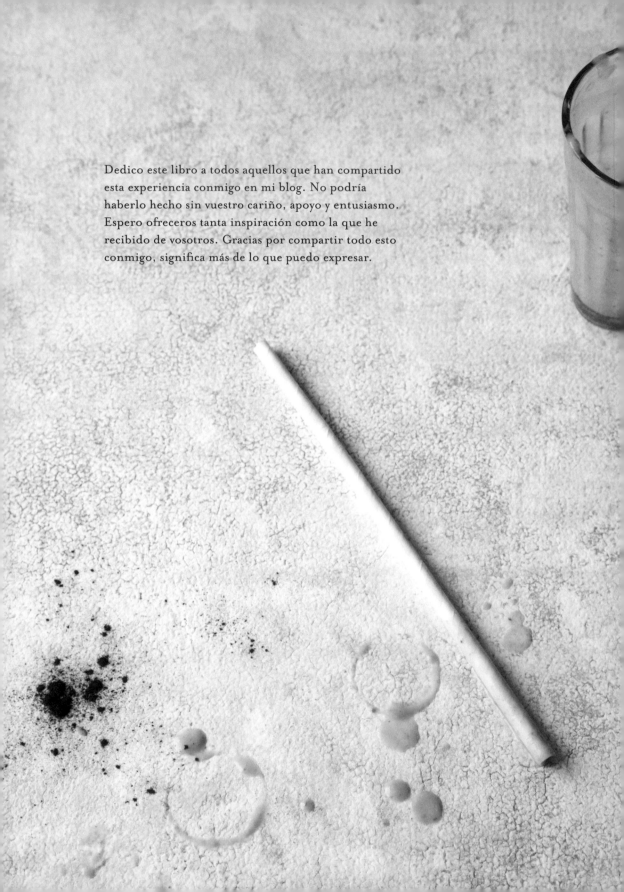

Dedico este libro a todos aquellos que han compartido
esta experiencia conmigo en mi blog. No podría
haberlo hecho sin vuestro cariño, apoyo y entusiasmo.
Espero ofreceros tanta inspiración como la que he
recibido de vosotros. Gracias por compartir todo esto
conmigo, significa más de lo que puedo expresar.

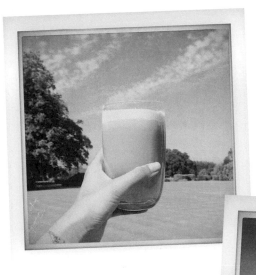

CONTENIDO

Mi historia 7

Primeros pasos 13

Cereales 29

Frutos secos y semillas 65

Legumbres 97

Verduras 123

Frutas 173

Smoothies y zumos 203

Viviendo al estilo de Ella 225

Recursos 242

Preguntas frecuentes 244

Índice 250

Agradecimientos 256

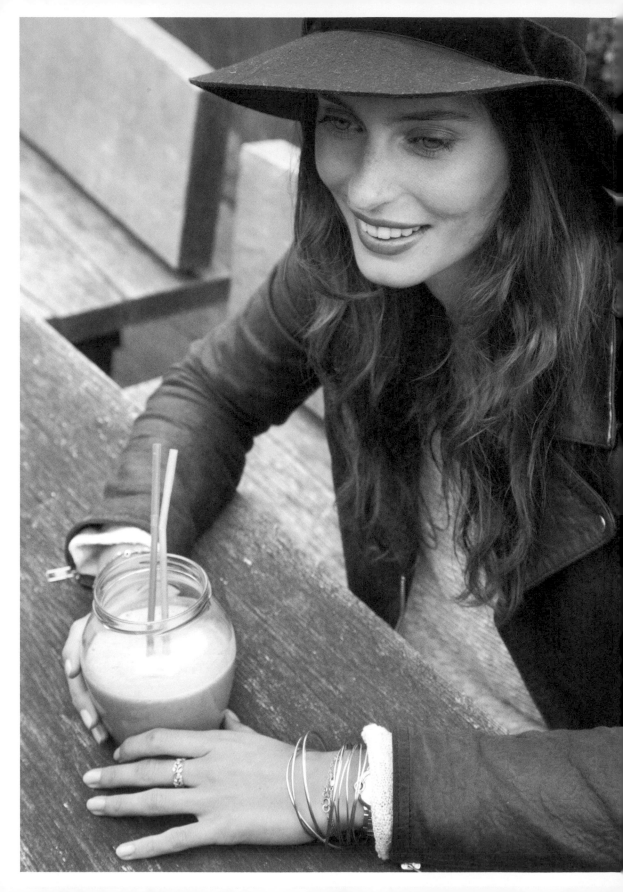

MI HISTORIA

Hasta hace poco más de cuatro años, era un monstruo del azúcar, una auténtica adicta. Siempre había sido muy golosa y, de niña, mi comida favorita eran los sándwiches de fideos de chocolate y lo que nos gustaba llamar «mezcla de chuches», que era algo increíble y tan pegajoso como suena. Para prepararlo, mis hermanas y yo vaciábamos los armarios de la cocina en busca de cualquier cosa dulce (por lo general, chocolate con leche, nubes, gominolas, caramelo, sirope de melaza y cereales de arroz inflado), que echábamos en un cuenco y derretíamos después en un cazo hasta obtener una masa deliciosa y empalagosa. A continuación, las tres nos sentábamos con nuestras cucharillas y nos lo zampábamos todo. Mi pasión por el azúcar fue creciendo a partir de entonces hasta alcanzar su punto culminante durante mi primer curso en la universidad, en Saint Andrews, cuando mis amigas y yo vivíamos sobre todo a base de una sabrosa mezcla de helado de crema con vainilla y pepitas de chocolate de Ben & Jerry's, montañas de chocolate (mejor con relleno de caramelo) y chuches. Estábamos totalmente enganchadas a la comida rica en azúcar, y una buena alimentación no figuraba en nuestra lista de prioridades.

Parece increíble que mi dieta se haya transformado tanto en tan poco tiempo. Estoy segura de que mientras hojeas este libro te costará creer que antes pudiera comer así, y tal vez te parecerá aún más alucinante saber que en realidad no me gustaba la fruta ni la verdura, pero te prometo que es absolutamente cierto. Aparte de los plátanos y las mazorcas de maíz, evitaba todo lo relacionado con esos grupos de alimentos.

No obstante, todo cambió de un modo rápido e inesperado. En el verano de 2011, justo cuando acababa de finalizar mi segundo curso en la universidad, me diagnosticaron una enfermedad bastante inusual llamada «síndrome de taquicardia ortostática postural», o POTS. Se trata de un trastorno muy especial que, todavía hoy, mis familiares y amigos íntimos no consiguen entender bien. Ataca el sistema nervioso autónomo, es decir, el que controla todo lo que se supone que sucede de un modo automático en el cuerpo, como los latidos del corazón, la digestión, la circulación o la acción del sistema inmunológico. Como podrás imaginar, la enfermedad tuvo un efecto devastador en mi vida: no podía salir a la calle, dormía más de dieciséis horas al día, sufría dolores crónicos, desmayos, interminables palpitaciones, inaguantables trastornos de estómago, constantes dolores de cabeza y un larguísimo etcétera. No era divertido en absoluto, y me pasaba el 95 % del tiempo postrada en la cama. La vida tal como la conocía quedó en suspenso.

Estar tan enferma supuso un reto mayor del que podría haberme figurado. Como hasta entonces siempre había gozado de muy buena salud, no me di cuenta de que estaba enfermando. En aquella época, sólo tenía diecinueve años y acababa de pasar el verano en París trabajando como modelo y disfrutando a lo grande. Cambiar esa situación por estar en una cama de hospital en pocas semanas me afectó mucho, y fui derrumbándome a medida que mis visitas a los médicos eran cada vez más largas y se agotaban sus consejos. Hicieron falta cuatro meses y centenares de pruebas para que obtuviera finalmente un diagnóstico. Todavía recuerdo el enorme alivio que sentí cuando mi estupendo médico le dio un nombre a mi enfermedad. Por lo menos, la gente ya no podía decirme que era algo psicológico.

Sin embargo, pese a saber lo que tenía, las cosas no se volvieron más fáciles. Me recetaron una serie de medicamentos y esteroides, algunos de los cuales me provocaban nuevos síntomas y ninguno me ayudaba en realidad. Seguía sin apenas poder levantarme de la cama, y eso me creaba una enorme sensación de aislamiento y me hacía perder la confianza y la autoestima. Me era imposible mantener mis amistades. Ello se debía en parte a la falta de energía y a las ganas que tenía de pasar el día durmiendo, pero también a que me resultaba muy incómodo contar lo que me ocurría. No quería que me vieran como a una enferma, y tenía la sensación de ser una extraterrestre, tan distinta de los demás que simplemente no podía relacionarme con nadie.

En enero de 2012, decidí intentar ser una persona «normal» y me fui de viaje con mi novio a Marrakech, pero al final la aventura fue un desastre y acabaron llevándome a casa, semiinconsciente, en una silla de ruedas. Obviamente, no fue la mejor de las experiencias, pero era justo lo que necesitaba, pues me hizo ver la realidad. Me di cuenta de que cambiar dependía de mí. Ya no podía confiar en los médicos; tenía que encontrar el modo de recuperar mi vida. Así, pasé la semana siguiente buscando métodos naturales y holísticos de curación, que fueron los que me hicieron decantarme por otra forma de alimentarme.

Después de muchas búsquedas en Google, descubrí a algunas personas de lo más inspiradoras; en particular, a una mujer de Estados Unidos llamada Kris Carr, que, de la noche a la mañana, cambió mi vida. Había adaptado su alimentación para luchar contra un cáncer y, como había escrito un libro acerca del tema, lo compré y enseguida me di cuenta de que, si ella lo había conseguido, yo también podía. Así pues, empecé un régimen naturista vegetariano y suprimí de mi dieta la carne, los lácteos, el azúcar, el gluten y cualquier alimento industrial y con sustancias químicas

o aditivos. Como podrás imaginar, fue un cambio realmente duro para alguien que nunca había comido fruta o verdura, y menos aún quinua, trigo sarraceno o semillas de chía. Jamás olvidaré las caras de mis familiares cuando les conté que me estaba convirtiendo en una vegana que no consumía gluten. No había visto a nadie tan sorprendido y desconcertado en toda mi vida. Seguramente pensaban que no duraría ni un día, pero yo estaba decidida a intentarlo. El único problema era que no tenía ni idea de lo que debía comer.

ALIMENTOS CURATIVOS

Estaba dispuesta a iniciar mi régimen saludable y curativo cuando me di cuenta de que no sólo ignoraba qué alimentos tomar, sino que tampoco sabía cocinar; es decir, podía hervir pasta y hacer unos huevos revueltos, pero eso era todo. Aun así, como quería probar esta nueva manera de vivir, me pasé los tres meses siguientes más o menos comiendo lo mismo todos los días: para desayunar, plátano y porridge de arándanos, con la fruta añadida justo al principio para asegurarme de que se deshiciera del todo (no tenía la menor idea de que con este método se obtiene más sabor); para almorzar, una tostada de trigo sarraceno acompañada con puré de aguacate y tomates asados (de lo más delicioso, pero un poco aburrido si lo tomas a diario), y, para cenar, pasta de arroz integral con alguna salsa vegetariana.

Como es obvio, me daba muchísima envidia estar con alguien que devoraba todo tipo de alimentos mientras yo seguía con la misma dieta cada día. Sin embargo, algo sorprendente estaba sucediendo: empezaba a encontrarme mejor. Mis síntomas disminuían y comenzaba a recuperar la energía. La sensación era increíble. Era un proceso lento, pero muy emocionante y alentador, que me motivó para proseguir con lo que estaba haciendo. Entonces fue cuando abrí mi blog, Deliciously Ella. Pensé que, si lo hacía y me prometía a mí misma probar cada semana tres recetas nuevas, podría llegar a adorar esta nueva forma de cocinar. Y eso fue exactamente lo que pasó.

Distintas personas me hicieron comentarios divertidos al contarles que me había puesto a escribir un blog de cocina; «Pero si tú no cocinas», me dijeron, algo que era del todo cierto hasta aquel momento. De hecho, la primera vez que cociné para mi novio, éste cenó antes de quedar conmigo. Así pues, decidí mantener mi blog en privado, pero, después de recibir veinte mensajes, prometí enseñárselo a un par de amigas. Y de esta manera fue creciendo. A medida que iba incrementando el número de seguidores, también aumentaban mis conocimientos y mi confianza en que podía cocinar de una forma diferente. Dieciocho meses más tarde, el blog había alcanzado más de cinco millones de visitas, algo del todo surrealista. Los internautas comenzaban a ponerse en contacto conmigo para contarme cómo mis recetas les habían cambiado la vida, y eso me animó mucho. Ésa es la razón por la que he decidido incluir algunos de los comentarios que más me gustan en este libro.

Y por si todo eso no fuera lo bastante emocionante, sucedió algo aún más increíble: ¡me sentí curada! Mi experiencia con la cocina saludable salió bien, y en menos de dos años me quitaron la medicación que habría tenido que tomar de por vida. Fue como un milagro. Mis síntomas prácticamente desaparecieron y recuperé la autoestima; y todo gracias a los beneficios de los vegetales. Fue asombroso. Volví a sentirme yo misma y libre de verdad.

La decisión de cambiar de dieta es la mejor que he tomado. Fue de lo más motivador, porque me permitió controlar mi enfermedad y recuperar mi vida. Desde entonces, ha sido toda una aventura y he aprendido muchas cosas. Ésta es la razón por la cual quise escribir este libro: para poder compartir todos mis descubrimientos. Es mi manera de convertir algo negativo en positivo. Sé hasta qué punto la comida sana puede resultar aburrida, y por eso quiero ponértelo fácil.

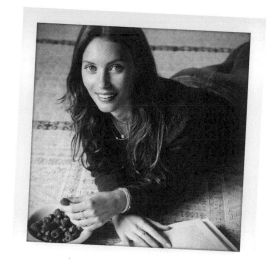

UN MUNDO DE BENEFICIOS

He descubierto que cualquier plato puede ser saludable y delicioso (incluso los brownies, las pizzas y los helados), sólo has de saber cómo prepararlo, y en este libro explico todos los trucos que he aprendido. También quiero hacer hincapié en que no soy chef; sólo alguien que ha experimentado mucho en la cocina, y por eso espero que mis conocimientos os lleguen más fácilmente a vosotros, los lectores.

Tardé seis meses en pillarle el tranquillo al arte culinario, y cada vez que probaba una nueva receta no podía creerme lo bien que sabía. Dos cosas me llamaron la atención. La primera, que todo era facilísimo; parecía imposible que no disfrutáramos todos de la simplicidad de esta forma de cocinar. La segunda, que podía hacerlo en muy poco tiempo. No me gusta pasar una eternidad ante los fogones; siempre me ha parecido una locura necesitar cinco horas para preparar una comida. No obstante, podía hacer cenas de lo más deliciosas, que les encantaban a mis amigas, en tan sólo media hora. Éstas estaban tan entusiasmadas e impresionadas con lo que les servía que prácticamente tenía la sensación de engañarlas de lo fácil que me había resultado hacerlo. Por otro lado, me encantaba poder tener a punto entre semana cenas impresionantes para mí misma en apenas diez minutos. Era fantástico regresar a casa por la noche sabiendo que iba a darme todo un festín.

Sé que este tipo de vida natural y la alimentación vegetariana acarrean algunos estereotipos negativos, pero, con todo, me enamoré de ellas. Si hace cinco años alguien me hubiera dicho que sería vegana y no consumiría gluten, no me lo habría creído. Sin embargo, espero y deseo que este libro rompa tus esquemas, igual que me sucedió a mí, y que con mis recetas descubras que la comida saludable es mucho más que ensaladas insípidas, verduras hervidas y repollo. Son brownies de boniato de lo más dulces, pasteles de zanahoria con glaseado de caramelo, suaves mousses de chocolate, atractivas ensaladas variadas con salsas cremosas, hortalizas asadas aliñadas con pesto casero, fideos de calabacín con crema de aguacate, boniatos fritos en bastoncitos y curris picantes de coco.

Todas mis recetas son vegetarianas y no contienen gluten ni azúcar refinado, pero te prometo que no he escrito este libro con la intención de convertirte al veganismo. De todos modos, no me gusta mucho esa palabra, pues también se puede ser vegano y no comer sano. Más bien soy partidaria de la comida integral y natural que nutre el cuerpo. No soy quién para señalar con el dedo o fomentar ningún sentimiento de culpa, ni espero que empieces a comer así mañana mismo. Este libro pretende ser flexible y adaptable, y mostrar lo fáciles y deliciosos que pueden ser los vegetales para que todos podamos aprovecharlos mejor. Aun así, no tienes por qué seguir siempre este tipo de alimentación. Puedes adecuarla a tu gusto añadiendo, por ejemplo, queso a los boniatos asados, una loncha de salmón a la quinua, un poco de yogur al smoothie o leche al té… No hay ningún problema. Si disfrutas de los vegetales, ya me doy por satisfecha.

UNA NUEVA FORMA DE COMER

Mi mejor consejo es que empieces con pequeños cambios. Añadir una porción de fruta o verdura al día es una forma fantástica de empezar. Por ejemplo, unas cuñas de boniato o un poco de guacamole son un acompañamiento delicioso para cualquier comida, y son muy fáciles de preparar. Tomarse un smoothie por la mañana te dará energía y comenzarás la jornada con buen pie.

Por otro lado, quiero destacar que el estilo de vida que presento en *Las delicias de Ella* tiene en cuenta el valor nutritivo y no las calorías. Establecer una dieta o privarse de alimentos, aspectos que a menudo se relacionan con una alimentación saludable, no es lo principal. En cambio, espero que este libro te ayude a ver las cosas de otra manera, igual que me sucedió a mí, para que todos podamos disfrutar de unos fantásticos alimentos y encontrarnos increíblemente bien al mismo tiempo. Como es bien sabido, a nadie le amarga un dulce, y no voy a ser yo quien te diga que no puedes tomarlo. Sólo quiero señalar que existen opciones naturales excelentes con un sabor igual o mejor que los postres industriales con demasiado azúcar que todos conocemos, y que además te harán sentir de maravilla. Con un poco de suerte, desmontaré mitos, como, por ejemplo, que los aguacates y las almendras engordan. Todo lo que descubrirás en este libro será tan beneficioso para ti que podrás tomarlo siempre que quieras, tu cuerpo te lo agradecerá y te proporcionará más energía de la que puedas imaginarte.

Me encanta mi alimentación actual. Se ha convertido en un nuevo estilo de vida y estoy más feliz que nunca. Me siento estupenda y todo sabe mejor. Mis papilas gustativas son mucho más sensibles, y ahora prefiero unos brownies de boniato a un puñado de chuches. Espero que este libro te ayude a enamorarte de la comida natural como me ocurrió a mí, y que cocinando mis recetas y probando cosas diferentes disfrutes a lo grande.

Ella x

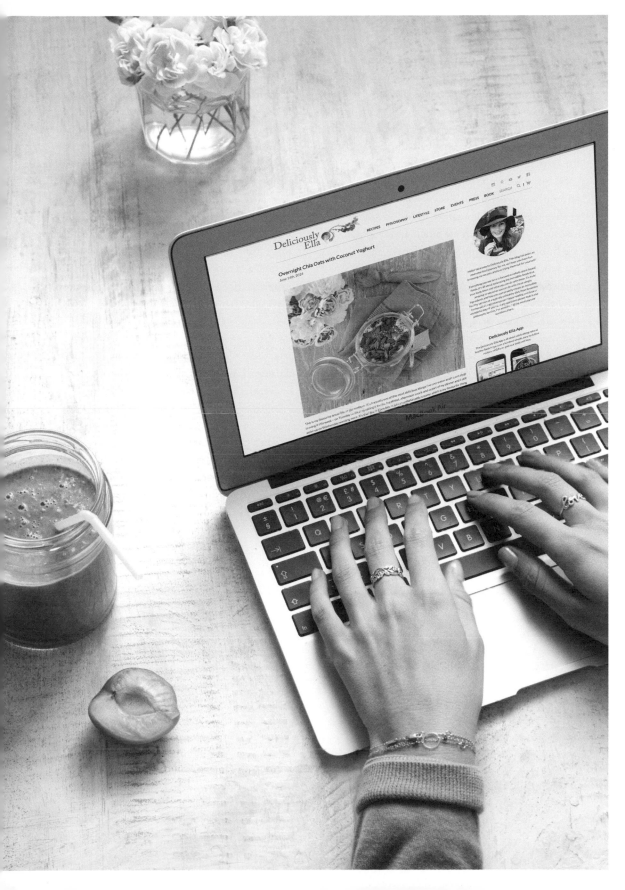

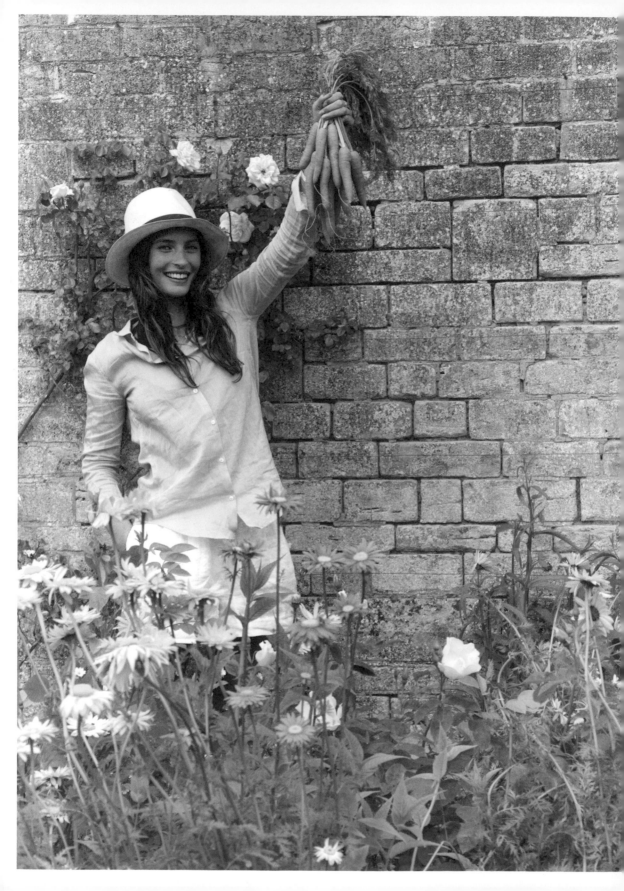

PRIMEROS PASOS

Una de las cosas que más me preguntan es cómo se puede comer de esta forma si se está ocupado. Mi respuesta es: organizándose bien. Sé que puede sonar algo aburrido, pero abastecer la despensa es esencial para una buena alimentación, pues significa que en cualquier circunstancia se puede preparar algo delicioso, incluso con ingredientes muy básicos. Personalmente, siempre tengo una serie de artículos de primera necesidad en mi despensa, que me facilitan mucho cocinar de este modo, y suelo comprar por internet cada dos meses para asegurarme de que dispongo de ellos en todo momento.

Como podrás observar a lo largo del libro, en casi todas las recetas aparecen algunos de estos ingredientes. Me molesta bastante tener que utilizar productos difíciles de encontrar que se compran y ya no vuelven a utilizarse. He intentado usar los mismos para que puedas adquirirlos juntos y te sirvan para todas las recetas. Sólo deberás conseguir las frutas y las verduras frescas. Tal vez te parezca caro tener que comprarlo todo al principio, pero, créeme, vale la pena, porque tus platos sabrán mejor que nunca y con el tiempo te saldrá a cuenta, pues sólo gastarás unos euros en alimentos frescos para tus comidas diarias.

Además, aprenderás a hacer en casa algunas fantásticas preparaciones, cuyas recetas he incluido en este apartado para empezar, como, por ejemplo, mantecas de frutos secos, leches vegetales, puré de manzana, sales caseras y un caldo de verduras de fácil elaboración.

MIS INGREDIENTES ESENCIALES

Tener estos ingredientes en la despensa hace que las comidas sean aún más deliciosas.

Además, siempre es estupendo elaborarlo todo desde cero, porque así tienes la certeza de que es más nutritivo.

Estos productos fueron fundamentales en mi proceso de curación y me ayudaron a enamorarme de una alimentación natural, así que una vez los utilices verás como hacen maravillas. Doy una breve explicación sobre cada uno de ellos para que puedas entender por qué me gustan tanto y cuándo deben utilizarse para que resulten creativos en la cocina.

VINAGRE DE SIDRA DE MANZANA

El vinagre de sidra de manzana es un ingrediente excepcional y una buena alternativa al vinagre balsámico, ya que es muy alcalinizante y eficaz contra los trastornos digestivos. Si los tienes, puedes tomar un sorbo antes de comer y notarás la diferencia, pero debo advertirte que si se toma solo no es lo más exquisito del mundo. Suelo usarlo para aliñar ensaladas o dar más sabor a salsas y cereales. Tiene un aroma ligero, fuerte y picante, que recuerda al del limón o la lima, de modo que es un buen sustituto si no dispones de ellos.

LECHE DE COCO

La leche de coco es uno de los alimentos más deliciosos que conozco. Me encanta su cremosidad, y sustituye a la perfección la leche de vaca o la nata en todas las recetas en las que son necesarias. La uso sobre todo para porridges, smoothies y para cocinar al horno, pero también la añado en platos como risottos para que sean más cremosos. Como tiene un sabor bastante suave (el aroma a coco se nota menos que en el aceite o la crema de coco), puede aprovecharse su increíble textura sin que los platos sepan a esta fruta. Por cierto, la crema de coco no es como la leche de coco. La primera es sólida, mientras que la segunda es líquida.

ACEITE DE COCO

Otro miembro importante de la familia de los cocos es el aceite, uno de los ingredientes más versátiles y uno de mis favoritos desde el principio. Puede utilizarse en infinidad de campos, desde la estética hasta la cocina. Es ideal como alternativa al aceite de oliva para asar hortalizas si se desea un sabor más intenso o para añadir a un smoothie con el fin de hacerlo más energético. Si se tiene alergia a los frutos secos, es un buen sustituto de la manteca de nueces también en los smoothies, ya que crea la misma textura cremosa. Además, lo uso para untar las bandejas cuando horneo pasteles, muffins o pan, así como en el porridge, a fin de que resulten más mantecosos. Tiene un alto contenido en grasas saludables, que son especialmente importantes para disfrutar de una piel radiante.

FRUTA FRESCA

Siempre compro algunos productos frescos al comienzo de la semana. De este modo, aunque esté muy ocupada, sé que en todo momento dispongo de algo bueno para comer. Mis artículos imprescindibles son los plátanos, las manzanas, los limones, las limas y las frutas del bosque. Estas últimas las compro biológicas y a granel pero congeladas, ya que son mucho más baratas que las frescas, salvo cuando son de temporada, y así siempre las tengo a mano para añadirlas a mis smoothies. Los smoothies me encantan, por eso compro siempre plátanos, porque son la base de los mismos. Además, chafados con un poco de manteca de almendra y una pizca de sal sobre unos crackers o mi pan supernutritivo son el mejor tentempié o la mejor cena lista en tres minutos. Las manzanas son deliciosas para picar o para preparar un zumo. Y los limones y las

limas sirven para aromatizar; incluso la comida más insípida puede resultar mil veces más sabrosa con un chorrito de zumo de estas frutas recién exprimidas. ¿Hay algo mejor que un puré de aguacate con zumo de lima y sal o un hummus casero? Sus ingredientes no son complicados, y pueden prepararse en cinco minutos siempre y cuando tengas en casa los productos imprescindibles de mi lista.

HARINAS SIN GLUTEN

La harina sin gluten es un ingrediente muy importante. No me refiero a la refinada e industrial, sino a las de trigo sarraceno, quinua y arroz integral. Para evitar confusiones, el trigo sarraceno no contiene ni trigo ni gluten (el nombre es absolutamente engañoso), pero es muy saludable. Las harinas de arroz integral y trigo sarraceno son intercambiables; ambas poseen un sabor bastante suave y sirven igual de bien tanto para cocinar alimentos dulces como salados. La de quinua tiene un aroma más amargo y es perfecta para la comida salada; sin embargo, para ser sincera, no va muy bien para hornear dulces si no se utilizan cantidades industriales de edulcorantes. Todas estas harinas pueden encontrarse sin problemas en internet o en tiendas de productos dietéticos.

PASTA SIN GLUTEN

Al igual que con la harina sin gluten, en este caso tampoco me refiero a la pasta de harina de maíz ni a la de arroz blanco, sino a las de arroz integral y de quinua. Si no se tiene alergia al gluten, la espelta también es una buena opción. Ésta es una antigua variedad de gluten mucho menos refinada y procesada, de modo que la mayoría de la gente la tolera mejor que el trigo. No obstante, como nunca he probado la pasta de espelta porque no puedo comer gluten, no puedo garantizar al cien por cien que tenga un sabor excelente, aunque todos los comentarios que he recibido son buenos. Con todo, las pastas de arroz integral y de quinua son deliciosas, y te aseguro que no notarás la diferencia con la pasta normal; su sabor y su textura son iguales, sobre todo si se les añade una salsa sabrosa. Siempre procuro tener pasta en casa, porque así puedo preparar una comida completa en sólo diez minutos. En este mismo libro encontrarás una gran receta, la ¡pasta con tomate en diez minutos! (*véase la receta en la pág. 131*).

CEREALES

Hallarás toda la información en el apartado dedicado a los cereales (*véase la pág. 29*), pero antes quisiera hablarte de mis ingredientes básicos: el arroz integral, la quinua, el trigo sarraceno y la avena. Tengo tarros enormes de ellos en la cocina y así nunca me quedo sin. Por tanto, si necesito preparar una comida rápida, siempre puedo usarlos como base para hacer algo sustancioso, como mi porridge de coco.

Del mismo modo, una vez a la semana intento cocinar alguno de ellos en cantidad y así después sólo tengo que calentarlos con un poco de tahina, tamari y zumo de lima o limón, más una lata de alubias y un aguacate chafado para obtener una fantástica comida en cinco minutos. La avena y el arroz integral son los más fáciles de conseguir, ya que se encuentran en todos los supermercados, pero en muchos establecimientos también venden quinua, que es genial. En cuanto al trigo sarraceno, por lo general deberás buscarlo en una tienda de productos dietéticos o en internet.

HIERBAS AROMÁTICAS Y ESPECIAS

Resultan fundamentales en cualquier cocina para alegrar la comida. Sin ellas, la vida sería muy aburrida.

Las imprescindibles para mí son las hierbas provenzales, la canela, la cúrcuma, el pimentón, el comino y el chile en escamas (este último es realmente infalible). Utilizo una mezcla de ellas en cualquier plato y al instante añaden toda una gama de sabores incluso en los más sencillos. Además, es muy fácil cultivarlas en casa; y suelen tener más sabor y resultan mucho más baratas. La albahaca, el romero, el tomillo o la menta viven bien en macetas en la ventana o en el balcón.

También me gusta disponer de jengibre fresco y ajo, pues proporcionan un aroma excepcional y son muy fáciles de encontrar en el supermercado. En cambio, como podrás observar a lo largo del libro, no consumo cebolla, porque me cuesta digerirla, pero puedes incluirla en cualquier receta si lo deseas.

DÁTILES MEDJOOL

Son divinos. Como les dedico mucha atención en el apartado de la fruta (*véase la pág. 173*), no voy a incluir aquí mucha información, pero quiero dejar constancia de que para mí son la mejor fruta del mundo. Como descubrirás más adelante, son maravillosos para hornear, pero también son ideales para picar, y por eso procuro tener siempre en casa. Son tan dulces y tienen un sabor tan parecido al del caramelo que, si me apetece algo así y no tengo ganas de ponerme ante los fogones, disfruto con un puñado de ellos. Lo que más me gusta es deshuesarlos y rellenarlos con una cucharadita de manteca de frutos secos. Créeme si te digo que será una de las cosas más sabrosas que hayas probado en la vida. Son más caros que los normales, pero vale la pena pagar la diferencia, porque resultan mucho más tiernos y dulces. Son deliciosos y se cocinan con mayor facilidad, sobre todo si se usan para amalgamar una mezcla, como sucede con todos los postres crudos y tentempiés de este libro. Por el contrario, verás que las recetas no siempre te saldrán del todo bien si utilizas dátiles secos, porque no tienen una consistencia lo bastante pegajosa.

FRUTOS SECOS

Como con los cereales, encontrarás más información sobre cada uno de los frutos secos, sobre su sabor y en qué casos son más adecuados en el apartado dedicado a los mismos (*véase la pág. 65*). Por el momento, me gustaría explicar por qué deben ser un ingrediente imprescindible en la despensa. No sólo saben fantásticamente bien y son excelentes para picar, sino que en apenas cinco minutos puedes preparar con ellos un exquisito dulce acompañado de dátiles y nada más. Mi receta favorita es la de los brownies sin hornear (*véase la receta en la pág. 89*), que sólo requieren tres ingredientes (frutos secos, dátiles y cacao puro) y están de muerte. Además, como permiten crear algo tan sabroso en tan poco tiempo, seguro que te apetecerá menos comer cosas no tan saludables y tus papilas gustativas y tu estómago te lo agradecerán.

MANTECAS DE FRUTOS SECOS

Me encantan los frutos secos y también adoro las mantecas elaboradas con ellos. Son una de las mejores creaciones de la historia. A menudo me como un tarro entero de una sola vez. Cada cucharadita es sabrosa, cremosa y dulce sin llegar a ser empalagosa. Son buenísimas, y pueden usarse de muchas maneras; por eso las he incluido en la lista de mis ingredientes básicos. Son ideales con un tentempié o en el desayuno para dar sabor y obtener una deliciosa textura, además de tener un alto valor nutritivo, abundantes proteínas

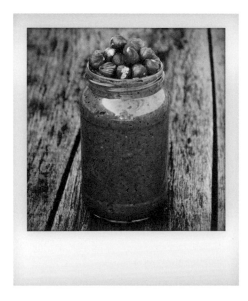

de origen vegetal, grasas saludables y vitaminas que te llenarán de energía. Todas las mañanas añado una cucharadita de manteca de almendra a mi smoothie y hago lo mismo con mi porridge. Por la tarde también suelo tomar manteca de almendra con un plátano chafado o bien utilizo cualquier otra manteca de frutos secos para rellenar unos dátiles o recubrir con ella unas rodajas de manzana. Se trata de preparaciones muy sencillas y deliciosas con las que, además, se ensucia muy poco. También las encontrarás en grandes superficies, tiendas de productos dietéticos y en internet.

ACEITE DE OLIVA

Hay pocas cosas que me hagan tan feliz como una botella de excelente aceite de oliva virgen extra ecológico. Puedo parecer muy refinada al pedir que el aceite sea de tan alta calidad, pero créeme si te digo que notarás la diferencia y si debes gastarte el dinero en algo, que sea en este producto. Puedes tener incluso dos botellas: una de aceite de oliva normal para cocinar las verduras y otra de calidad superior para aliñar al final y degustarlo. El bueno de verdad tiene un sabor tan intenso y una textura tan suave que realza cualquier comida. Puedes usarlo de la manera más convencional para aliñar las ensaladas, pero también para aderezar platos como risottos, verter un chorrito en los cereales al finalizar la cocción o mezclarlo con puré de aguacate para añadir un último toque de sabor a tu creación.

LEGUMBRES

Encontrarás mucha más información sobre ellas en el apartado correspondiente (*véase la pág. 97*). Son una parte importante de mi despensa por la misma razón que los cereales: porque enriquecen cualquier comida al instante. Sin embargo, su punto fuerte es que pueden prepararse en un par de minutos.

Siempre almaceno en casa varios tarros de alubias negras, garbanzos y lentejas, de modo que sólo tengo que abrirlos, escurrir el agua y ya está; es facilísimo. Los garbanzos son fundamentales porque, en un abrir y cerrar de ojos, puedo hacer con ellos un hummus, que alegra cualquier comida y la vuelve más nutritiva. De hecho, todas las legumbres proporcionan mucha energía, ya que contienen una gran cantidad de vitaminas del grupo B, proteínas y hierro, todos ellos esenciales para tener un cuerpo sano y una mente feliz.

CACAO PURO EN POLVO

Éste es uno de mis ingredientes favoritos. Para ser sincera, no sé qué haría sin él, es una de las cosas que más me apetecen, y no puedo prescindir de su delicioso sabor a chocolate. Pero ¿qué diferencia hay entre éste y el que se encuentra en los supermercados? El puro es la versión no industrial, son los granos de cacao simplemente molidos. En cambio, el normal, al ser tratado y refinado, pierde casi todas sus propiedades nutritivas y no sabe ni la mitad de bien. El primero es mucho más rico e intenso (por tanto, se necesita menos para obtener el mismo aroma) y, como además contiene antioxidantes, vitaminas y minerales, puedes comértelo sabiendo que es bueno de verdad para ti. No debes fijarte en su precio, pues acaba resultando más barato que el normal porque hace falta mucha menos cantidad. Unas pocas cucharadas de cacao puro equivalen a un bote del industrial; es extraordinario.

SEMILLAS

Las semillas, a diferencia de los cereales y las legumbres, no pueden constituir la base de una comida, pero son un alimento ideal para tener a mano, pues añaden una gran textura a cualquier plato y lo alegran, al mismo tiempo que le aportan mayor valor nutritivo.

Me encanta añadir semillas de girasol o de calabaza en todo tipo de ensaladas, curris, salsas, pasta y, cómo no, en mi puré de aguacate. Las otras semillas mágicas que me gusta tener siempre en casa son las de chía, que son fundamentales para cocinar de una forma sana y cuyas increíbles cualidades descubrirás más adelante (*véase la pág. 70*). Además, como son una fuente extraordinaria de nutrientes y no añaden sabor, pueden mezclarse con cualquier alimento para obtener una gran dosis de proteínas, calcio, fibra y omega 3.

EDULCORANTES

Mis edulcorantes básicos son el sirope de arce y la miel; ambos son exquisitos y fundamentales para muchas preparaciones, como las tortitas, los gofres, los muffins de arándano, la tarta de lima o los brownies de boniato. Por ejemplo, con la miel, unto tostadas o, en otras ocasiones, la añado a los smoothies vegetarianos si me apetecen algo más dulces.

Lo que hay que tener en cuenta al comprar sirope de arce es que lo sea al cien por cien, porque en muchos casos sólo lo es en un diez por ciento y lo demás son aditivos, edulcorantes artificiales y conservantes (lee siempre la etiqueta). En cuanto a la miel, es algo más complicado. La hay de muchos tipos y cuesta más saber cuál es mejor o peor. Yo prefiero comprar la natural, sin pasteurizar y sin azúcares añadidos. No es excesivamente cara y tiene un sabor intenso y asombroso. Un tarro cuesta mucho menos que uno de miel de Manuka, por ejemplo. Procuro evitar las mieles muy baratas que venden en los supermercados, ya que suelen estar muy tratadas, e intento buscar mercados donde pueda encontrarse miel de producción local.

TAHINA

La tahina es un ingrediente fantástico. Se elabora con semillas de sésamo molidas, con las que se hace una pasta espesa, similar a la manteca de cacahuete, pero más salada. Aunque me encanta en distintos platos, no me gusta tanto sola. Por tanto, a diferencia de las mantecas de frutos secos, no me comería un tarro entero sin más. La encuentro demasiado salada para los smoothies o los dulces, pero resulta increíble con cereales, col rizada, en salsas o con aceite de oliva y vinagre de sidra a fin de obtener un delicioso aliño para ensaladas. Añade un sabor tan rico y una textura tan cremosa a cualquier comida que la realza y la alegra al instante. Además, es el ingrediente principal del hummus, como podrás ver en las distintas recetas de la página 102. Como las semillas de sésamo también poseen un alto valor nutritivo —porque son ricas en calcio, vitaminas del grupo B, magnesio y hierro—, son ideales para incorporar a la dieta.

TAMARI Y PASTA DE MISO

Si vas a comprar sólo algunos de estos ingredientes, te recomiendo que incluyas en tu lista tamari o pasta de miso. Ambos se elaboran a base de granos de soja fermentados. El primero es una versión líquida, y la segunda, como indica su nombre, es una pasta, mucho más espesa y algo más rica, aunque los dos tienen un sabor similar. Para evitar cualquier confusión entre el tamari y la salsa de soja, hay que tener en cuenta que son casi idénticos, salvo que el primero no contiene gluten —ni por lo general aditivos— y por eso lo uso, aunque puedes sustituirlo por la salsa de soja en todas las recetas que lo requieran, si así lo deseas. En mi caso, utilizo indistintamente el tamari y la pasta de miso para añadir un aroma salado a algunas recetas; de hecho, son ideales si se pretende reducir el consumo de sal. Además, como realzan todos los sabores sin alterarlos demasiado, los agrego a cualquier plato para hacerlo más interesante.

CONCENTRADO DE TOMATE Y TOMATES EN CONSERVA

Estos ingredientes no son exóticos ni particularmente apasionantes, así que más que entrar en detalles sobre los mismos, señalaré que vale la pena tenerlos siempre en la despensa para los días en que se necesita improvisar algo con pocos productos. Recetas como mi pasta con tomate en diez minutos (*véase la receta en la pág. 131*) nos sacan de apuros cuando tenemos apetito pero no disponemos de tiempo, y entonces se agradece tener concentrado de tomate en la cocina. Del mismo modo, pueden usarse los tomates en conserva para preparar sencillos curris y guisos con lo que se tenga a mano y un poco de arroz integral sazonado con tamari.

Antes de comprarlos, sólo debes comprobar que no contengan conservantes ni azúcares añadidos, como sucede en algunos casos. Además, los tomates nos aportan muchos beneficios, como por ejemplo una gran cantidad de antioxidantes, fundamentales para tener una piel bonita.

VERDURAS

Como se trata de un libro de cocina vegetariana, encontrarás información sobre distintas verduras en casi todas las páginas. Antes, me gustaría explicar las que tengo siempre en mi cocina y uso a diario (las demás las voy comprando conforme las necesito). Las esenciales para mí son las de hoja verde, como las espinacas y la col rizada, los tomates, los aguacates y los pepinos. Las primeras, de cualquier tipo, las consumo todos los días. Suelo añadir espinacas a mi smoothie de la mañana y tomo un poco de ensalada de col rizada para acompañar el almuerzo o la cena. Preparo zumo de pepinos tres o cuatro veces a la semana y lo uso como base de mis batidos. Los aguacates los empleo simplemente porque soy adicta a ellos y no puedo pasar un solo día sin comer al menos uno. Y va bien tener siempre tomates a mano para prepararlos con cualquier cosa.

Si dispones de un puñado de verduras como éstas, tendrás algo para alimentarte en cualquier momento, como una ensalada de col rizada con tahina y tamari (*véase la receta en la pág. 153*) servida con arroz integral y alubias, o un puré de aguacate con rodajas de tomate sobre mi pan supernutritivo (*véase la receta en la pág. 80*). Y sabrás que puedes improvisar un plato delicioso cuando lo necesites.

SALES CASERAS

Las sales caseras son ideales para añadir al instante magníficos sabores a tus platos. La sal de chile da un toque picante que alegra cualquier verdura, cereal o legumbre, mientras que la de hierbas aromáticas proporciona una gama de aromas más suaves, con su sabrosa mezcla de tomillo, romero, comino y limón, que realza todas las comidas.

SAL DE CHILE

Para un salero de 60 g

20 g de sal sin refinar
3 g de granos de pimienta negra
2 cucharaditas de pimentón
1 cucharadita de chile en escamas

Para prepararlo, hay que mezclar la sal sin refinar, la pimienta, el pimentón y el chile en escamas en un cuenco y llenar a continuación el salero.

SAL DE HIERBAS AROMÁTICAS

Para un salero de 60 g

20 g de ramitas de romero fresco
20 g de ramitas de tomillo fresco
la ralladura de 1 limón grande
1 cucharadita de semillas de comino enteras
20 g de sal sin refinar

Precalentar el horno a 220 °C.

Colocar las hojas de romero y tomillo en una bandeja refractaria (no es necesario añadir aceite) y hornear durante unos 8 minutos, hasta que las hierbas aromáticas queden completamente secas.

Retirar del horno y dejar enfriar.

Poner la ralladura de limón en una bandeja refractaria y hornear durante unos 2 minutos, hasta que se seque.

Por último, mezclar las hierbas aromáticas, la ralladura de limón, el comino y la sal sin refinar en un cuenco y verter después en un salero.

PURÉ DE MANZANA

A lo largo del libro, podrás ver que uso puré de manzana en muchas de las recetas, porque además de resultar delicioso es un ingrediente especial e ideal para cocinar, sobre todo en el horno.

Por un lado, el puré de manzana añade dulzura a los alimentos de un modo muy natural y, por otro, sustituye muy bien a los huevos para amalgamarlo todo. Me encanta como pasta para untar y sabe realmente bien cuando lo mezclas con un porridge (*véase la receta en la pág. 57*), con unas tortitas (*véase la receta en la pág. 163*) o con unos gofres (*véase la receta en la pág. 183*).

Para 1 tarro grande

20 manzanas rojas
3 cucharadas de sirope de dátiles o de arce (opcional)
1 cucharadita de canela molida (opcional)

Pelar las manzanas y cortarlas en trozos pequeños; desechar el corazón.

Colocarlas en una cacerola grande con el fondo cubierto con más o menos un par de centímetros de agua.

Cocerlas durante unos 40 minutos, hasta que queden muy blandas.

Escurrirlas y triturarlas en una batidora de vaso o un robot de cocina con el sirope de dátiles y la canela, si se desea, hasta obtener una crema suave.

Guardar en un recipiente hermético en el frigorífico; se conservará fresco durante unos 5 días.

Consejo práctico

Como sólo se conserva fresco durante aproximadamente 5 días, si preparas más del que vas a utilizar, congela el resto.

LECHES VEGETALES

Elaborar leches vegetales es mucho más sencillo de lo que te imaginas, y saben realmente bien.

De las tres que presento, mi favorita es la de almendra, ya que es la más rica y cremosa. Puedes usar la misma receta con cualquier otro fruto seco, como, por ejemplo, anacardos o nueces de Brasil.

La leche de avena resulta mucho más barata y se prepara en menos tiempo, con lo cual es una buena alternativa a la de almendra e ideal si se tiene alergia a los frutos secos. Es dulce y fantástica y, aunque admito que se parece un poco a un porridge líquido, no deja de ser deliciosa.

La leche de arroz no puede compararse con las anteriores en cuanto a textura o sabor, pero si se sufre alguna intolerancia va bien en cualquiera de las recetas, siempre y cuando se le añada un edulcorante, ya que no es tan aromática y además es mucho más líquida. Con todo, es muy barata y fácil de elaborar.

Estas tres leches se conservan durante unos 5 días en el frigorífico en un recipiente hermético; si no dispones de una botella de cristal, una de agua que hayas utilizado servirá igual de bien. Antes de consumirlas, asegúrate de agitarlas para mezclar bien su contenido.

LECHE DE ALMENDRA
Para 1 litro

1 taza de almendras peladas (200 g)
2 cucharaditas de canela molida (opcional)
un puñado de dátiles Medjool deshuesados
    o un par de cucharadas de sirope de dátiles
    o de arce (opcional)

Dejar en remojo las almendras durante una noche o por lo menos 6 horas en un cuenco con agua. Este paso es esencial.

Escurrirlas y triturarlas en una batidora de vaso con 3 tazas (900 ml) de agua fresca durante 1 o 2 minutos hasta obtener una leche sin grumos; si se desea un poco más líquida,

añadir más agua. Colocar un colador de tela sobre una jarra y verter la leche.

Una vez que se haya escurrido el líquido, exprimir el que quede en el colador con las manos.

Si se usa la canela, los dátiles o el sirope, batirlos con la leche.

LECHE DE ARROZ INTEGRAL
Para 1 litro

⅓ de taza de arroz integral (90 g)
2 cucharadas de sirope de arce o miel
1 cucharadita de canela molida

Poner el arroz en un cazo con una taza y media (450 ml) de agua. Llevar a ebullición. Hervir durante unos 5 minutos y, a continuación, a fuego lento unos 45 minutos más, tapado, hasta que se reblandezca sin que se pase y se haya evaporado toda el agua. Remover y asegurarse de que no se quede sin agua hasta que esté hecho.

Dejar enfriar y triturar con 3 tazas de agua, el sirope de arce o la miel y la canela hasta obtener una preparación sin grumos.

Colar con un colador de rejilla fina para eliminar cualquier residuo sólido antes de servir.

LECHE DE AVENA
Para 1 litro

1 taza de avena (120 g)
1-2 cucharadas de edulcorante (yo utilizo miel
    o sirope de arce) (opcional)

Dejar en remojo la avena en agua fría durante unos 30 minutos.

Enjuagarla y escurrirla antes de introducirla en una batidora de vaso con 3 tazas (900 ml) de agua fresca. Triturar durante unos 30 segundos hasta obtener una preparación sin grumos.

Colar con un colador de rejilla fina con la ayuda de una cuchara de madera para aplastar. Desechar la papilla.

Añadir el edulcorante si se desea, remover y batir de nuevo en la batidora.

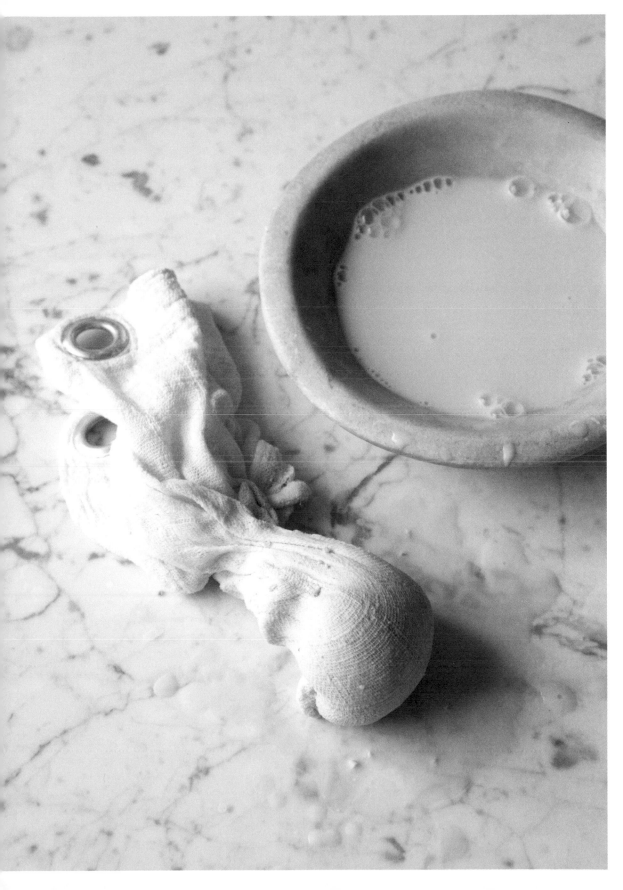

MIS APARATOS IMPRESCINDIBLES

Hay unos cuantos aparatos fundamentales para el estilo de vida que te presento. Necesitarás un robot de cocina, una batidora de vaso y una licuadora para la mayoría de las recetas, pero te prometo que con ello será suficiente. Además de estos tres utensilios, sólo te harán falta los que puede haber en cualquier cocina normal, como cuchillos, cazos, sartenes, coladores, un rallador, una tabla de cortar o una olla vaporera.

Los robots de cocina trituran todo lo que se les eche. Tienen una gran potencia y pueden convertir un alimento sólido en otro licuado con mucha facilidad. ¡Son geniales! A diferencia de las batidoras, no requieren ningún líquido para funcionar, pero como su resultado final no es tan suave, no sirven para preparar smoothies. En cambio, son perfectos para elaborar hummus o pesto, postres sin hornear o para picar frutos secos, entre otras cosas.

Las batidoras, al necesitar algo diluido, permiten obtener unas preparaciones muy homogéneas y, por tanto, son ideales para las sopas y los smoothies.

Una licuadora es una gran inversión. Por ello, si te planteas qué debes comprar primero, empieza por el robot de cocina y la batidora, pues se usan en muchas recetas, mientras que la licuadora sólo sirve para los zumos.

LAS MARCAS QUE UTILIZO PORQUE ME ENCANTAN

ROBOTS DE COCINA

Los de la marca Magimix son los mejores que conozco. Sí, son caros, pero son una inversión para toda la vida y de lo más útiles, ya que permiten hacer de todo. Mi madre y todas sus amigas todavía usan los que les regalaron cuando se casaron, de modo que duran de verdad.

BATIDORAS DE VASO

Yo utilizo una de la marca Vitamix. También son caras (aún más que las Magimix), pero

si se emplean a diario, salen a cuenta porque son fantásticas. Gracias a su potencia, permiten obtener los smoothies más suaves y cremosos, además de batir cualquier alimento. Si todavía no eres una fanática de los batidos y prefieres un aparato más normal, hay otras grandes compañías que fabrican batidoras mucho más económicas.

Las de la marca Philips son muy buenas y un poco más asequibles, aunque quizá te parezcan todavía un poco caras, pero las que son más baratas no son tan potentes; por ejemplo, no pueden convertir frutos secos, dátiles o espinacas en bebidas sin grumos, algo que resulta esencial, porque, créeme, no es agradable encontrarse briznas de espinacas entre sorbo y sorbo de un batido de mango y plátano. Además, cuanto más te gastes, más te va a durar el aparato y, por tanto, más barato te saldrá a la larga.

Las batidoras de uso personal Tribest y Nutribullet también son geniales. Son muy potentes y diminutas en comparación con las Philips o las Vitamix. Disponen de vasos desmontables que puedes llevarte a donde quieras, lo cual es fabuloso para viajar siempre y cuando vayas a preparar smoothies para una persona.

LICUADORAS

Las de Magimix y Sage son muy buenas y fáciles de limpiar. Para ser sincera, ésta es mi principal condición al comprar una, ya que esta tarea puede resultar una pesadilla incluso con las mejores al tener diferentes partes en las que la pulpa puede adherirse.

COLADORES DE TELA

La última cosa que no es del todo corriente pero que te hará falta es un colador de tela, pues es fundamental para preparar leche de frutos secos. Sin embargo, no debes preocuparte, porque son muy baratos y fáciles de encontrar (por ejemplo en Amazon), ya que suelen usarse para elaborar mermeladas o confituras, y además duran muchísimo. Acostumbro a enjuagar los míos después de usarlos y, al cabo de un par de veces, los meto en el lavavajillas para una limpieza a fondo.

COLADORES

Para la leche de avena o de arroz, necesitarás un colador de rejilla fina, pero también puede servirte cualquier otro que tengas, no tiene por qué ser nada especial.

Soy consciente de que te he dado mucha información en poco espacio. Espero que no te resulte demasiado abrumador y que, a medida que vayas leyendo el libro, veas que los aparatos que te he recomendado en este apartado son muy fáciles de usar; además, al utilizarlos una y otra vez, te familiarizarás enseguida con ellos. Al principio, cuando di el paso hacia una alimentación saludable, yo también me sentí un poco agobiada, así que entiendo muy bien esa sensación, pero verás como lo consigues. Además, nunca se deja de aprender y es muy divertido; yo sigo descubriendo cosas sin parar, siempre en busca de nuevos ingredientes y modos de cocinar interesantes.

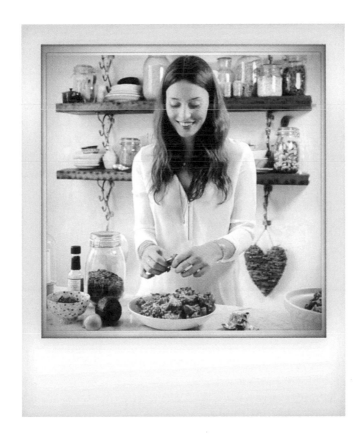

MANTECA DE ALMENDRA

Es uno de mis alimentos básicos de consumo diario. La manteca de almendra tiene una textura muy cremosa y un sorprendente y rico sabor a frutos secos.

Me encanta añadirla a los smoothies para espesarlos, y resulta genial en el porridge cremoso de coco (*véase la receta en la pág. 57*) o para comerla directamente del tarro con una cuchara.

También es ideal para la piel, pues contiene mucha vitamina E, que es esencial para tener un cutis radiante. Me gusta tostar primero los frutos secos, ya que así se mezclan mejor y desprenden más aroma, pero puedes saltarte este paso si lo prefieres.

Asimismo, puedes preparar la manteca sustituyendo las almendras por cualquier otro fruto seco.

Para 1 tarro grande
2 tazas de almendras (400 g)
una pizca de sal

Precalentar el horno a 200 °C (180 °C si es de convección).

Tostar las almendras durante unos 10 minutos, retirarlas del horno y dejar que se enfríen unos minutos.

Triturarlas junto con la sal en un robot de cocina durante unos 15 minutos hasta obtener una crema sin grumos.

Mientras se realiza el paso anterior, se deben raspar los frutos secos de las paredes de la jarra un par de veces.

La manteca puede conservarse en un recipiente hermético a temperatura ambiente durante una semana.

Consejo práctico
Para preparar esta receta necesitarás un robot de cocina potente o, de lo contrario, no conseguirás que la manteca quede suave y cremosa.

DÁTILES MEDJOOL RELLENOS CON MANTECA DE FRUTOS SECOS

Ésta puede ser la receta menos complicada del libro, pero eso no significa que no sea la mejor. Es mi tentempié favorito cuando me siento hambrienta y perezosa. Es dulce, saciante y delicioso. Los dátiles son como unos caramelos que combinan a la perfección con la manteca cremosa de almendra. Es una creación divina.

Para 12 dátiles
12 dátiles Medjool
12 cucharaditas de manteca de frutos secos (mi preferida es la de almendra; *véase la receta en esta misma página*)
una pizca de cacao puro en polvo (opcional)

Abrir los dátiles sin llegar a cortarlos por la mitad y deshuesarlos.

Rellenarlos con una cucharadita de manteca de frutos secos y una pizca de cacao en polvo y presionarlos.

Guardar en el frigorífico y dejarlos durante una hora más o menos para que se endurezcan; después ya podrán saborearse.

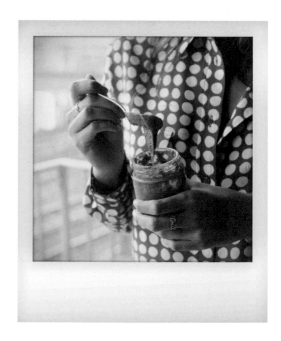

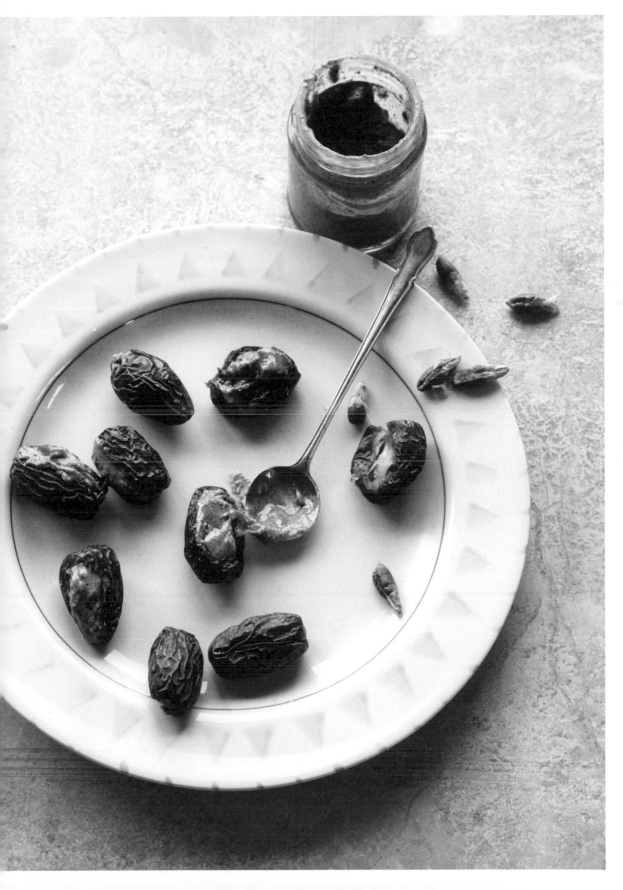

CÓMO COCINAR CEREALES

Encontrarás más información sobre los cereales en el capítulo correspondiente, pero antes me gustaría enseñarte cómo se preparan la quinua, el trigo sarraceno y el arroz integral para que puedas dominar cada una de estas recetas en el resto del libro. El truco para que queden deliciosos es añadir algunos ingredientes en el agua antes de agregar el cereal a fin de que absorba todos los sabores. A mí me gusta utilizar limón, tamari y sal.

QUINUA

Para 1 persona

⅓ de taza de quinua (90 g)

el zumo de 1 lima o limón

1 cucharadita de tamari

una pizca de sal (mis preferidas son la de hierbas aromáticas y la de chile; *véanse las recetas en la pág. 19*)

Enjuagar la quinua en un colador con agua fría hasta que ésta salga bien limpia.

Verterla en un cazo junto con una taza (300 ml) de agua hirviendo. Añadir el zumo de lima o de limón, el tamari y la sal y remover.

Hervir durante 1 o 2 minutos y proseguir la cocción a fuego lento entre 10 y 15 minutos, tapado, hasta que el agua se evapore y los cereales resulten esponjosos, sin llegar a tener la consistencia de un puré.

Dejar enfriar antes de colocar en un recipiente hermético; puede conservarse en el frigorífico durante una semana.

TRIGO SARRACENO

Para 1 persona

⅓ de taza de trigo sarraceno (65 g)

el zumo de 1 lima o limón

1 cucharadita de tamari

una pizca de sal (mis preferidas son la de hierbas aromáticas y la de chile; *véanse las recetas en la pág. 19*)

Enjuagar el trigo sarraceno en un colador con agua fría hasta que ésta salga bien limpia.

Verterlo en un cazo con una taza (300 ml) de agua hirviendo. Añadir el zumo de lima o de limón, el tamari y la sal y, a continuación, remover.

Hervir durante 1 o 2 minutos y proseguir la cocción a fuego lento entre 10 y 15 minutos, hasta que el agua se evapore. Los cereales deben quedar un poco duros, al punto, sin que se pasen o queden crujientes.

Dejar enfriar antes de colocar en un recipiente hermético; puede conservarse en el frigorífico durante una semana.

ARROZ INTEGRAL

Para 1 persona

⅓ de taza de arroz integral (90 g)

el zumo de 1 lima o limón

1 cucharadita de tamari

una pizca de sal (mis preferidas son la de hierbas aromáticas y la de chile; *véanse las recetas en la pág. 19*)

1 cucharadita de aceite de oliva

Poner el arroz en un cazo con una taza y media (450 ml) de agua, el zumo de lima o de limón, el tamari y la sal.

Llevar a ebullición y mantener el hervor durante unos 5 minutos; proseguir la cocción a fuego lento 45 minutos más, tapado, hasta que el arroz resulte blando, sin que se pase, y se evapore toda el agua. Se debe remover y añadir agua hirviendo mientras se cuece si es necesario; hay que asegurarse de que el arroz no se quede sin agua hasta que esté hecho.

Una vez finalizada la cocción, verter el aceite de oliva (éste da un sabor delicioso e impide que el arroz se pegue).

Dejar enfriar antes de colocar en un recipiente hermético; puede conservarse en el frigorífico durante una semana.

Consejo práctico

Apaga el fuego cuando queden un par de minutos de cocción y deja que acabe de evaporarse el agua. Así, los granos no se adherirán al fondo del cazo ni se quemarán.

CALDO DE VERDURAS FÁCIL

Sé que un caldo de verduras no es la cosa más apasionante del mundo, pero va muy bien tenerlo en el congelador, porque añade sabor al instante a cualquier plato. Además, es ideal para aprovechar verduras no tan frescas. Me encanta cocinar los cereales en él o usarlo en vez de agua para cocer.

Para 1 litro

2 zanahorias troceadas

2 cebollas cortadas en cuartos

2 tomates cortados en cuartos

2 tallos de apio troceados

2 dientes de ajo pelados

2 hojas de laurel

6 granos de pimienta

Poner todas las hortalizas y los ajos en una cacerola grande junto con las hojas de laurel y los granos de pimienta.

Llenar el recipiente con agua hasta un tercio de su capacidad y llevar a ebullición; hervir a continuación a fuego lento durante unos 20 minutos.

Una vez finalizada la cocción, colar el caldo con un colador sobre otra cacerola y desechar las verduras.

Puede conservarse hasta 3 días en el frigorífico o durante más tiempo en el congelador.

Consejo práctico

Puedes preparar mucho más caldo del necesario y conservarlo en bolsas herméticas en el congelador; de este modo, lo tendrás a mano siempre que lo desees.

NOTAS SOBRE LAS CANTIDADES: TAZAS

Cuando empecé a cocinar, mi prioridad era poder preparar cualquier comida de una manera fácil y rápida. Por tanto, ni siquiera me planteé comprar ninguna balanza u otros utensilios para medir ingredientes. En su lugar, utilicé simplemente una taza grande de café (de tipo *mug*). En mi blog, comencé a poner las cantidades de todas las recetas en tazas y es así como lo sigo haciendo. Por dicha razón, he incluido estas medidas, además de indicar los gramos y los mililitros para todo lo demás.

CEREALES
un buen inicio

Quinua fácil con verduritas salteadas

Ñoquis con pesto de guisante

Ensalada de arroz salvaje caliente

Risotto de trigo sarraceno y remolacha

Polenta cremosa con champiñones y col rizada crujiente

Masa de pizza de quinua

Tabulé de quinua

Bol mexicano de quinua

Buñuelos de quinua y cúrcuma

Focaccia de trigo sarraceno

Rollitos de primavera frescos

Risotto con calabaza violín

Porridge cremoso de coco

Porridge al horno con manzana y canela

Pan de manzana y miel

Scones de frutas del bosque con crema de coco

Galletas de avena

Tortas de avena

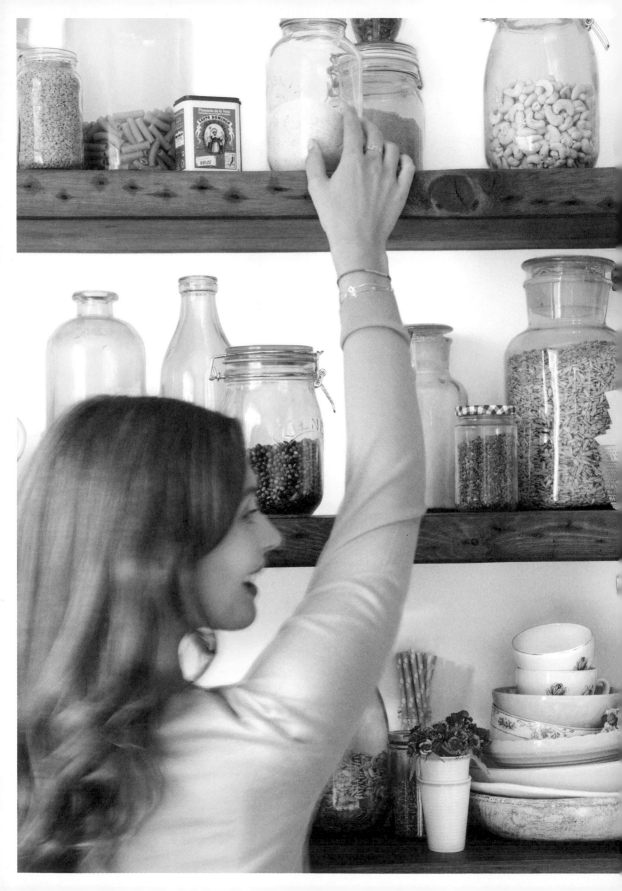

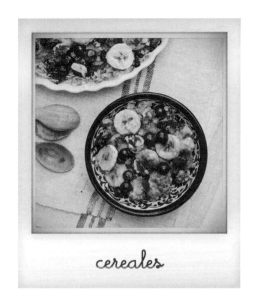

cereales

Me encantan los cereales integrales, forman una parte muy importante de mi dieta y son la base de la mayoría de mis comidas. Si sigues una alimentación vegetariana, son esenciales, puesto que contienen una gran cantidad de vitaminas, minerales, fibra y proteínas, que son imprescindibles para tener un aspecto radiante y sentirse bien. Además, son tan versátiles y combinan tan bien con cualquier alimento que pueden comerse calientes o fríos, mezclados con estofados, sopas, ensaladas o risottos.

Dado que todos los cereales que consumo son sin gluten, no uso, por ejemplo, algunos como el bulgur o el cuscús. Mis preferidos son el arroz integral, el trigo sarraceno y la quinua, que ofrecen muchas posibilidades y son deliciosos si se cocinan adecuadamente. Otro cereal integral que me vuelve loca es la avena, sobre todo porque el porridge es una de mis comidas favoritas, pero también porque es genial para hornear y elaborar granola.

Debo mencionar, de paso, que la quinua y el trigo sarraceno son en realidad pseudocereales, pues en teoría se trata de semillas que consumimos del mismo modo que los cereales. Así pues, al igual que el arroz integral, parece más apropiado incluirlos en este apartado que junto a las almendras o las semillas de calabaza... Lo más asombroso de estos cuatro ingredientes es que no sólo nos aportan muchos beneficios, sino que además, al no ser caros, pueden constituir la base de las comidas sin ningún problema; no hay más que añadir las frutas o verduras de temporada para obtener un plato exquisito y nutritivo sin tener que gastar demasiado.

Yo los compro a granel y los guardo en tarros de cristal, aunque ningún recipiente hermético es perfecto; así, siempre dispongo de ellos. Deben conservarse a temperatura ambiente y, una vez cocidos, en el frigorífico. Pueden prepararse en cantidad y congelar lo que sobra para tener a punto algo delicioso en cualquier momento, como, por ejemplo, cuando se vuelve a casa después de un largo día de trabajo.

A menudo, los cereales tienen mala reputación y la gente tiende a evitarlos debido al temor a los hidratos de carbono, pero si se consumen los adecuados son increíbles. Son una fuente asombrosa de energía y resultan ideales para mantener un buen estado de ánimo; por otro lado, constituyen un alimento importante si se desea perder peso, ya que, además de nutrir, sacian. Más adelante entraré en detalles sobre cada uno de ellos; ahora sólo te avanzo que no hay que tenerles miedo.

Soy consciente de que en ocasiones se consideran algo insípidos, así que es fundamental cocinarlos de manera que resulten más sabrosos. El truco es añadir una mezcla de ingredientes al agua en cuanto se vierten en la cacerola, para que, mientras se dilatan y absorben el líquido, también se aromaticen. Con ello se consigue una diferencia enorme respecto al sabor final, mucho más que si se agregan los mismos alimentos al término de la cocción. Empleo este método siempre, incluso con la avena cuando preparo porridge. Es de lo más sencillo y obra maravillas.

Con este último cereal, incorporo, por ejemplo, frutas del bosque, rodajas de plátano, miel, aceite de coco, canela y manteca de almendra en el agua o la leche al inicio y, así, cada bocado es dulce y delicioso. Con el arroz, el trigo sarraceno y la quinua, añado ingredientes más salados, como una mezcla de lima, limón o vinagre de sidra con un poco de tamari o pasta de miso, hierbas aromáticas secas, sal y pimienta. Por último, se puede agregar lo que se desee al final, incluyendo un poco más de los ingredientes anteriores; al partir de una base ya sabrosa, será más fácil crear platos exquisitos.

No obstante, cada cereal es distinto y tiene sus ventajas, que presento a continuación, para que te familiarices con ellos y sepas cuál es el mejor en cada caso.

QUINUA

La quinua ha alcanzado cierta popularidad en los últimos años, lo cual es fantástico porque cada vez más gente descubre lo bien que sabe y te hace sentir. Sin embargo, es un cereal antiguo que probablemente ya se cultivaba hace cinco mil años. Procede de los Andes, en Bolivia, donde era un ingrediente esencial de la dieta de los incas. Existen distintas variedades, la blanca, la roja y la negra, y también puede encontrarse harina de quinua, que, al ser bastante salada, no es aconsejable para elaborar postres dulces, pero, en cambio, es genial con cualquier otro alimento.

Me encantan los tres tipos de quinua y los uso sin cesar. Cada uno tiene un aroma y una textura especiales. La blanca tiene un sabor más fino y una consistencia más ligera y esponjosa, mientras que la negra es mucho más compacta, y la roja está entre las dos anteriores. Suelo usar la blanca sola o mezclada con las demás, a razón de dos tercios de la misma por un tercio de las otras más o menos. No te preocupes por su color, porque no está refinada; simplemente, es mucho más clara (aunque diría que más que a blanco tira a beige, como el arroz integral).

Una de sus mayores ventajas es que es muy rica en nutrientes. Constituye una fuente de proteínas completa, lo cual no es muy frecuente en los alimentos de origen vegetal. Gracias a ello y a su alto contenido en fibra, es ideal para regular la glucemia, lo que, a su vez, es fundamental para prevenir y luchar contra las enfermedades. Asimismo, tiene grandes propiedades antiinflamatorias y posee toda una serie de vitaminas y minerales, como hierro, magnesio, manganeso y calcio, todos ellos esenciales para tener unos huesos y unos músculos sanos, así como para la producción y el metabolismo energéticos.

Además, está lista en un instante. Se prepara en diez minutos, así que es ideal cuando no se dispone de tiempo. Sólo hay que echarla en un cazo, añadir agua hirviendo, hierbas aromáticas y limón y hervir. No es necesario lavarla ni dejarla en remojo como las legumbres. Puesto que sus granos son más pequeños y ligeros que los del trigo sarraceno y el arroz integral, es preferible servirla como plato principal, con las verduras para acompañar, que como guarnición de alimentos como curris o estofados o en risottos, ya que en esos casos pasa desapercibida. Mi manera favorita de comerla es con muchas verduras salteadas y un aliño de tamari, tahina y limón; no hay nada más sencillo y sabroso al mismo tiempo (*véase la receta en la pág. 36*).

Es muy fácil de encontrar en la mayoría de los supermercados y, por supuesto, también en tiendas de productos dietéticos y en internet.

TRIGO SARRACENO

Al igual que la quinua, el trigo sarraceno es un cereal antiguo que se cultiva desde aproximadamente el año 4000 a. C. Es originario del este de Europa y de Asia y procede de la semilla de una fruta emparentada con el ruibarbo. Pese a existir desde hace tanto tiempo y ser tan delicioso y nutritivo, es un alimento bastante infravalorado en la mayor parte del mundo occidental. No es ni la mitad de conocido que la quinua, y muy rara vez puede encontrarse en menús, ni siquiera en los restaurantes de comida sana. Aunque tengo el presentimiento de que pronto se popularizará, ya que es exquisito, de momento puede ser nuestro secreto y disfrutaremos de él.

En cuanto a su valor nutritivo, es muy parecido a la quinua, pues contiene muchas proteínas vegetales, fibra, vitaminas y minerales. Es ideal para equilibrar la glucemia y los niveles de energía, ya que, gracias a su gran cantidad de fibra, se absorbe poco a poco en la sangre, durante varias horas. Además, es rico en hierro y magnesio, que son importantes para tener una piel bonita y radiante.

También conocido como alforfón, es el cruce perfecto entre la quinua y el arroz integral; es más compacto que la primera, pero menos sustancioso que el segundo. Por tanto, a diferencia de la quinua, destaca por

sí solo y casa muy bien con curris y estofados. Además, es ideal para sustituir el arroz en risottos. Personalmente, me encanta preparar estos últimos asando verduras de raíz que convierto en puré con ingredientes como leche de coco y zumo de limón antes de mezclarlo con el trigo. Es sin duda alguna el plato más exquisito que pueda haber. Por supuesto, también puedes hacer lo mismo con arroz integral, pero siempre es bueno variar y, además, el trigo sarraceno es mucho más rápido de preparar.

Asimismo, existe harina de trigo sarraceno, que yo utilizo a menudo. Puede emplearse como la de arroz integral, por ejemplo, para hornear. Como éstas son mis harinas sin gluten preferidas para cocinar, encontrarás numerosas recetas que las incluyen en este libro.

La otra clase de este pseudocereal que puede conseguirse es el trigo sarraceno germinado. Éste se obtiene de los granos del mismo cereal dejados en remojo y deshidratados, con lo cual se consigue que sean muy crujientes (es distinto del trigo sarraceno tostado o *kasha*). Resulta ideal para añadir a una granola y tiene un sabor extraordinario como cobertura en smoothies gracias a su textura. Sin embargo, no se puede cocer. Una vez, cuando empecé a cocinar con trigo sarraceno, me confundí y, al no conocer la diferencia entre los dos tipos, herví el germinado. No hace falta decir que fue un desastre total que dio como resultado final una mezcla de cereales pasados: ¡no intentes hacerlo en casa!

El trigo sarraceno es más difícil de encontrar que la quinua, porque aún no lo venden en todos los supermercados, pero se puede comprar sin problemas por internet o en tiendas de productos dietéticos.

ARROZ INTEGRAL

En cierto sentido, éste es quizá el cereal menos apasionante de este apartado, ya que no es nuevo ni exótico como los anteriores. No obstante, ello no impide que sea un ingrediente fantástico. Sé que se consume mucho arroz, pero parece que sólo exista el blanco, algo que me desconcierta, pues no logro entender por qué la gente prefiere este último cuando no nos aporta grandes beneficios ni sabe a nada, mientras que el integral es supernutritivo y delicioso.

Ambos arroces proceden del mismo cereal; lo que los diferencia es su proceso de producción. Para hacer el integral, sólo se retira la capa más externa de los granos, con lo cual se conservan casi todos los valores nutritivos, mientras que en el arroz blanco se realiza una operación de mondado para quitarle otras dos envolturas y, por último, se pule, perdiendo así casi todos sus beneficios, entre un 60 y un 80 % de las vitaminas y la mayor parte de la fibra dietética y de los ácidos grasos esenciales. Por tanto, el arroz integral tiene muchas propiedades, mientras que el blanco está refinado y ofrece muy poco. Cada grano del primero es rico en vitaminas del grupo B, que son fuente de energía, así como en manganeso, selenio, magnesio y hierro.

Además, es sabroso y, al igual que el trigo sarraceno, conserva su aroma a fruto seco. Mi modo favorito de comerlo es cocido: cuando se ha absorbido toda el agua, añado un poco de concentrado de tomate, pasta de miso, una pizca de ajo y algunas alubias negras y lo acompaño con puré de aguacate. Es exquisito, la mejor comida lista en cinco minutos. No obstante, va bien con casi todo, desde risottos (*véase la receta en la pág. 54*) hasta guarniciones para curris y chiles, o ensaladas. También puedes usar arroz salvaje para lograr más sabor, pero como cuesta más de encontrar y es más caro, el integral es mi ingrediente básico.

AVENA

Éste es quizá mi cereal preferido por su dulzura y porque soy golosa por naturaleza. Sinceramente, a veces sueño con tazones humeantes de porridge cremoso de coco (*véase la receta en la pág. 57*) con frutas del bosque frescas, virutas de cacao, pasas, almendras tostadas, rodajas de plátano y miel. Sé que parece aburrido, pero me encanta la buena comida y, si se prepara bien, el porridge es divino. Por supuesto, pueden hacerse muchas más cosas con la avena, e incluso con el porridge hay un sinfín de variaciones, como el clásico con plátano y canela, con otros ingredientes como zanahoria, coco o chocolate, o una de mis creaciones favoritas, el porridge al horno con manzana y canela (*véase la receta en la pág. 58*).

También se puede usar para elaborar la leche cremosa de avena (*véase la receta en la pág. 20*), mezclar con frutos secos y semillas para hacer una granola casera de pacana y canela (*véase la receta en la pág. 76*) o muesli, hornear para obtener unas tortas de avena (*véase la receta en la pág. 63*) o unas galletas de avena (*véase la receta en la pág. 62*), en smoothies o incluso moler para conseguir harina. Es enormemente versátil y realza cualquier plato con su sabor dulce y su textura grumosa. Además, ofrece muchos beneficios, sobre todo por su alto contenido en fibra, y ayuda a equilibrar la glucemia y a mantener la energía durante horas. Por dicha razón, resulta ideal para tomar en el desayuno. Otra gran ventaja es que, como es muy barata, permite preparar alimentos como un porridge sin gastar demasiado. Por ejemplo, con avena, leche de avena, agua, plátanos y pasas puedes crear algo fácil y delicioso sin arruinarte.

Existe cierta confusión sobre si contiene gluten, y la respuesta es que no, pero como normalmente se produce en fábricas que lo manipulan, no puede llevar la etiqueta de «certificado sin gluten» debido a la posibilidad de contaminación. De todos modos, en general, a no ser que se padezca una alergia muy fuerte, no hay ningún problema. Personalmente, no soy celíaca, pero sufro una intolerancia muy severa al gluten en el sentido de que me hace crecer los ganglios linfáticos hasta el punto de que me duelen, se me hincha la barriga como si estuviera embarazada, siento como si me hubieran envenenado y me quema el torso. Sin embargo, nada de esto me ocurre cuando consumo avena. Con todo, si eres celíaco, puedes comprarla sin gluten. Es mucho más cara, pero al proceder de fábricas certificadas, es del todo segura.

Existe en numerosas formas: avena cortada al acero, copos de avena, avena instantánea o avena para porridge… En definitiva, resulta bastante complicado conocer la diferencia entre todas ellas. La respuesta más rápida es que son bastante parecidas y pueden emplearse indistintamente en las recetas de este libro. Notarás algo en el porridge, ya que la textura varía un poco. En la cortada al acero, los granos están troceados. Tarda una pizca más en cocerse y mantiene mejor su consistencia que los copos, que son cocidos al vapor, presionados entre unos rodillos y finalmente secados. Con ello, la cocción de estos últimos es más rápida y resultan más ligeros. La que se usa para el porridge puede ser cortada al acero o en forma de copos. La instantánea, por su parte, es más fina que los copos normales para que pueda cocerse en menos tiempo, pero no conserva tanto su textura. Ésta es la que me gusta menos de todas y procuro evitarla.

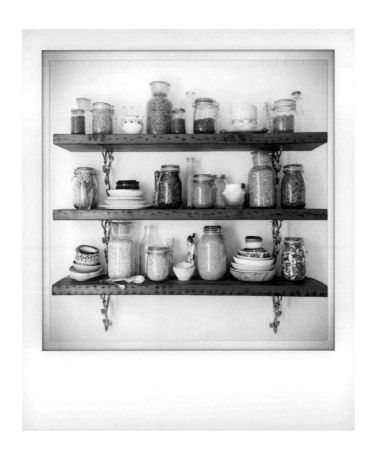

QUINUA FÁCIL con verduritas salteadas

Ésta es la primera receta que hice con quinua, y todavía la preparo de vez en cuando.
Es muy sencilla, pero siempre tiene éxito y le gusta a todo el mundo. El tamari, la tahina
y el limón le dan un sabor extraordinario, mientras que el brócoli y el calabacín añaden
muchas propiedades nutritivas vegetales. Es exquisita acompañada de unas cuñas de boniato
asadas al pimentón y la canela (*véase la receta en la pág. 132*) o con una cucharada generosa
de hummus casero cremoso (*véase la receta en la pág. 102*).

Para 2 personas

⅔ de taza de quinua (180 g)
el zumo de 1 limón
3 cucharadas de tamari
2 calabacines
1 brócoli pequeño
aceite de oliva
1 cucharada de tahina
sal y pimienta

Enjuagar la quinua en un colador con agua fría hasta que ésta salga bien
limpia.

Verterla en un cazo junto con 2 tazas (600 ml) de agua hirviendo, el zumo
de limón y 1 cucharada de tamari.

Hervir durante 1 o 2 minutos y proseguir la cocción a fuego lento
entre 10 y 15 minutos más, tapado, hasta que el agua se evapore y los
cereales resulten esponjosos sin llegar a tener la consistencia de un puré.

Mientras se cuece la quinua, cortar los calabacines por la mitad a lo largo
y a continuación finos, en forma de media luna. Partir el brócoli en
pequeños troncos.

Freír las verduras en una sartén con un chorrito de aceite de oliva, otra
cucharada de tamari, sal y pimienta entre 5 y 7 minutos.

Una vez la quinua está cocida y ya no queda agua en el cazo, añadir
la tahina y la cucharada restante de tamari y mezclarlo todo con las
verduritas salteadas y un chorrito de aceite de oliva.

Consejo práctico

Prepara este plato para llevártelo al trabajo. Se conserva bien en
el frigorífico durante unos días y frío también está delicioso; añade
simplemente un chorrito de aceite de oliva y una pizca de pimienta justo
antes de comer.

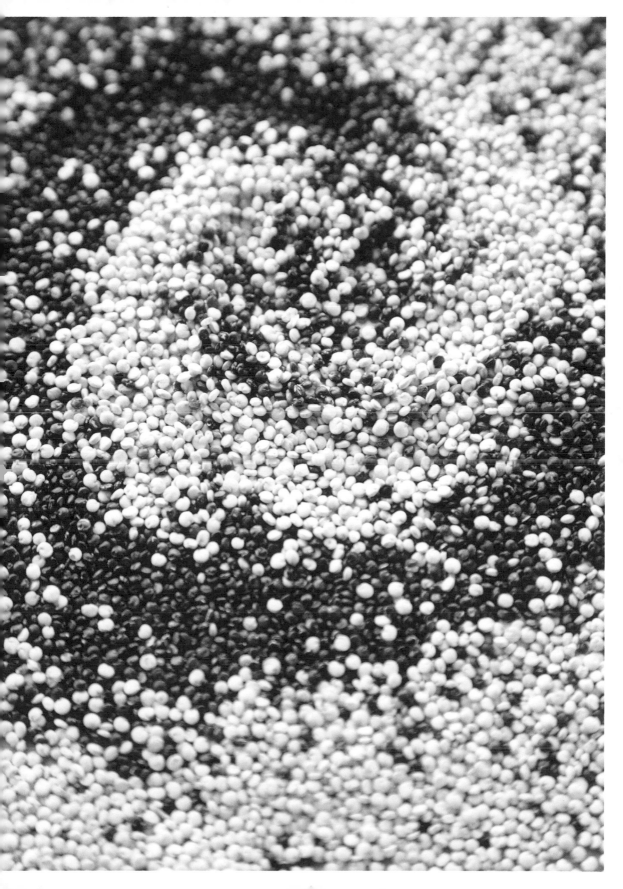

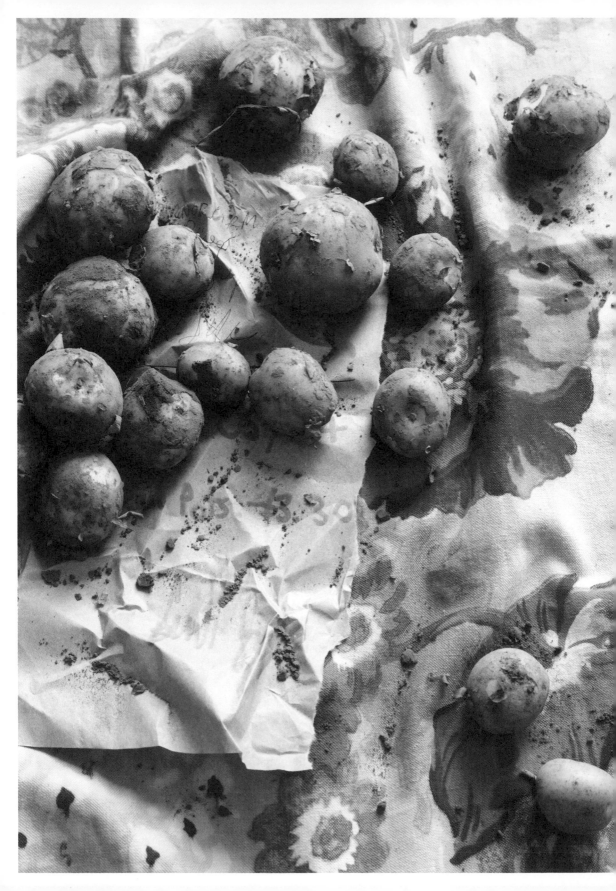

ÑOQUIS CON PESTO DE GUISANTE

Antes de cambiar de dieta, los ñoquis eran el plato que siempre pedía cuando iba a un restaurante italiano. Tardé un poco en encontrar cómo cocinarlos de forma saludable, pero, finalmente, creo que lo conseguí con esta receta. Debo avisarte de que su color no es tan bonito, del mismo modo que la harina de arroz integral no es tan blanca como la que sueles utilizar, pero una vez que los hayas mezclado con el pesto, ni lo notarás. La levadura nutricional es un tipo de levadura desactivada. Tiene un sabor parecido al del queso, y por eso la añado a la salsa; sin embargo, no te preocupes si no dispones de ella, no es esencial. En todo caso, no utilices la de panadería, pues es completamente distinta.

Para 4 personas

Para el pesto

1 taza de guisantes (150 g)
60 g de albahaca fresca
1 taza de nueces de Brasil (120 g)
10 cucharadas de aceite de oliva
2 cucharaditas de levadura nutricional

Para los ñoquis

8 patatas (1 kg)
3 cucharadas de puré de manzana (*véase la receta en la pág. 19*)
2 tazas de harina de trigo sarraceno o de arroz integral (400 g)
sal y pimienta

Para el pesto

Verter los guisantes en un cazo con suficiente agua fría para cubrirlos y llevar a ebullición. Escurrirlos e introducirlos en un robot de cocina.

Arrancar las hojas de albahaca y triturarlas en el robot junto con las nueces de Brasil, el aceite de oliva, 4 cucharadas de agua y la levadura nutricional hasta obtener una mezcla cremosa y sin grumos.

Para los ñoquis

Colocar las patatas en una cacerola grande y cubrirlas con agua fría. Hervirlas durante unos 30 minutos, hasta que se reblandezcan bien.

Escurrirlas y dejar que se enfríen durante unos minutos antes de pelarlas.

Chafarlas junto con el puré de manzana, sal y pimienta hasta lograr una preparación homogénea.

Agregar la harina de trigo sarraceno o de arroz integral y remover.

Enharinar la superficie de trabajo y extender con el rodillo la mezcla para los ñoquis. Dividirla a continuación en seis rollos largos en forma de salchicha, que se cortarán en porciones pequeñas.

Llenar una cacerola grande con agua hirviendo, añadir una pizca de sal y verter los ñoquis. Al cabo de un par de minutos, éstos deben subir a la superficie.

Escurrirlos y ponerlos de nuevo en la cacerola junto con el pesto. Calentar durante un par de minutos y servir.

ENSALADA DE ARROZ SALVAJE CALIENTE

Esta ensalada hace que el arroz resulte más delicioso que nunca. Al cocinarlo con ajo y tamari, se obtiene un sabor exquisito que combina a la perfección con los piñones crujientes y las pasas dulces y jugosas. Es un acompañamiento ideal para cualquier comida. Me encanta servido con mi brócoli al vapor con aliño de tahina (*véase la receta en la pág. 159*) y un poco de guacamole clásico casero (*véase la receta en la pág. 159*), aunque también sabe genial solo.

Para 4 personas

1 taza de arroz negro o rojo (prefiero el negro, pero el rojo también va muy bien) (300 g)

3 dientes de ajo pelados y chafados

2 cucharadas de tamari

1 taza de pasas (200 g)

¾ de taza de piñones (100 g)

1 cucharada de tahina

el zumo de 1 limón

aceite de oliva

sal y pimienta

Poner el arroz en una cacerola grande y cubrirlo con agua hirviendo. Cuando rompa a hervir, añadir los ajos y el tamari.

Cocer a fuego lento durante unos 45 minutos; añadir más agua hirviendo para asegurarse de que no se seque.

Mientras el arroz se cuece, poner en remojo las pasas en un cuenco con agua hirviendo; así resultarán más tiernas y jugosas.

Justo antes de finalizar la cocción, tostar los piñones en una sartén durante más o menos 1 minuto; no hace falta agregar aceite, pues ya desprenden el suyo. Al final deben quedar dorados pero no quemados.

Una vez cocido el arroz y evaporada toda el agua, escurrir las pasas e incorporarlas a la cacerola junto con los piñones tostados, la tahina, el zumo de limón, sal, pimienta y un chorrito generoso de aceite de oliva.

Consejo práctico

Éste es otro plato ideal para llevarse, pues, aunque me gusta servirlo caliente, también sabe genial frío y puede conservarse durante una semana en el frigorífico.

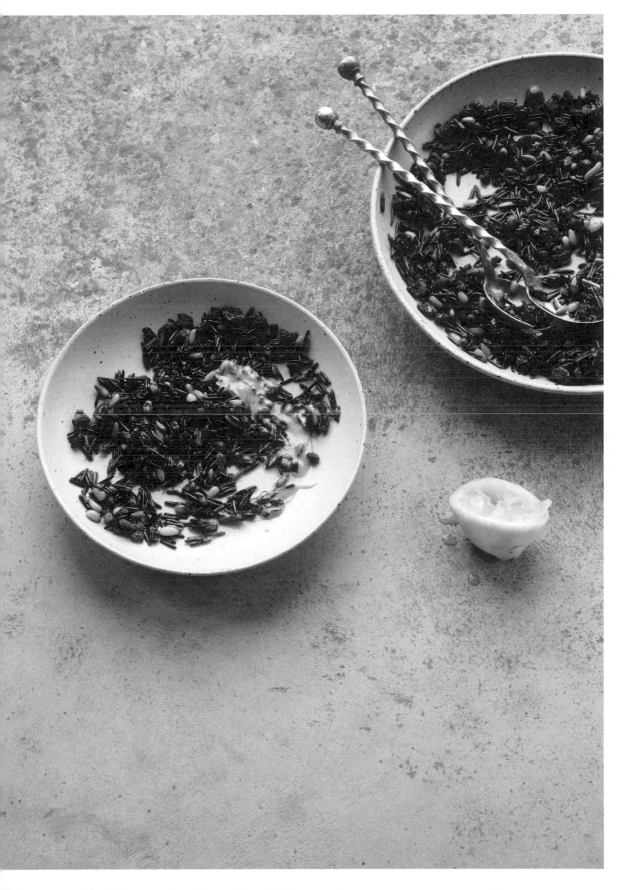

RISOTTO DE TRIGO SARRACENO Y REMOLACHA

Enseñé esta receta en mis clases de cocina el año pasado y fue todo un éxito. Resulta un plato sorprendente, porque es muy sencillo pero de lo más sabroso. Además, su hermoso e intenso color rosado lo hace aún más especial. Es saludable y muy reconstituyente. El puré de remolacha junto con la leche de coco le confieren una gran cremosidad, mientras que el limón añade una suavidad acidulada que realza todos los demás aromas.

Para 4 personas
5-6 remolachas (1,5 kg)
2 tazas de trigo sarraceno (400 g)
el zumo de 1 limón
400 ml de leche de coco en conserva
sal y pimienta

Asar las remolachas enteras y sin pelar en el horno a 210 °C durante más o menos 1 hora. No es necesario añadir aceite de oliva.

Una vez se reblandezcan, adquieran un bonito color y su piel se vuelva crujiente, retirarlas del horno y dejar que se enfríen durante 1 minuto.

Enjuagar el trigo sarraceno en un colador con agua fría hasta que ésta salga bien limpia.

Ponerlo en un cazo con 3 tazas y media (1 l) de agua hirviendo.

Hervir durante 1 o 2 minutos y proseguir la cocción a fuego lento entre 10 y 15 minutos más, hasta que el agua se evapore y los cereales queden ligeramente duros, sin que se pasen o estén crujientes.

Pelar las remolachas (no debe costar con la ayuda de un cuchillo y un tenedor). Triturar la pulpa en un robot de cocina junto con el zumo de limón, la leche de coco, sal y pimienta. Debe obtenerse una mezcla homogénea.

Una vez cocidos los cereales, añadir la remolacha y remover; calentar y servir.

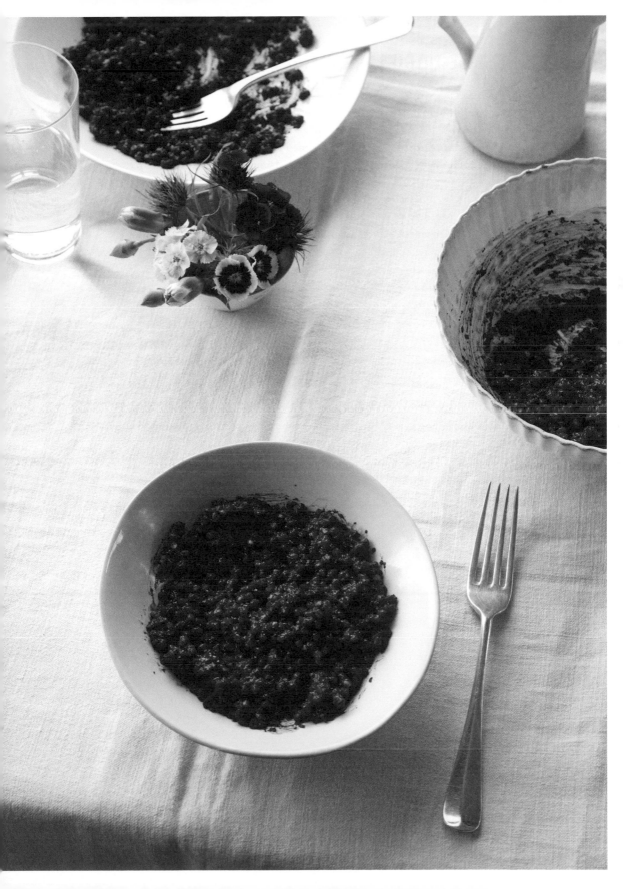

POLENTA CREMOSA *con champiñones y col rizada crujiente*

La polenta es un alimento básico en Italia. Se elabora a base de maíz molido, que se cuece con agua hasta que se vuelve espeso y cremoso. Es una comida muy reconfortante, porque proporciona calorías y es muy alimenticia. Me encanta servida con col rizada asada crujiente y champiñones salteados con tamari y tomillo fresco. Y también es genial acompañada con cuñas de boniato (*véase la receta en la pág. 132*).

Para 4 personas

⅔ de taza de polenta (150 g)
250 g de col rizada
500 g de champiñones pequeños
2 cucharadas de tamari (o salsa de soja)
12 ramitas de tomillo fresco
aceite de oliva
el zumo de ½ limón
sal y pimienta

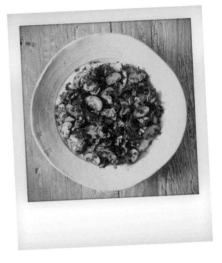

Precalentar el horno a 190 °C (170 °C si es de convección).

Llevar a ebullición 1 l de agua en una cacerola grande que disponga de tapa.

Cuando empiece a hervir, bajar el fuego y verter gradualmente la polenta, sin dejar de remover.

Una vez que se haya echado toda, seguir mezclando durante un par de minutos, hasta que espese.

Tapar la cacerola y remover cada 5 minutos, igual que cuando se hace risotto.

Desechar el tallo de la col rizada y colocarla en una bandeja refractaria con un chorrito de aceite de oliva y sal. Hornearla durante unos 20 minutos, hasta que esté crujiente.

Cortar los champiñones en láminas finas y saltearlos junto con el tamari y las hojas de tomillo entre 5 y 10 minutos.

Una vez finalizada la cocción, añadir el zumo de limón y mezclarlo con la polenta antes de servirla en cuencos.

Aliñar con un chorrito de aceite de oliva y coronar con la col rizada crujiente y los champiñones salteados.

MASA DE PIZZA DE QUINUA

Ésta es la masa de pizza más fácil de hacer que conozco; requiere muy pocos ingredientes
y su cocción no es nada complicada, lo que siempre supone una ventaja. Ha sido una de las
recetas favoritas de mi blog durante bastante tiempo y le encanta a todo el mundo. Por eso,
decidí incluirla también en el libro. Puedes añadirle la cobertura que desees; a mí me gusta
mucho comerla con una montañita de verduras frescas, como corazones de alcachofa, rúcula,
tomates cherry, champiñones y maíz dulce sobre una base de concentrado de tomate o pesto.

Para una pizza de 20 cm

Para la basee
¾ de taza de quinua (195 g)
1 cucharadita de vinagre de sidra
2 cucharaditas de hierbas aromáticas variadas secas
    (yo uso hierbas provenzales y orégano)
un puñado de chile en escamas
aceite de oliva, para untar, y sal

Para la cobertura
2 cucharadas de concentrado de tomate
12 tomates cherry
un puñado de aceitunas negras sin hueso
2-3 cucharadas de corazones de alcachofa en conserva
un puñado de rúcula

Para la base

Dejar en remojo la quinua durante una noche o al menos 8 horas en agua
fría. El mejor modo de hacerlo es poniéndola en un cuenco grande con
agua, asegurándose de que quede cubierta unos centímetros.

Precalentar el horno a 210 °C (190 °C si es de convección).

Escurrir la quinua y triturarla en un robot de cocina junto con el vinagre
de sidra, las hierbas aromáticas, el chile en escamas y sal durante unos
minutos hasta obtener una masa homogénea (debe parecerse un poco
a una pasta para tortitas o crepes).

Untar el fondo de una bandeja para pizzas o pasteles de 20 cm con aceite
de oliva y verter la mezcla encima. Hornear entre 15 y 20 minutos, hasta
que la base resulte firme (se cuece bastante rápido).

Para la cobertura

Retirar la masa del horno y añadir encima los ingredientes que se desee.
Calentar la pizza en el horno durante unos minutos o servirla sin más.

TABULÉ DE QUINUA

El tabulé es una comida deliciosa de Oriente Medio que se elabora tradicionalmente con bulgur. Por desgracia, como éste contiene gluten, me gusta usar quinua en su lugar, aunque la misma receta también resulta muy sabrosa con trigo sarraceno. Este plato es increíblemente ligero y fresco gracias al cilantro y al zumo de limón, mientras que la tahina le añade un gran aroma y cremosidad. Me encanta servido con una ensalada de rúcula, mis garbanzos asados picantes (*véase la receta en la pág. 112*) y unos falafel (*véase la receta en la pág. 107*).

Para 4 personas
1 ½ tazas de quinua (390 g)
200 g de cilantro fresco
8 tomates
¾ de taza de piñones (100 g)
2 cucharadas de tahina
4 cucharadas de aceite de oliva
el zumo de 2 limones
sal y pimienta

Enjuagar la quinua en un colador con agua fría hasta que ésta salga bien limpia.

Verterla en un cazo junto con 3 tazas (900 ml) de agua hirviendo. Hervir durante 1 o 2 minutos y proseguir la cocción a fuego lento entre 10 y 15 minutos más, tapado, hasta que el agua se evapore y los cereales resulten esponjosos sin llegar a tener la consistencia de un puré.

Mientras se cuece la quinua, picar el cilantro muy fino (lo más fácil para mí es poner las hojas en una taza y cortarlas con unas tijeras) y trocear los tomates en cuñas pequeñas.

Tostar los piñones en una sartén sin aceite durante un par de minutos.

Dejar que se enfríe la quinua una vez cocida.

Añadirle el cilantro, el tomate, la tahina, el aceite de oliva, el zumo de limón y los piñones tostados y salpimentar.

Consejo práctico
Éste es un plato ideal para un pícnic, porque es fácil de preparar, se come frío y combina con todo.

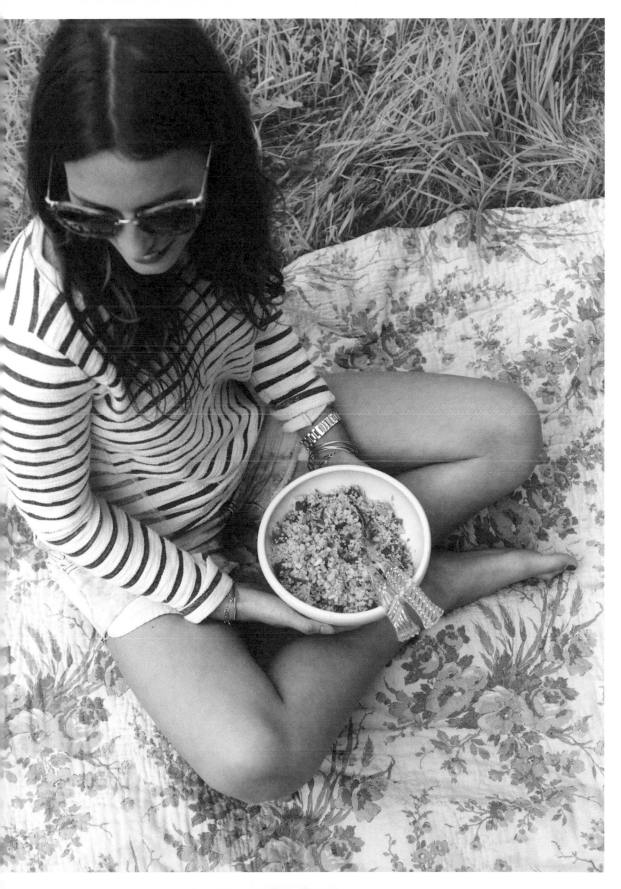

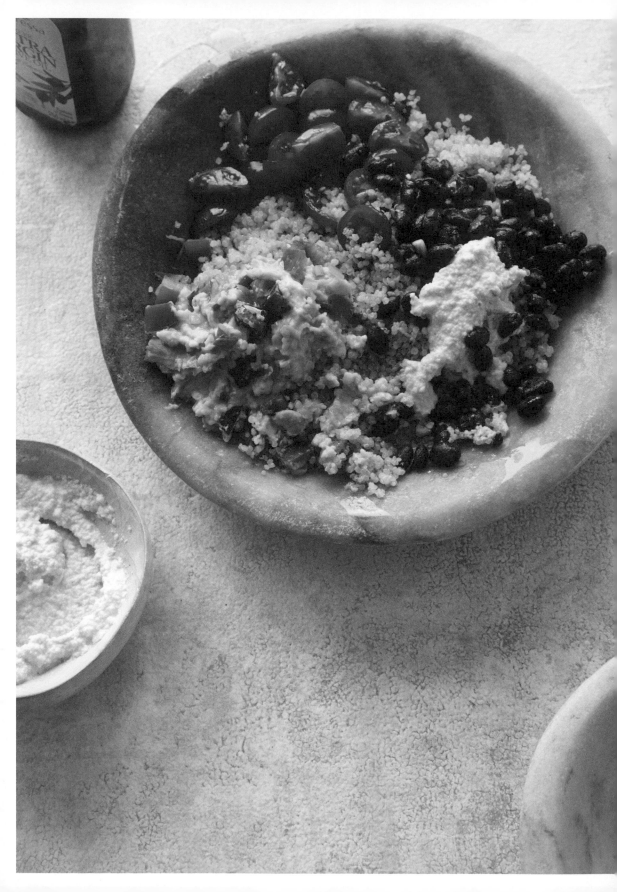

BOL MEXICANO DE QUINUA

Ésta es una de mis recetas favoritas del libro. Es deliciosa, y debo confesar que a menudo siento unas ganas irresistibles de comerla. Es superrápida y fácil de elaborar; mientras se cuece la quinua, se pueden preparar montañas de guacamole, un cremoso queso de anacardos, unos tomates aliñados y unas alubias negras al ajo. Te encantará la asombrosa mezcla de aromas intensos.

Para 4 personas

Para la crema de anacardos

2 tazas de anacardos (400 g)
el zumo de 1 limón
1 cucharada de tamari
sal y pimienta

Para la quinua

1 taza de quinua (260 g)
el zumo de 1 limón
sal y pimienta

Para el guacamole

4 aguacates
6 tomates cortados en trozos
    pequeños
1 chile jalapeño, sin semillas,
    cortado en trozos pequeños
un puñado de cilantro fresco
    picado fino
el zumo de 3 limas
sal y pimienta

Para los tomates

3 tomates
el zumo de 1 lima
3 cucharadas de aceite de oliva
sal y pimienta

Para las alubias negras

800 g de alubias negras
    en conserva
3 dientes de ajo pelados
    y chafados
aceite de oliva y sal

Para la crema de anacardos

Dejar en remojo los anacardos en un cuenco con agua fría durante 4 horas.

Escurrirlos y triturarlos en un robot de cocina con el zumo de limón, el tamari, media taza (150 ml) de agua fresca, sal y pimienta hasta obtener una crema sin grumos. Pueden ser necesarios un par de minutos.

Para la quinua

Enjuagar la quinua en un colador con agua fría hasta que ésta salga bien limpia.

Verterla en un cazo junto con dos tazas (600 ml) de agua hirviendo, una pizca de sal y pimienta y el zumo de limón.

Hervir durante 1 o 2 minutos y proseguir la cocción a fuego lento entre 10 y 15 minutos más, tapado, hasta que el agua se evapore y los cereales resulten esponjosos.

Para el guacamole

Cortar los aguacates por la mitad y extraer la pulpa, que se pondrá en un cuenco y se chafará con la ayuda de un tenedor. Añadir los tomates, el chile jalapeño y el cilantro y mezclar junto con el zumo de lima, sal y pimienta.

Para los tomates

Cortar los tomates en cuñas. Colocarlos en un cuenco, aliñarlos con el zumo de lima y el aceite de oliva y salpimentar.

Para las alubias negras

Escurrirlas y ponerlas en una cacerola grande. Agregar los ajos, junto con un chorrito de aceite y una pizca de sal. Calentar durante unos minutos.

Para servir, verter la quinua en el centro del cuenco y disponer la crema de anacardos, las alubias negras, los tomates aliñados y el guacamole a su alrededor.

BUÑUELOS DE QUINUA Y CÚRCUMA

La cúrcuma es uno de los alimentos más curativos que conozco, pues posee propiedades antiinflamatorias y, por ello, es una especia muy preciada en las medicinas china e india desde la antiguedad. Ofrece un sabor cálido y picante que va de maravilla en esta receta para aromatizar los buñuelos de quinua, que me encantan servidos sobre un lecho de rúcula o de espinacas salteadas, y acompañados de mi pan con tomate (*véase la receta en la pág. 135*) o la crema de anacardos del bol mexicano de quinua (*véase la receta en la pág. 49*).

Para 6 personas

1 boniato grande (340 g)

1 taza de quinua (260 g)

2 limones

4 cucharadas de manteca de almendra (*véase la receta en la pág. 24*)

4 cucharadas de concentrado de tomate

8 cucharaditas de harina de trigo sarraceno o de arroz integral

2 cucharaditas de cúrcuma molida

2 cucharaditas de comino molido

aceite de oliva

sal y pimienta

Consejo práctico

Si tienes alguna alergia a los frutos secos, sustituye la manteca de almendra por tahina.

Para empezar, pelar el boniato y cortarlo en trozos pequeños; cocerlos al vapor o hervirlos durante unos 20 minutos, hasta que se reblandezcan bien.

Mientras se cuecen, enjuagar la quinua con agua fría hasta que ésta salga bien limpia.

Verterla en un cazo junto con el zumo de uno de los limones y 2 tazas (600 ml) de agua hirviendo. Hervir durante 1 o 2 minutos y proseguir la cocción a fuego lento entre 10 y 15 minutos más, tapado, hasta que el agua se evapore y los cereales resulten esponjosos.

Escurrir el boniato y triturarlo en un robot de cocina con el zumo del otro limón, la manteca de almendra, el concentrado de tomate, la harina, la cúrcuma, el comino, sal y pimienta hasta obtener una mezcla sin grumos.

Precalentar el horno a 200 °C (180 °C si es de convección).

Poner la pasta de boniato en una ensaladera junto con la quinua cocida (asegurándose de que no quede agua en el cazo) y mezclar hasta lograr una preparación con una textura pegajosa.

Untar una bandeja refractaria grande con aceite de oliva. Coger 2 cucharadas de la mezcla de boniato y formar con ellas una bola, que habrá que aplastar un poco; repetir la operación hasta crear doce buñuelos.

Hornearlos durante 20 minutos, hasta que estén bien compactos.

Pueden comerse tal cual o freírlos con un chorrito de aceite de oliva por ambos lados durante un par de minutos para que queden un poco crujientes.

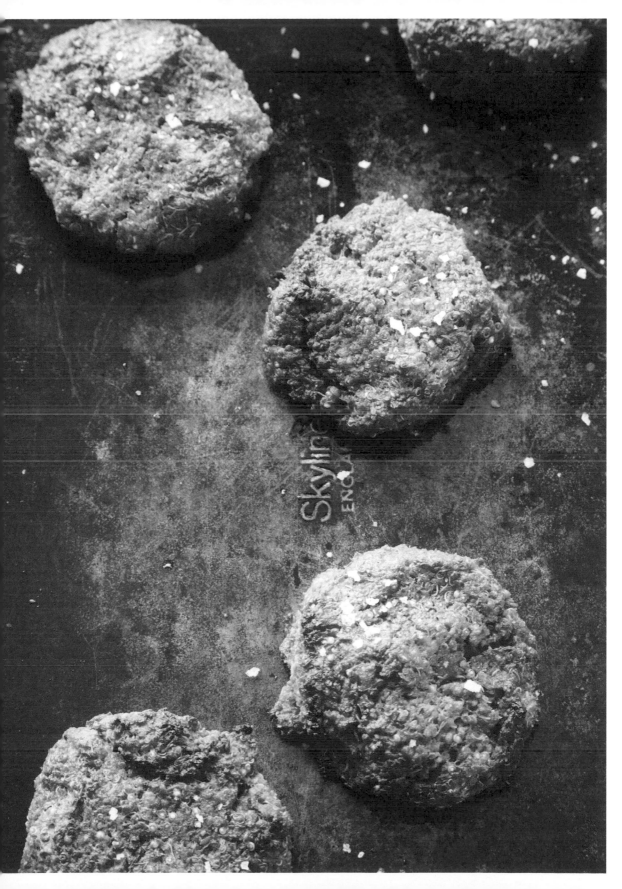

FOCACCIA DE TRIGO SARRACENO

Esta focaccia es el acompañamiento perfecto para cualquier comida. Sabe genial mojada en sopas o untada con guacamole, salsas o hummus. También combina muy bien con una ensalada y es ideal para llevártela contigo cuando comes fuera de casa. Es una receta estupenda, porque es de lo más sencilla y sólo se tarda 5 minutos en preparar los ingredientes antes de hornear.

Para 1 pan

½ taza de aceite de oliva (150 ml)
2 cucharadas de semillas de chía
3 cucharadas de vinagre de sidra
2 ½ tazas de harina de trigo sarraceno (500 g)
1 taza de tomates secos (180 g)
1 taza de aceitunas sin hueso (180 g)
20 g de romero fresco
aceite de coco, para untar la bandeja
sal y pimienta

Precalentar el horno a 200 °C (180 °C si es de convección).

En un bol grande, poner una taza y media (450 ml) de agua, el aceite de oliva, las semillas de chía, el vinagre de sidra, la harina de trigo sarraceno y mucha sal y pimienta.

Batirlo todo hasta obtener una mezcla homogénea.

Añadir los tomates y las aceitunas y remover. Arrancar la mitad de las hojas de romero y agregarlas.

Untar una bandeja refractaria con el aceite de coco, verter en ella la preparación anterior y coronar con la mitad restante de las hojas de romero.

Hornear durante unos 30 minutos, hasta que empiece a dorarse por encima.

Consejo práctico

Pinta la focaccia con aceite de oliva a media cocción para darle un bonito toque brillante.

ROLLITOS DE PRIMAVERA FRESCOS

Estos rollitos son ideales para tomar como aperitivo o para un almuerzo ligero. Tienen un sabor muy fresco y nutritivo. Además, la salsa de mango añade un elemento cremoso al plato, así como un aroma dulce que combina a la perfección con las verduras crudas. Son ideales para comer fuera de casa y, como se conservan muy bien, puedes prepararlos la noche anterior para llevártelos al trabajo.

Para 16 rollitos

Para la salsa

2 mangos maduros
1 aguacate maduro
el zumo de 1 lima
2 cucharadas de aceite
    de oliva
2 cucharadas de tahina
1 cucharadita de chile en
    escamas
un puñado grande de
    cilantro fresco
4 cm de jengibre fresco

Para los rollitos

1 mango maduro
16 láminas de papel de arroz
3 zanahorias cortadas en
    dados pequeños
2 pimientos rojos cortados
    en dados pequeños
1 pepino grande cortado en
    dados pequeños
el zumo de 2 limas
sal y pimienta

Para la salsa

Pelar los mangos con la ayuda de un pelaverduras y extraer la pulpa, que se introducirá en una batidora de vaso.

Añadir en el aparato la pulpa del aguacate, el zumo de lima, el aceite de oliva, la tahina y el chile en escamas con una pizca de sal.

Arrancar las hojas de cilantro de las ramas, pelar el jengibre, cortarlo en varias porciones y meterlo todo en la batidora.

Triturar hasta obtener una crema sin grumos.

Para los rollitos

Pelar el mango con la ayuda de un pelaverduras y extraer la pulpa, que se cortará en dados pequeños.

A continuación, preparar las láminas de papel de arroz. Para ello, hay que sumergirlas en agua caliente durante unos 10 segundos para que se reblandezcan y colocarlas planas sobre la superficie de trabajo a fin de que se sequen durante un par de minutos.

Una vez secas, repartir una cucharadita colmada de salsa por el centro de cada una y después el mango y las verduras por encima; rociar con unas gotas de zumo de lima y salpimentar.

Ahora sólo hay que enrollarlas y ya están listas para mojar en la salsa.

Consejo práctico

Si no dispones de láminas de papel de arroz, puedes sustituirlas por hojas de nori: ¡te saldrá delicioso!

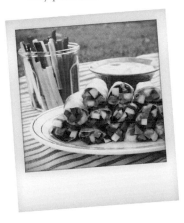

RISOTTO CON CALABAZA VIOLÍN

Esta saludable versión de un risotto clásico es otra de las recetas favoritas del blog. Es igual de cremosa y deliciosa que un risotto clásico, pero ofrece un valor nutritivo mucho mayor. El arroz integral sabe tan bien como el blanco, y además contiene mucha fibra, así como una gran cantidad de vitaminas y minerales. Sin embargo, la gracia del plato es el puré cremoso a base de dados de calabaza asados con pimentón y comino, un poco de tahina, vinagre de sidra y levadura nutricional, que se mezcla con el arroz y se corona con más calabaza tierna y unas hojas de cilantro. Puedes añadir espárragos y brócoli cocidos al vapor encima del risotto para enriquecerlo aún más.

Para 4 personas

¾ de taza de arroz integral (200 g)
1-2 cucharadas de vinagre de sidra, más un chorrito para el arroz
una pizca de hierbas aromáticas secas (yo uso hierbas provenzales o una mezcla de tomillo, albahaca, romero y orégano secos)
2 calabazas violín grandes (2 kg) cortadas en dados
aceite de oliva
2 cucharaditas de pimentón
1 cucharadita de comino molido
2 cucharadas de levadura nutricional
1 cucharada de tahina
el zumo de 1 limón
un puñado de cilantro picado fino
sal y pimienta

Poner el arroz en un cazo junto con 3 tazas y media (1 l) de agua, una pizca de sal, un chorrito de vinagre de sidra y las hierbas aromáticas secas. Llevar a ebullición y mantener el hervor durante unos 5 minutos; proseguir la cocción a fuego lento 45 minutos más, tapado, hasta que el arroz esté blando, sin que se pase, y se evapore toda el agua. Se debe remover y, si es necesario, añadir agua hirviendo mientras se cuece.

Precalentar el horno a 210 °C (190 °C si es de convección).

Colocar los dados de calabaza en una bandeja refractaria. Aliñarlos con aceite de oliva, el pimentón, el comino, sal y pimienta. Hornear durante unos 20 o 30 minutos, hasta que la hortaliza se reblandezca del todo. Con este tipo de cocción, la calabaza resulta mucho más sabrosa que si se cuece al vapor.

Introducir tres cuartos de la calabaza en un robot de cocina con un cuarto de taza más o menos (75 ml) de agua, la levadura nutricional, el vinagre de sidra, la tahina, el zumo de limón y sal. Triturar hasta obtener una mezcla con una consistencia cremosa y sin grumos.

Cinco minutos antes de que el arroz acabe de cocerse y se haya evaporado toda el agua o casi, añadir la crema de calabaza y remover. Agregar el resto de la calabaza y un puñado de cilantro para servir.

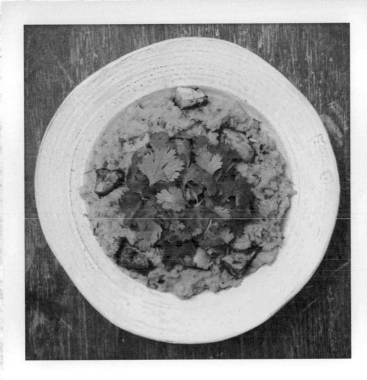

la comida más reconfortante

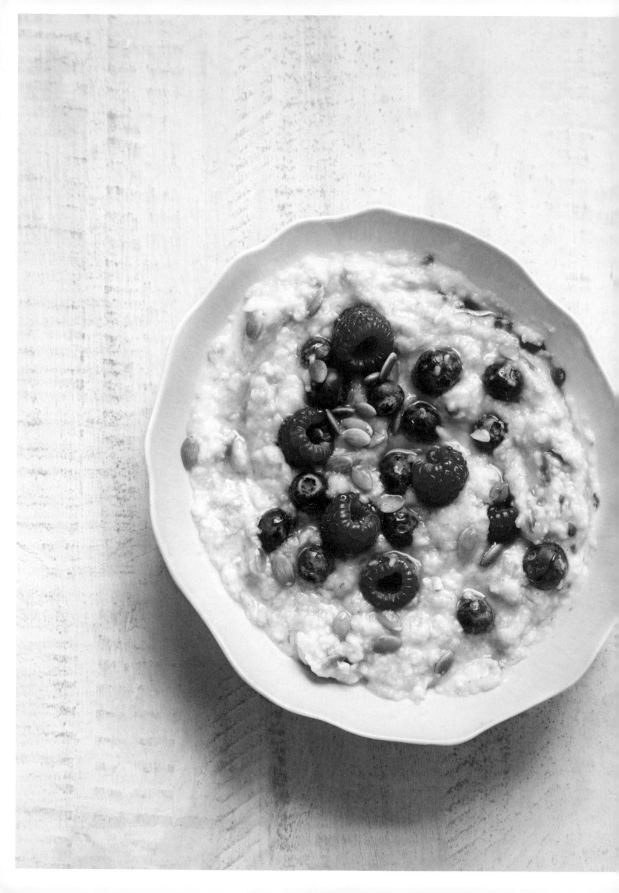

PORRIDGE CREMOSO DE COCO

Me atrevo a decir que éste es el mejor porridge del mundo. Es rico y cremoso y de lo más nutritivo. Además, es un desayuno rápido de preparar que te dará energía durante horas gracias a sus propiedades alimenticias. Esta receta ha sido todo un éxito en mi blog, y he visto cientos de fotos de versiones hechas por seguidores de Deliciously Ella en Instagram. Por tanto, tenía que compartirla con todos vosotros también en este libro. Me encanta con pasas, almendras, arándanos y miel natural.

Para 1 persona
⅓ de taza de avena (40 g)
3-4 cucharadas de leche de coco
1 plátano cortado en rodajas
1 cucharada de manteca de almendra (*véase la receta en la pág. 24*)
1 cucharada de aceite de coco
un puñado grande de almendras
un puñado grande de pasas

Poner la avena en un cazo con dos tercios de taza (200 ml) de agua, la leche de coco y la mitad de las rodajas de plátano.

Hervir la mezcla a fuego lento durante 10 minutos, hasta que se absorba todo el líquido. Añadir la manteca de almendra y el aceite de coco, remover y cocer un par de minutos más para que se diluyan del todo en el porridge.

Mientras, triturar las almendras en un robot de cocina durante unos 30 segundos, hasta que queden medio molidas. Tostarlas a continuación en una sartén un par de minutos para que se vuelvan crujientes.

Verter la avena cocida en un cuenco y agregar el resto de las rodajas de plátano, las pasas y las almendras tostadas.

Consejo práctico
Si tienes prisa por la mañana, puedes dejar en remojo la avena durante la noche; así, como ya estará tierna y no necesitará el tiempo normal de cocción, sólo tendrás que cocerla con la leche de coco durante 2 minutos más o menos, hasta que esté caliente.

PORRIDGE AL HORNO CON MANZANA Y CANELA

El porridge me vuelve loca de verdad; quienquiera que me conozca sabe que lo tomo en el desayuno, el almuerzo o la cena y podría comerlo a diario. Así pues, me gusta variar un poco para hacerlo más interesante. Cocerlo en el horno es una de las mejores maneras de prepararlo, pues se obtienen los aromas de todos los ingredientes y se crea algo delicioso. Sabe genial coronado con yogur de coco y frutas frescas, o con muchas pasas o bayas de Goji y un poco más de manteca de almendra.

Para 4 personas

2 tazas de avena (240 g)

1 ½ tazas de leche de almendra (450 ml) (*véase la receta en la pág. 20*)
   (también puede usarse leche de avena o de coco)

2 manzanas rojas

8 dátiles Medjool

2 cucharaditas de canela molida

2 cucharadas de miel

2 cucharadas de manteca de almendra (*véase la receta en la pág. 24*)

Dejar en remojo la avena en un cuenco con la leche de almendra durante 10 minutos.

Mientras, precalentar el horno a 200 °C (180 °C si es de convección).

Pelar las manzanas y rallarlas sobre un plato por la parte gruesa de un rallador.

Cortar los dátiles por la mitad, deshuesarlos y dividirlos en ocho partes cada uno.

Añadir la manzana rallada, los dátiles, la canela, la miel y la manteca de almendra a la avena ya remojada y verter la mezcla en una bandeja refractaria.

Hornear entre 15 y 20 minutos, hasta que se haya absorbido todo el líquido y empiece a dorarse por encima.

Consejo práctico

Prueba con otras frutas para variar. Puedes sustituir las manzanas por peras o plátanos y el plato también sabrá genial, o mezclarlas con frutas del bosque para conseguir un valor nutritivo aún mayor.

PAN DE MANZANA Y MIEL

Este pan se parece bastante al de plátano en cuanto a la textura, pero la mezcla de manzanas y miel le da un sabor nuevo y fascinante. Es el mejor tentempié, muy fácil de preparar e ideal para llevártelo al trabajo y combatir el bajón de media tarde. Me encanta servido con mucha manteca de almendra y unas rodajas de plátano.

Para 1 pan

3 cucharadas colmadas de puré
   de manzana (*véase la receta en la pág. 19*)
6 cucharadas de miel (yo uso miel
   natural, sin procesar)
1 plátano maduro pelado
1 taza de almendras molidas (120 g)
1 cucharada de semillas de chía
1 taza de harina de arroz integral
   (200 g)
aceite de coco, para untar

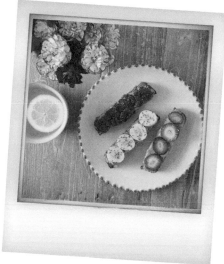

Precalentar el horno a 200 °C
(180 °C si es de convección).

Poner el puré de manzana,
la miel y el plátano en un
cuenco grande y chafarlo todo con la ayuda
de un tenedor hasta lograr una mezcla homogénea.

Añadir las almendras molidas, las semillas de chía, la harina de arroz
y 4 cucharadas de agua y mezclar hasta que no queden grumos.

Untar un molde para bizcocho rectangular con aceite de coco y repartir
en él la preparación. Debe obtenerse un pan largo de sólo 2 o 3 cm
de altura.

Hornear durante 50 minutos, hasta que se dore por la parte de arriba
y, al pinchar con un palillo en el centro, éste salga limpio.

Consejo práctico

Procura no hacer el pan demasiado grueso o no quedará bien; debe tener
sólo entre 2 y 3 cm de grosor.

SCONES DE FRUTAS DEL BOSQUE CON CREMA DE COCO

Los scones con nata habían sido desde siempre mi postre favorito en verano. Como los echaba mucho de menos al cambiar de dieta, me puse loca de alegría cuando finalmente creé esta receta. Es asombroso las delicias que pueden elaborarse con unos ingredientes tan sencillos. Me encanta servir estos dulces con mi mermelada de fresa (*véase la receta en la pág. 187*) y unas rodajas de la misma fruta fresca.

Para 12 scones

Para el pastelito

2 tazas de harina de trigo sarraceno (400 g)

2 tazas de almendras molidas (240 g)

1 taza de leche de almendra (300 ml) (*véase la receta en la pág. 20*)

4 cucharadas de sirope de arce

3 cucharadas de puré de manzana (*véase la receta en la pág. 19*)

8 fresas (250 g)

½ taza de arándanos (100 g)

aceite de coco, para untar

Para la crema de coco

200 g de crema de coco (ésta se comercializa en latas o bricks y es sólida; en este caso, no puede sustituirse por leche de coco)

mermelada de fresa para servir (*véase la receta en la pág. 187*)

Para el pastelito

Precalentar el horno a 180 °C (160 °C si es de convección).

En un cuenco grande, mezclar la harina de trigo sarraceno, las almendras molidas, la leche de almendra, el sirope de arce y el puré de manzana hasta obtener una preparación homogénea.

Cortar las fresas en trozos pequeños, añadirlas junto con los arándanos y remover.

Untar dos bandejas refractarias con aceite de coco y disponer encima los scones que se habrán formado con la mezcla.

Hornear entre 35 y 40 minutos, hasta que se doren ligeramente.

Retirarlos del horno y dejar que se enfríen.

Para la crema de coco

Poner la crema de coco en una taza con agua hirviendo y dejar que se derrita.

Verterla a continuación en un cuenco grande con 3 cucharadas de agua y batir hasta obtener una crema.

Cortar los scones por la mitad y rellenarlos con la crema de coco y la mermelada de fresa.

Consejo práctico

No intentes congelar la crema de coco. Lo he probado varias veces y, al calentarla, acaba resultando grumosa y poco apetecible; además, así tendrás la excusa ideal para comértelo todo.

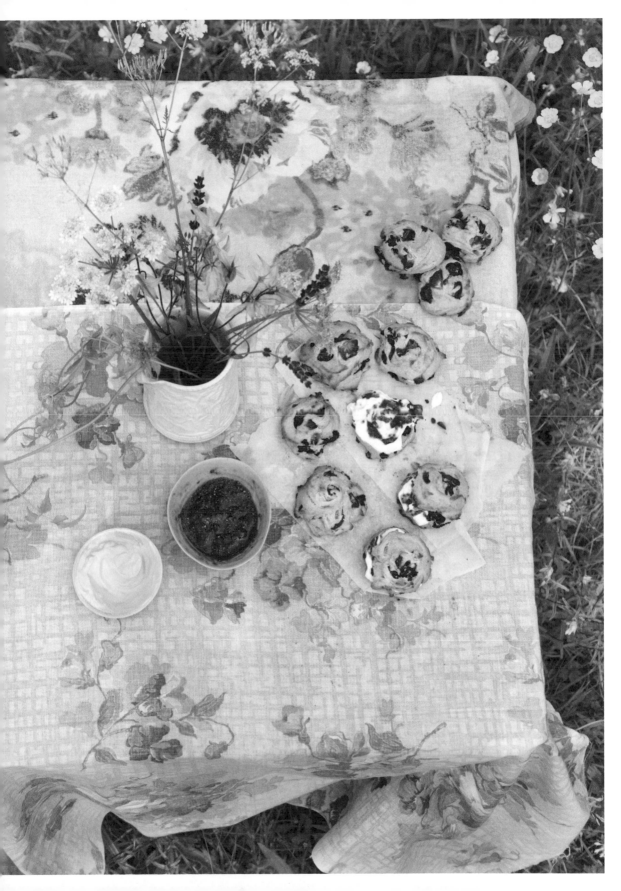

GALLETAS DE AVENA

Estas galletas son fantásticas, porque no pueden ser más fáciles de hacer. Además, son muy saludables, y para prepararlas sólo necesitarás ingredientes básicos de tu despensa, más unos plátanos maduros. Son ideales para tener en la cocina durante la semana para esos momentos en los que se echa de menos un dulce. Si deseas probar algo bueno de verdad, acompáñalas con mi crema de cacao y avellana (*véase la receta en la pág. 79*): ¡están de muerte!

Para 10 galletas grandes

3 plátanos grandes maduros (400 g)
4 cucharadas colmadas de manteca de almendra (*véase la receta en la pág. 24*)
1 cucharada de aceite de coco, más un chorrito para untar
4 cucharadas de sirope de arce
1 ½ tazas de avena (180 g)

Precalentar el horno a 200 °C (180 °C si es de convección).

Pelar los plátanos y ponerlos en un cuenco grande. Chafarlos bien con la ayuda de un tenedor.

Añadir la manteca de almendra, el aceite de coco y el sirope de arce y mezclar hasta obtener una preparación con una consistencia pegajosa; acto seguido, incorporar la avena y remover.

Una vez que los cereales estén bien mezclados con los demás ingredientes, untar una bandeja refractaria con aceite de coco, en la que se repartirán porciones equivalentes a una cucharada colmada de la pasta con las manos para formar las galletas. Deben ser lo bastante finas para que resulten crujientes.

Hornear entre 18 y 20 minutos, hasta que las galletas comiencen a dorarse.

Retirarlas del horno y dejar que se enfríen durante unos 5 minutos antes de degustarlas.

Conservar en un recipiente hermético a temperatura ambiente.

TORTAS DE AVENA

Son bastante parecidas a las galletas de avena (*véase la receta en la pág. 62*), en el sentido de que resultan muy fáciles de elaborar y sólo necesitarás ingredientes que tienes normalmente en tu despensa. También son deliciosas e ideales para tener en la cocina como tentempié. Me encantan porque son dulces, pero no empalagosas, y perfectas para tomar a media mañana o por la tarde, ya que, al contener mucha fibra y proteínas vegetales, hacen que te sientas saciado y proporcionan energía durante horas.

Para unas 20 tortas

3 tazas de avena (360 g)
2 plátanos (200 g)
6 cucharadas de sirope de arce
6 cucharadas de manteca de anacardo (o de cualquier otro fruto seco)
4 cucharadas de aceite de coco, más un chorrito para untar

Precalentar el horno a 200 °C (180 °C si es de convección).

Poner la avena en un cuenco.

Chafar los plátanos con un tenedor y cocinarlos a fuego lento en un cazo junto con el sirope de arce, la manteca de anacardo y el aceite de coco hasta obtener una preparación líquida, que se verterá sobre la avena.

Remover para que los cereales se bañen bien.

Untar una bandeja refractaria con aceite de coco y traspasar a ella la mezcla de las tortas presionándola con firmeza con una espátula hasta que quede muy compacta.

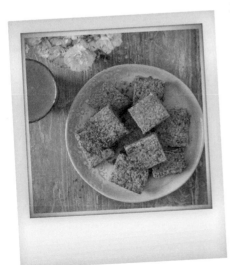

Hornear entre 15 y 20 minutos, hasta que empiece a dorarse por encima.

Retirar del horno y dejar enfriar por completo antes de cortar el pastel obtenido en tortas.

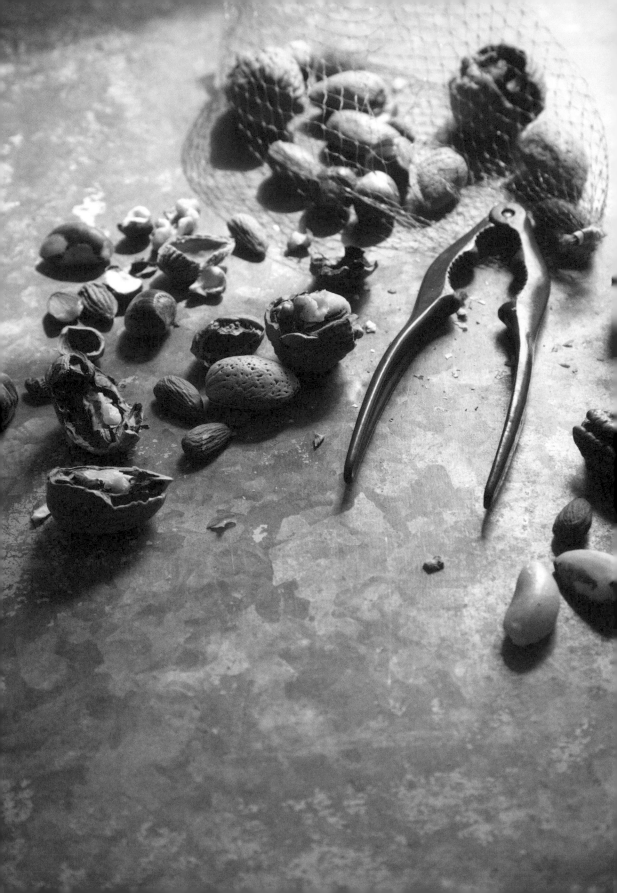

FRUTOS SECOS Y SEMILLAS

pequeños alimentos, pero de lo más versátiles

Bolitas energéticas de almendra y chía

Pudin de chía para desayunar

Barritas de granola

Granola de pacana y canela

Crema de cacao y avellana

Pan supernutritivo

Crackers supernutritivos

Queso cremoso de nuez de brasil

Pasta con pesto de rúcula y nuez de brasil

Brownies sin hornear

Galletas de chocolate y chía

Pastel de doble capa de avellana

Bomboncitos de manteca de almendra

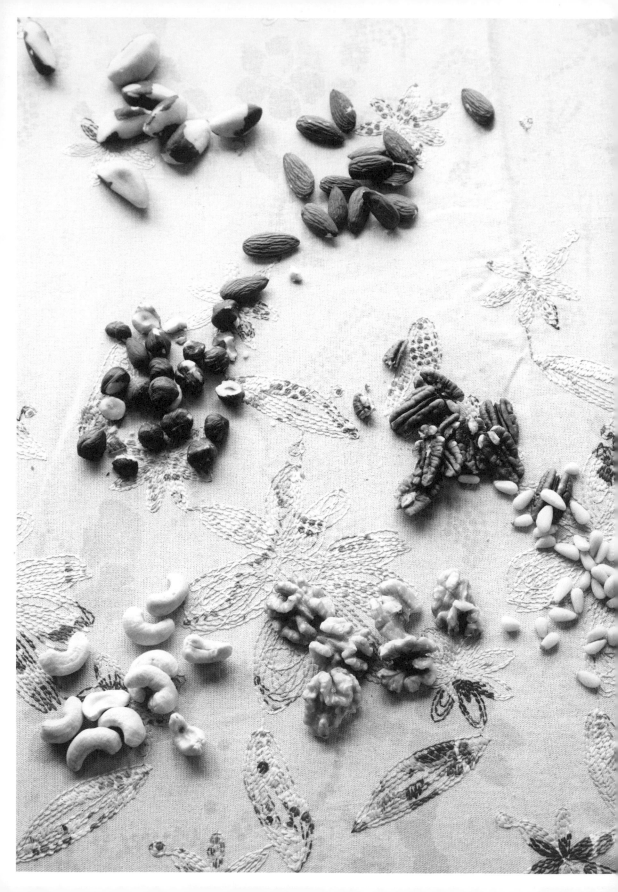

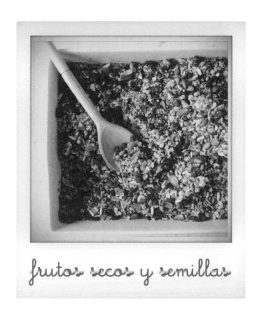

frutos secos y semillas

Los frutos secos y las semillas me vuelven loca. Tienen un sabor increíble y un alto valor nutritivo que alimenta todo el cuerpo. Procuro incluirlos en cada comida de un modo u otro. Lo mejor es que, además de saber genial solos y ser unos tentempiés deliciosos, pueden usarse de muchísimas maneras, incluso de algunas en las que normalmente no pensarías. Son ideales en alimentos habituales como granolas (*véase la receta en la pág. 76*) o barritas de granola (*véase la receta en la pág. 75*), para añadir en yogures y ensaladas o como ingrediente de galletas o crackers, pero también permiten innovar y elaborar recetas fantásticas como el pan supernutritivo (*véase la receta en la pág. 80*), los brownies sin hornear (*véase la receta en la pág. 89*) o el pastel de doble capa de avellana (*véase la receta en la pág. 92*). Con los frutos secos también se puede preparar leche de un modo muy sencillo (*véanse las recetas en la pág. 20*) y harina (igual que con las semillas), que sirven de base para cualquier plato. Son perfectos para preparar alimentos sin gluten y muy saludables.

Sé que mucha gente es reacia a tomar frutos secos debido a su contenido en grasa, pero son una parte fundamental de una dieta sana y no deberíamos fijarnos en las calorías. Además, todas las calorías no se «crean» igual (un puñado de frutos secos no es lo mismo que una barrita de chocolate Mars); y esto es algo muy importante que hay que tener en cuenta cuando se opta por una dieta basada en productos naturales.

Por supuesto, cada tipo de fruto tiene unas propiedades nutritivas, pero todos son ricos en proteínas vegetales, grasas saludables, vitaminas y minerales, y todos son necesarios para sentirnos bien y tener un aspecto radiante. Para ser sincera, yo también tenía mis dudas al principio, pero al cabo de un tiempo me di cuenta de que me ayudaban de verdad a recobrar la energía, mi piel recuperaba su tono, mi pelo brillaba más y mis uñas se volvían más fuertes; fue así como desaparecieron mis miedos y me convertí en una adicta a los frutos secos. Ahora, consumo un tarro de manteca de almendra en un par de días: es mi tentempié favorito y estoy mucho más sana.

Sin embargo, como soy consciente de que las alergias a los frutos secos pueden suponer un problema, deseo detenerme un poco en este aspecto. He intentado incluir muchas recetas sin ellos en este libro, así que espero que, en caso de que sea necesario, encuentres muchas otras cosas deliciosas para preparar. Con todo, si tienes alguna intolerancia a algún fruto seco en particular, siempre puedes sustituirlo por otro (ten en cuenta que en las recetas todos son intercambiables y que, aunque haya diferencias en cuanto al sabor o la textura, no es nada importante); por tanto, no dudes en usar los frutos secos que te vayan mejor.

Como alternativa, también puedes cambiarlos por semillas de calabaza. Varía el aroma y la consistencia, pero funciona en recetas en las que los frutos secos son sólo uno de los ingredientes, como, por ejemplo, la pasta con pesto de rúcula y nuez de Brasil (*véase la receta en la pág. 86*), los brownies sin hornear (*véase la receta en la pág. 89*) o las bolitas energéticas de almendra y chía (*véase la receta en la pág. 72*). En cambio, es difícil hacer lo mismo en las que contienen distintos tipos de frutos secos, como las galletas de chocolate y chía (*véase la receta en la pág. 90*), o en las que son necesarios para una preparación densa, como el queso cremoso de nuez de Brasil (*véase la receta en la pág. 85*) o la crema de cacao y avellana (*véase la receta en la pág. 79*).

No obstante, como cada fruto seco tiene sus propias características, cuando las conozcas podrás entender por qué uso cada uno en cada una de las recetas y encontrar cuáles pueden sustituirse mejor.

Yo los guardo en recipientes herméticos de cristal, en los que se mantienen frescos durante mucho tiempo. Esto es importante, porque, de lo contrario, pueden volverse rancios. Una ventaja es que, como pueden conservarse a temperatura ambiente, no hay necesidad de hacer sitio en el frigorífico. Cuando los compres, elígelos siempre sin sal y sin tostar. Deben ser naturales al cien por cien, sin aceites añadidos ni conservantes. Esta condición es básica para todas las recetas del libro.

Si los deseas para picar, puedes tostarlos: para ello, sólo tienes que hornearlos a 180 °C con una pizca de sal y un chorrito de aceite de oliva durante unos 15 minutos, o hasta que estén bien crujientes.

ALMENDRAS

Son sin duda el fruto seco que más utilizo y el más versátil para mí; su sabor combina con casi todo. Además, son un gran alimento, pues al contener vitamina E, la más importante para tener una piel radiante, nos aportan un gran bienestar. Y son ricas en calcio, que es esencial para unos huesos y unos dientes fuertes. Suelo usarlas molidas cuando cocino en el horno, sobre todo en pasteles y en mi pan supernutritivo (*véase la receta en la pág. 80*). Son geniales trituradas en un robot de cocina para añadir en postres sin hornear, como, por ejemplo, mi tarta de lima (*véase la receta en la pág. 196*) o la de queso con frutas del bosque (*véase la receta en la pág. 193*).

También me encanta la leche de almendra. La elaboro yo misma una vez a la semana para mis smoothies, porridge, granolas y pasteles. En el apartado «Primeros pasos» (*véase la pág. 20*), encontrarás la receta. Como las almendras no son tan cremosas como los anacardos o las nueces de Brasil, no van tan bien en preparaciones como quesos de frutos secos, tartas de queso o pestos, ya que no se obtiene la misma consistencia. Para

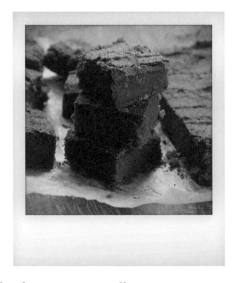

mí, su mejor sustituto son las pacanas, pues tienen una textura muy similar; con ellas conseguirás un aroma más caramelizado y también exquisito.

NUECES DE BRASIL

Al ser más gruesas que las almendras, añaden mucha cremosidad, como podrás apreciar en la pasta con pesto de rúcula y nuez de Brasil (*véase la receta en la pág. 86*) o el queso cremoso de nuez de Brasil (*véase la receta en la pág. 85*). En este sentido, se parecen a los anacardos, salvo que son mucho más saladas y, por tanto, combinan mejor en platos principales que en postres. Por dicha razón, son mis preferidas en pestos o quesos, por ejemplo. Dicho esto, si tienes alergia a las mismas, pueden sustituirse sin ningún problema por anacardos.

Al igual que las almendras y la mayoría de los frutos secos, son una excelente fuente de vitamina E, así como de grasas monoinsaturadas. Sin embargo, lo que las hace especiales es que son ricas en selenio. Éste es un mineral del que a menudo carecemos, pero que resulta esencial para la función inmunitaria y tiroidea.

ANACARDOS

Como hemos visto, los anacardos son como las nueces de Brasil, pero para los postres: dulces, cremosos y deliciosos. Si los dejas en remojo durante unas horas en un cuenco con agua, los escurres y los mezclas, obtendrás un alimento divino. Son ideales también para añadir consistencia a los smoothies. Ahora bien, si se quiere pueden utilizarse en platos salados. Me encantan picados y tostados en ensaladas, como en mi brócoli con aliño de tahína (*véase la receta en la pág. 159*) y en salteados, a los que dan un toque dulce y crujiente. Pueden sustituirse en todos los casos por nueces de Brasil.

AVELLANAS

Asocio las avellanas con una sola cosa: Nutella. Sé que es muy poco original, pero cuando pruebo o huelo una, es lo primero y lo último en lo que pienso. Como no podía ser de otro modo, he incluido mi crema de cacao y avellana en el libro (*véase la receta en la pág. 79*), que es igual de sabrosa y genial para untar mi pan supernutritivo (*véase la receta en la pág. 80*), mezclada con mi porridge cremoso de coco (*véase la receta en la pág. 57*) o para combinar con fruta. Las relaciono tanto con el chocolate que, para ser sincera, aún no me he planteado usarlas en muchas recetas saladas, porque me vuelven loca las dulces (el pastel de doble capa de avellana es lo mejor; *véase la receta en la pág. 92*). Puedes sustituirlas por almendras, ya que tienen una textura similar.

PACANAS

Para mi gusto, éstas saben ligeramente a caramelo. Cuando se tuestan, su aroma se intensifica aún más y es como comer golosinas (sobre todo si se les añade sirope de arce y canela, como en mi receta favorita, la granola casera de pacana y canela; *véase la pág. 76*). Al igual que las almendras, son fabulosas molidas en forma de harina y para cocinar en el horno. Como con todos los frutos secos, de las pacanas puede obtenerse leche, aunque no es mi favorita, porque, al ser menos carnosas, se necesitan muchas, y porque, debido a su piel, el resultado no es tan suave como en las de almendra, nueces de Brasil o anacardos. Son ricas en grasas monoinsaturadas, incluido el ácido oleico, que ayudan a reducir el colesterol y a prevenir enfermedades cardiovasculares y del corazón.

PIÑONES

En realidad, no se trata de un fruto seco, sino de una semilla. Yo los uso de un modo parecido a las de calabaza o girasol, sobre todo para añadir un sabor suplementario a las recetas, como en mi ensalada caliente de invierno (*véase la receta en la pág. 154*). Por su deliciosa textura, en especial si están tostados (porque entonces están medio crujientes y medio blandos), son mi semilla favorita. Además, son muy dulces y añaden un intenso aroma a los platos. Me encantan esparcidos en sopas o ensaladas y, por supuesto, para elaborar pestos. Si no puedes comerlos, sustitúyelos por semillas de calabaza. Al igual que las almendras, son una gran fuente de vitamina E y, por tanto, buenos para la piel. También son ricos en vitaminas del grupo B, que son importantes para mantener la energía.

SEMILLAS DE CALABAZA

Las semillas de calabaza también son muy versátiles. En mi opinión, solas no saben tan bien como los piñones, porque son algo más ácidas, pero resultan geniales mezcladas con cualquier alimento, pues le dan un toque crujiente y su aroma no es lo suficientemente fuerte para notarlo. Son un ingrediente importante para cocinar en el horno de forma saludable, como podrás ver en el pan supernutritivo (*véase la receta en la pág. 80*) o la granola (*véase la receta en la pág. 76*), y es el mejor sustituto de los frutos secos. Son deliciosas tostadas con un poco de chile y pimentón o simplemente esparcidas crudas en ensaladas, risottos, platos de quinua, porridge y smoothies. Además, son una valiosa fuente de propiedades nutritivas, en especial de antioxidantes, que son excelentes para tener una piel radiante, zinc, que es fundamental para metabolizar y procesar hidratos de carbono, grasas y proteínas, y manganeso, que es bueno para casi todo, entre otras cosas, para fortalecer los huesos y regular la glucemia.

SEMILLAS DE GIRASOL

Estas semillas no son tan apasionantes, pero sí son muy beneficiosas, ya que son ricas en vitaminas, minerales y proteínas. Me encantan porque dan un toque crujiente a cualquier comida. Por tanto, al igual que las de calabaza, quedan muy bien esparcidas como condimento. Además, tienen una textura deliciosa, firme pero tierna a la vez,

que combina con casi todo, y son ideales para preparar alimentos salados en el horno, como crackers o pan. Asimismo, son excelentes para tener una piel bonita, pues contienen vitamina E.

SEMILLAS DE CHÍA

Éstas forman una categoría aparte, ya que, aunque en teoría son semillas, se usan de un modo muy distinto que las anteriores. No hay mucho que explicar sobre su aspecto o su sabor, ya que no son más que unas bolitas negras sin un gusto demasiado natural, pero si nos centramos en lo que pueden hacer, podríamos afirmar que son auténticas perlitas mágicas.

Se trata de un ingrediente asombroso, porque cuando se mezclan con cualquier líquido, aumentan unas diez veces su tamaño original, y forman una sustancia gelatinosa que liga cualquier alimento que se esté cocinando. Son un buen sustituto de los aglutinantes de huevo a la hora de hornear, como verás, por ejemplo, en el pan de manzana y miel (*véase la receta en la pág. 59*) o para espesar, como en el pudin de chía para desayunar (*véase la receta en la pág. 74*).

La otra razón para utilizarlas es que son muy beneficiosas y, como son tan pequeñas, pueden añadirse a cualquier plato sin que se noten. Son muy ricas en fibra, así como en ácidos grasos omega 3, que poseen grandes propiedades antiinflamatorias y son extraordinarios para lucir una piel radiante; también son buenas para mantener la energía y sentirse saciado durante horas. Además, constituyen una fuente excelente de calcio, que como todos sabemos es fundamental para tener unos huesos fuertes, y de proteínas y hierro, que nos proporcionan energía. Si no acaban de convencerte, empieza añadiendo simplemente un par de cucharaditas a tu smoothie para desayunar y pronto verás que te encuentras genial sin siquiera percibirlas.

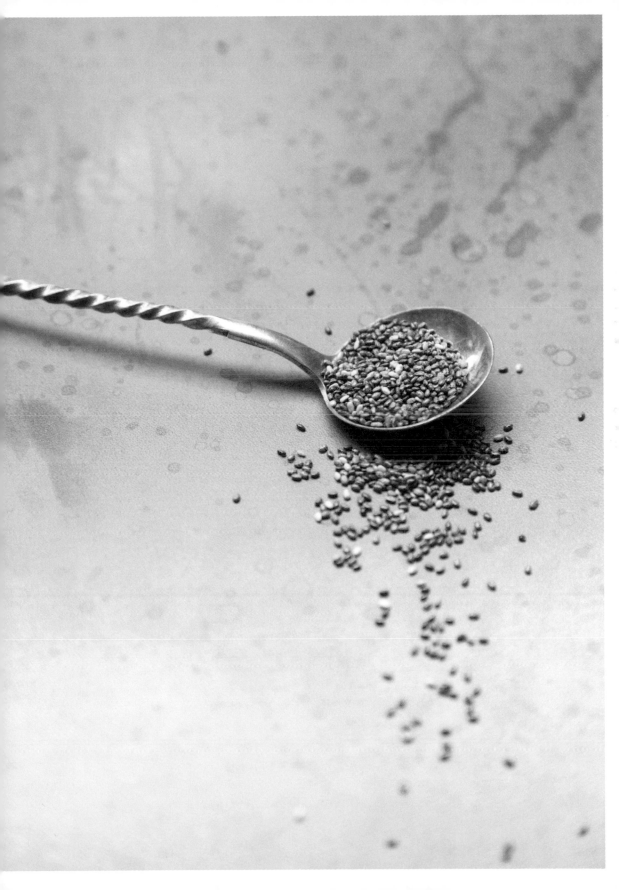

BOLITAS ENERGÉTICAS DE ALMENDRA Y CHÍA

Estas bolitas energéticas son una de las recetas más populares de mi blog. Las he preparado casi todas las semanas durante los últimos años, y gracias a ellas mantengo la vitalidad incluso cuando estoy más ocupada. Resultan de lo más dulces gracias a los dátiles, mientras que el cacao les da aroma a chocolate, y las almendras, la manteca de almendra, el aceite de coco y las semillas de chía proporcionan el valor nutritivo necesario para mantener la energía. Como se conservan mucho tiempo, puedes preparar una buena cantidad y guardarlas en el frigorífico para disponer de un tentempié sano en todo momento. Son ideales para llevárselas al trabajo.

Para unas 20 bolitas

1 taza de almendras (200 g)
2 tazas de dátiles Medjool (400 g)
4 cucharadas de cacao puro en polvo
2 cucharadas de manteca de almendra (*véase la receta en la pág. 24*)
2 cucharadas de aceite de coco
2 cucharadas de semillas de chía

Para empezar, triturar las almendras en un robot de cocina durante unos 30 segundos, hasta que queden granuladas.

Deshuesar los dátiles y añadirlos al robot, junto con el resto de los ingredientes y 2 cucharadas de agua; triturar hasta que todo quede bien mezclado y presente una consistencia pegajosa.

Formar bolitas con la preparación anterior.

Dejarlas en el congelador durante una hora para que se endurezcan y conservarlas después en un recipiente hermético en el frigorífico.

Consejo práctico

Si no dispones de almendras, puedes sustituirlas por otros frutos secos. Añade además, si lo deseas, proteína de cáñamo o maca para dar aún más valor nutritivo a cada bolita.

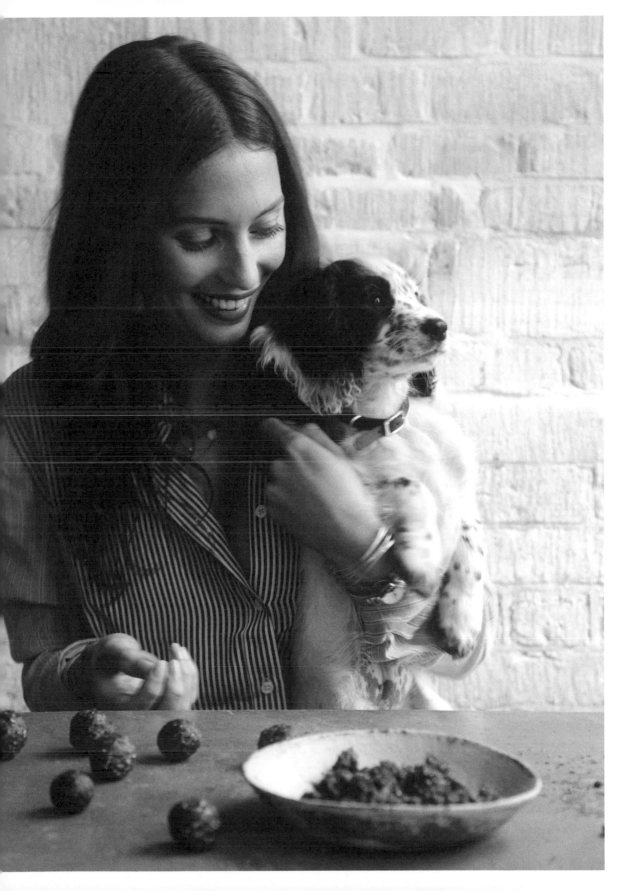

PUDIN DE CHÍA PARA DESAYUNAR

Este pudin es increíble cuando estás muy ocupado y no dispones de tiempo para preparar el desayuno, ya que puedes dejarlo hecho la noche anterior y tenerlo listo para tomar por la mañana. Las semillas de chía en remojo crecen y absorben todos los sabores del plato, de modo que cada cucharada rebosa de dulces aromas de plátano, arándanos y miel, mientras que la manteca y la leche de almendra le dan cremosidad.

Para 1 persona

1 taza de leche de almendra (300 ml) (*véase la receta en la pág. 20*)
1 plátano maduro pelado
1 cucharada de manteca de almendra (*véase la receta en la pág. 24*)
1 cucharadita de miel o sirope de arce
un puñado de arándanos congelados
5 cucharadas de semillas de chía

Triturar en una batidora de vaso la leche y la manteca de almendra, el plátano, la miel y los arándanos congelados hasta obtener una mezcla homogénea y cremosa.

Verter esta última en un vaso, añadir las semillas de chía y remover.

Tapar el vaso y dejarlo en el frigorífico durante una noche, o por lo menos 6 horas, para que cuaje el contenido y las semillas de chía aumenten de tamaño.

Tomar tal cual o coronado con fruta fresca y granola.

Consejo práctico

Para variar, puedes sustituir los arándanos por otras frutas. A mí me encanta añadir mango, fresas o piña.

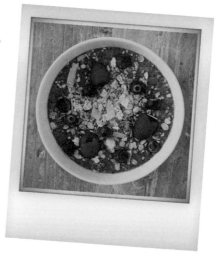

BARRITAS DE GRANOLA

Cuando se empieza a comer de forma sana, es muy importante tener tentempiés saludables en la cocina para poder disfrutar de algo nutritivo en todo momento y evitar los tentempiés industriales. Estas barritas son una gran solución porque son fáciles de hacer, saben genial y son ricas en proteínas y fibra, que proporcionan mucha energía y hacen que uno se sienta saciado durante horas y no caiga en la tentación de los azúcares refinados.

Para unas 20 barritas

20 dátiles Medjool (350 g)
1 taza de semillas de girasol (175 g)
1 taza de semillas de calabaza (175 g)
1 taza de semillas de linaza (200 g)
1 taza de pasas (200 g)
2 tazas de avena (240 g)
3 cucharadas de semillas de chía
3 cucharadas de canela molida

Precalentar el horno a 180 °C (160 °C si es de convección).

Deshuesar los dátiles, ponerlos en un cazo con 2 tazas (600 ml) de agua hirviendo y mantener el hervor durante 5 minutos, hasta que se reblandezcan.

Mientras, colocar las semillas de girasol, calabaza y linaza, junto con las pasas y la avena, en un cuenco grande.

Una vez finalizada la cocción, triturar en una batidora de vaso los dátiles con el resto del agua del cazo, las semillas de chía y la canela hasta obtener una mezcla homogénea.

Verter el puré de dátiles sobre la avena y las semillas y remover hasta que todo quede bien bañado y presente una consistencia pegajosa.

Untar una bandeja refractaria grande de 40 x 28 cm con aceite de coco y repartir en ella la granola obtenida, que se presionará con firmeza para que quede compacta y suave por encima.

Hornear durante 20 minutos, retirar del horno y cortarla en barritas. Proseguir la cocción entre 10 y 20 minutos más, hasta que empiece a dorarse por la parte de arriba.

Consejo práctico

Lleva siempre contigo un par de estas barritas en el bolso para disfrutar de ellas en cualquier momento de fatiga.

GRANOLA DE PACANA Y CANELA

Esta granola es una de mis recetas más antiguas y preferidas. Me encanta su textura crujiente y el regusto dulce a arce, canela y coco que deja en la boca. Cuando, para desayunar, me tomo un bol grande de ella con leche de almendra casera (*véase la receta en la pág. 20*) y frutas del bosque frescas, me siento en la gloria. Además, resulta deliciosa esparcida sobre unas frutas al horno, a modo de un crumble instantáneo.

Para 1 recipiente grande

1 taza de pacanas (180 g)
½ taza de almendras (100 g)
2 tazas de avena (240 g)
1 taza de semillas de calabaza (175 g)
1 taza de semillas de girasol (175 g)
½ taza de semillas de linaza (100 g)
3 cucharadas de aceite de coco
3 cucharadas de sirope de arce
3 cucharaditas de canela molida
1 taza de pasas (200 g)

Precalentar el horno a 200 °C (180 °C si es de convección).

Triturar las pacanas y las almendras en un robot de cocina durante unos 30 segundos para que queden casi granuladas. Añadirlas al resto de los ingredientes secos, salvo las pasas y la canela, en un cuenco grande y remover.

Calentar el sirope de arce y la canela con el aceite de coco hasta que se disuelvan. Una vez obtenido un líquido dulce, verterlo en el cuenco y mezclar bien. Debe conseguirse una preparación con una consistencia parecida a la de la avena y ligeramente pegajosa.

Hornear en una bandeja refractaria entre 30 y 40 minutos, hasta que resulte crujiente. Remover durante la cocción para asegurarse de que se tueste de manera uniforme sin que se queme por encima.

Retirar del horno y dejar que se enfríe. Agregar las pasas y revolver. Conservar en un recipiente hermético.

Consejo práctico

Si no dispones de pacanas, puedes utilizar cualquier otro fruto seco. Asimismo, puedes sustituir las pasas por albaricoques secos, bayas de Goji o trozos de dátiles.

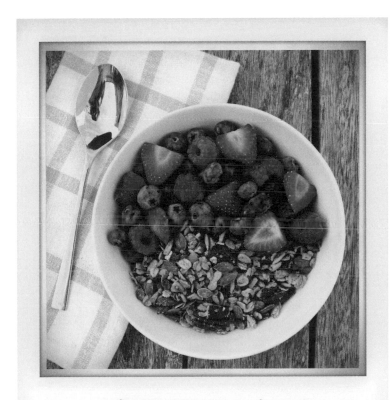

¿el desayuno perfecto?

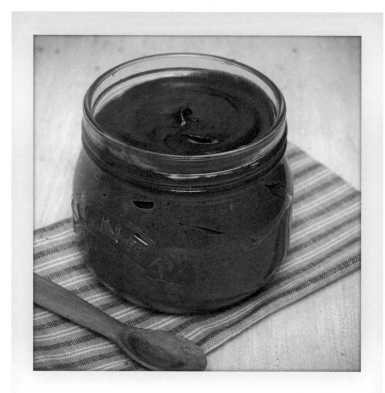

¡uno de mis grandes placeres!

CREMA DE CACAO Y AVELLANA

Te sentirás tan bien al comer esta crema que tus papilas gustativas y tu estómago cantarán de alegría… Es muy nutritiva y sabe genial. Me encanta untar con ella las galletas de avena (*véase la receta en la pág. 62*) o saborearla con mis scones de frutas del bosque con crema de coco (*véase la receta en la pág. 60*). También es ideal para bañar con ella la fruta (pruébala con rodajas de manzana), como tentempié o postre sencillo.

Para 1 tarro grande

2 tazas de avellanas (375 g)
½ taza de sirope de arce (150 ml)
3 cucharadas de cacao puro en polvo

Precalentar el horno a 200 °C (180 °C si es de convección).

Hornear las avellanas durante unos 10 minutos, retirarlas del horno y dejar que se enfríen.

Triturarlas en un robot de cocina hasta que estén bien molidas. Añadir el sirope de arce y el cacao y batir de nuevo; verter a continuación media taza (150 ml) de agua (es importante que antes los tres anteriores ingredientes estén bien mezclados).

Consejo práctico

Para esta receta necesitarás un robot de cocina realmente potente; de lo contrario, el resultado no será tan suave.

PAN SUPERNUTRITIVO

Este pan es un alimento básico en mi vida. Siempre tengo unas rebanadas en el congelador, ya que es la base de mi comida favorita lista en cinco minutos. Me encanta tostado con grandes cantidades de crema de aguacate, hummus casero (*véase la receta en la pág. 102*), rodajas de tomate asado y unas semillas o unos brotes de soja para dar un toque crujiente. También es perfecto para mojar en sopas o acompañar ensaladas y darles consistencia. Puedes elaborar varios a la vez y cortarlos después en rebanadas que congelarás, de modo que sólo tengas que sacar las que desees cuando lo necesites.

Para 1 pan

1 taza de almendras (200 g)
1 ½ tazas de semillas de calabaza (260 g)
1 taza de harina de arroz integral (200 g)
½ taza de semillas de girasol (85 g)
3 cucharadas de semillas de *psyllium* en polvo (*véase el consejo práctico*)
3 cucharadas de hierbas aromáticas secas variadas (a mí me gustan las provenzales)
2 cucharadas de semillas de chía
sal y pimienta

Triturar las almendras junto con una taza de semillas de calabaza en un robot de cocina hasta obtener una harina.

Verter esta última en un cuenco grande con todos los ingredientes secos y mezclar.

Añadir 2 tazas (600 ml) de agua fría y remover bien.

Dejar reposar durante más o menos una hora (una vez transcurrido ese tiempo, se habrá absorbido toda el agua y la mezcla se habrá compactado).

Precalentar el horno a 200 ºC (180 ºC si es de convección). Colocar la masa en una bandeja refractaria; no debe ser demasiado gruesa o no quedará bien (debe tener entre 5 y 7 cm de altura).

Hornear durante unos 45 minutos, hasta que se dore por la parte de arriba y, al pinchar con un cuchillo en el centro, éste salga limpio.

Consejo práctico

Las semillas de *psyllium* en polvo son imprescindibles para esta receta, pues sirven para aglutinar el pan. Las encontrarás en internet o en tiendas de productos dietéticos.

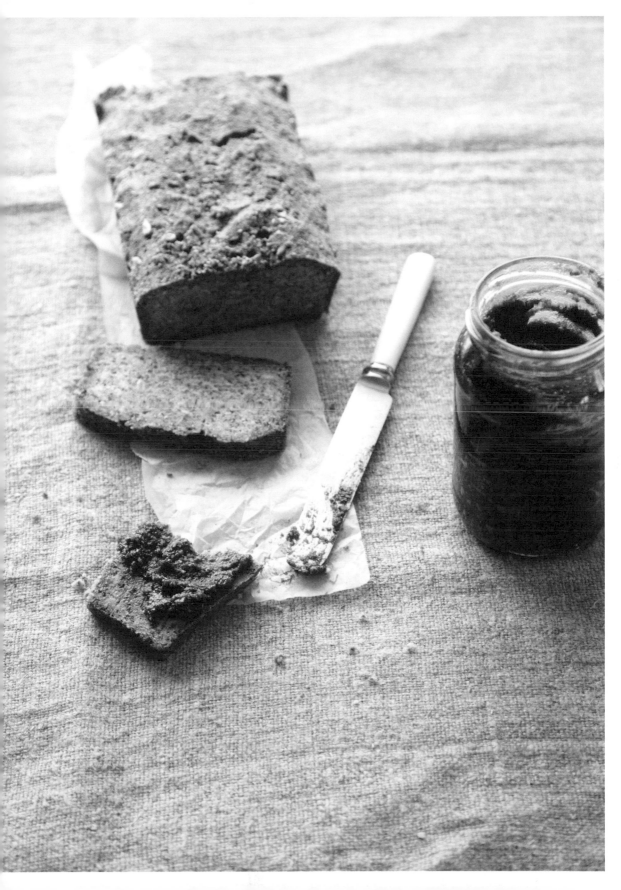

CRACKERS SUPERNUTRITIVOS

Estos crackers ofrecen el mejor modo de usar la pulpa del zumo para aprovechar al máximo las frutas o verduras. Son muy fáciles de hacer y de lo más versátiles. Me encanta untarlos con mi queso cremoso de nuez de Brasil (*véase la receta en la pág. 85*) o mi guacamole casero (*véase la receta en la pág. 159*), o desmenuzarlos y esparcirlos en ensaladas y sopas para darles un toque más crujiente. Además, puedes aromatizarlos con otros ingredientes. A mí me gusta incorporar a la mezcla unos tomates secos cortados muy finos y unas aceitunas con romero fresco.

Para unos 20 crackers

200 g de pulpa de zumo (a mí me gusta la de zanahoria, manzana o jengibre)
1 taza de almendras molidas (120 g)
½ taza de semillas de girasol (85 g)
½ taza de semillas de calabaza (85 g)
3 cucharadas de aceite de oliva
1 cucharada de tahina
1 cucharada de tamari
sal y pimienta

Precalentar el horno a 110 °C (90 °C si es de convección).

Colocar todos los ingredientes en un cuenco grande y mezclar bien hasta obtener una preparación con una consistencia pegajosa.

Verterlo todo en una bandeja refractaria plana forrada con papel vegetal y presionar con la ayuda de una espátula para conseguir una pasta fina y compacta.

Hornear durante una hora y media, hasta que esté crujiente.

Conservar a temperatura ambiente en un recipiente hermético.

Consejo práctico

Si no tienes pulpa de una licuadora, puedes rallar el equivalente a 200 g de zanahorias.

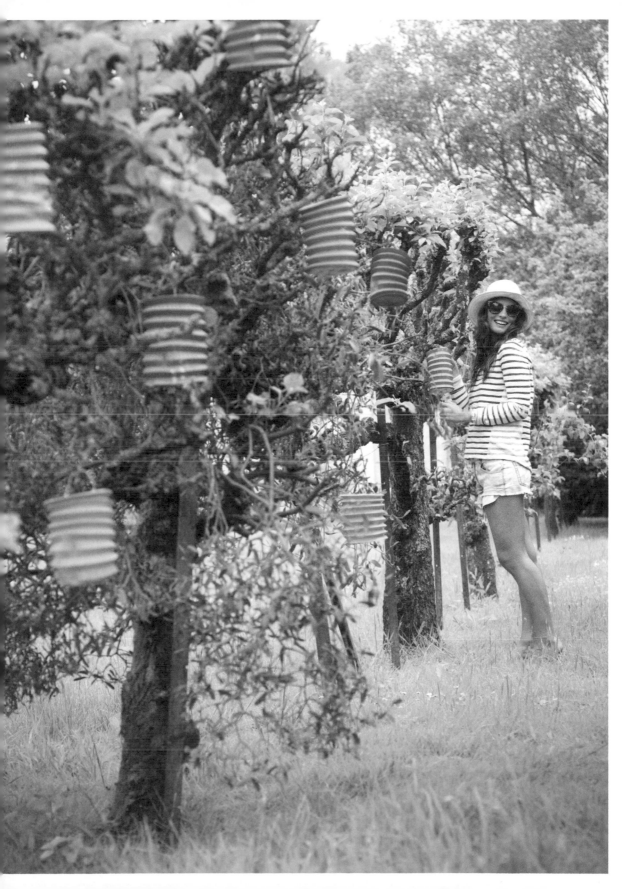

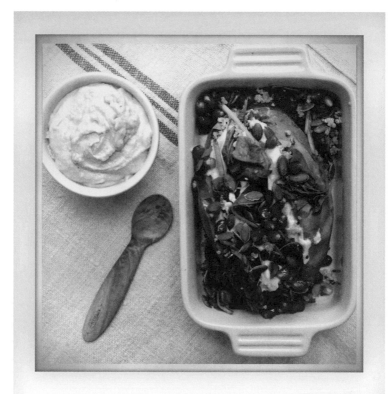

¡parece mentira, pero sabe genial!

QUESO CREMOSO DE NUEZ DE BRASIL

Éste es un gran plato de guarnición que da textura y sabor a cualquier comida gracias a su cremosidad y aroma a frutos secos. Me encanta con mis verduritas salteadas (*véase la receta en la pág. 143*) o sobre unos boniatos al horno para acompañar la ensalada de col rizada marinada (*véase la receta en la pág. 153*). También es ideal para mojar en él crudités, y puede añadirse a ensaladas para darles untuosidad y proteínas.

Para 1 cuenco

1 limón
un par de ramitas de romero fresco
2 cucharaditas de levadura nutricional (*véase el consejo práctico*)
1 taza de nueces de Brasil (120 g)
1 cucharada de aceite de oliva
sal y pimienta

Exprimir el limón, arrancar las hojas de romero de las ramitas y batir en un robot de cocina junto con la levadura nutricional, las nueces de Brasil, el aceite de oliva, la sal y la pimienta hasta que quede todo bien mezclado.

Conservar cualquier resto en un recipiente hermético en el frigorífico.

Consejo práctico

Hay que ir con cuidado, porque la levadura nutricional no es la misma que la de panadería que se usa para elaborar pan. Puede encontrarse en tiendas de productos dietéticos o en internet. Es una clase de levadura desactivada, con un sabor parecido al del queso, y por eso la utilizo en esta receta. Sin embargo, no te preocupes si no dispones de ella, el plato seguirá siendo delicioso.

PASTA CON PESTO DE RÚCULA Y NUEZ DE BRASIL

Este plato de pasta es mi favorito para ofrecer a mis amigas cuando las invito a una cena informal. Es muy sencillo de preparar, sabroso y reconfortante. Además, gracias a sus deliciosas verduritas, resulta muy nutritivo. El pesto casero es genial, con el aguacate y las nueces de Brasil, que le dan cremosidad, y a la rúcula y el limón, que le añaden un toque ácido que alegra cada bocado.

Para 4 personas
1 taza de nueces de Brasil (120 g)
½ taza de piñones (50 g)
1 ½ aguacates
2 puñados grandes de rúcula (50 g)
un puñado grande de hojas de albahaca fresca (30 g)
el zumo de 1 ½ limones
8 cucharadas de aceite de oliva, más un chorrito para las verduritas
500 g de pasta tipo *penne*
2 calabacines
1 brócoli
1 ½ tazas de guisantes (225 g)
sal y pimienta

Triturar las nueces de Brasil y los piñones en un robot de cocina durante un minuto, hasta que estén bien molidos. Añadir la pulpa de aguacate, la rúcula, las hojas de albahaca, el zumo de limón, el aceite de oliva, sal, pimienta y 8 cucharadas de agua. Batir hasta conseguir una salsa pesto cremosa y sin grumos.

A continuación, cocer la pasta.

Mientras, cortar los calabacines en rodajas finas y el brócoli en tronquitos y saltearlos en una sartén con un chorrito de aceite de oliva, sal y pimienta entre 5 y 7 minutos, hasta que estén al punto.

Entretanto, cocer los guisantes en un cazo con agua fría hasta que ésta hierva; escurrir a continuación.

Una vez cocida y escurrida la pasta, añadirle el pesto, los guisantes y las verduritas salteadas y remover.

Consejo práctico

Puedes preparar el doble de pesto y conservar el que te sobre en el congelador para tu próxima comida. Es ideal para dar sabor a cereales y verduras o acompañar crudités cuando desees picar algo.

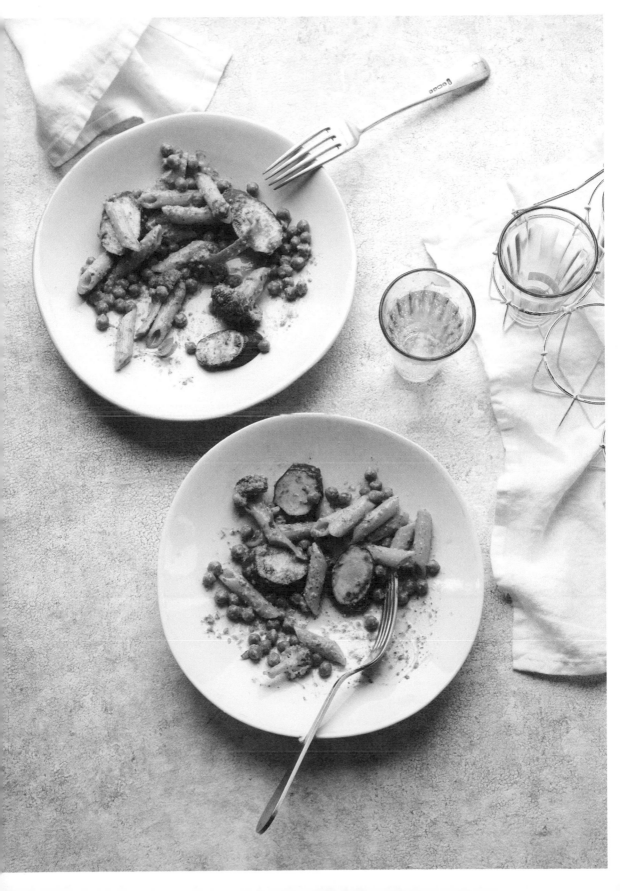

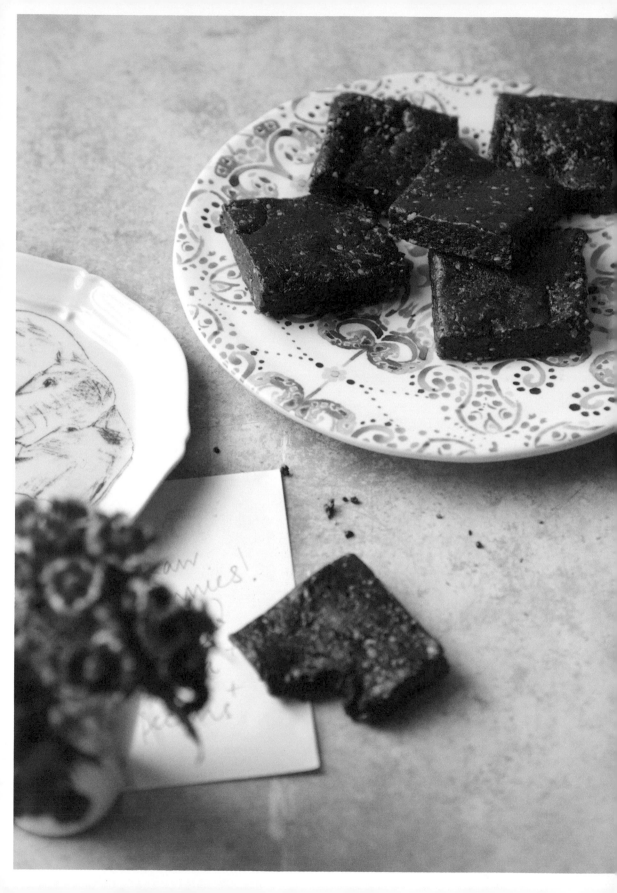

BROWNIES SIN HORNEAR

Estos brownies fueron mi primera entrada en mi blog y mi primer intento exitoso de crear un postre dulce, delicioso y sano. Así pues, debía incluirlos en este libro por fuerza. Tres años después, todavía me vuelven loca de lo ricos que están, y debo confesar que suelo comerme la mitad de la mezcla directamente del robot de cocina. Son más fáciles y rápidos de preparar que los brownies de boniato (*véase la receta en la pág. 166*), pues sólo requieren tres ingredientes.

Para 10-15 brownies

1 taza de pacanas (140 g)
2 tazas de dátiles Medjool (400 g), deshuesados
3 cucharadas de cacao puro en polvo
2 cucharadas de sirope de arce (opcional)

Triturar las pacanas en un robot de cocina hasta desmenuzarlas. Añadir los dátiles, el cacao y el sirope de arce, si se desea, y triturar de nuevo.

Cuando la mezcla presente una consistencia muy pegajosa, retirarla del robot y ponerla en una bandeja.

Congelar los brownies durante una hora para que cuajen y conservarlos después en el frigorífico.

Consejo práctico

Si no dispones de pacanas, puedes sustituirlas sin ningún problema por almendras. Si tienes alguna alergia a los frutos secos, utiliza semillas de girasol. El edulcorante es opcional en esta receta; si lo prefieres, puedes usar miel o sirope de agave en vez del de arce y sabrá genial también.

GALLETAS DE CHOCOLATE Y CHÍA

Esta receta es otra de las favoritas del blog; como lleva tiempo siendo de las más populares, pensé que también sería una buena idea presentarla en este libro. Estas galletas son muy crujientes y me encantan porque, además, sacian. Saben genial solas, pero aún son mejores con mi helado de plátano (*véase la receta en la pág. 198*) o mojadas en mi crema de cacao y avellana (*véase la receta en la pág. 79*).

Para 12-15 galletas

1 taza de almendras (200 g)
1 taza de avellanas (190 g)
1 taza de harina de trigo sarraceno o de quinua (200 g)
⅓ de taza de sirope de arce (100 ml)
5 dátiles Medjool deshuesados
3 cucharadas colmadas de cacao puro en polvo
3 cucharadas de semillas de chía
2 cucharadas de aceite de coco

Precalentar el horno a 200 °C (180 °C si es de convección).

Triturar los frutos secos en un robot de cocina durante 1 o 2 minutos hasta obtener una harina. A continuación, añadir los demás ingredientes, junto con un cuarto de taza (75 ml) de agua y batir de nuevo para conseguir una masa con una consistencia pegajosa.

Coger el equivalente a una cucharada de la mezcla con las manos, hacer una bola con ella y aplastarla con la ayuda de una espátula sobre una bandeja refractaria hasta que quede bien fina. Repetir la operación con las demás galletas.

Hornear durante 20 minutos hasta que las galletas se endurezcan y empiecen a dorarse ligeramente.

Dejar que se enfríen unos minutos y ya pueden degustarse.

Consejo práctico

Si no tienes cacao puro en polvo, utiliza el normal; sólo deberás duplicar la cantidad, puesto que su sabor no es tan intenso.

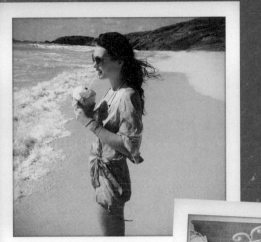

«Gracias por tus fantásticas recetas. Deliciously Ella ha cambiado mi vida. Ahora soy una mujer equilibrada, sana y feliz, que disfruta comiendo en vez de hacerlo con un sentimiento de culpabilidad y preocupación.» Nicola

PASTEL DE DOBLE CAPA DE AVELLANA

Ésta es quizá la receta más exquisita del libro; más aún, diría que es una auténtica locura. Se elabora con dos capas de bizcocho con avellanas y cacao bañadas por un mar de glaseado o crema de avellanas y coco que hacen que el pastel sea una de las cosas más deliciosas que haya comido en mi vida. Como además de suculenta es una de las más caras de preparar, la reservo para ocasiones especiales, como celebraciones y cumpleaños. Me encanta servirla acompañada con helado de plátano (*véase la receta en la pág. 198*) y unas frutas del bosque.

Para 12 personas

Para el pastel

3 plátanos grandes maduros
(340 g)
1 ½ tazas de leche de almendra
(450 ml) (*véase la receta
en la pág. 20*)
6 cucharadas de cacao puro
en polvo
⅔ de taza de sirope de arce
(200 ml)
6 cucharadas de azúcar de palma
de coco
3 tazas de harina de arroz integral
o de trigo sarraceno (600 g)
1 taza de avellanas (190 g)
aceite de coco, para untar

Para el glaseado

2 plátanos maduros
6 cucharadas de azúcar de palma
de coco
6 cucharadas de manteca
de avellanas (*véase la receta
en la pág. 24*)
2 cucharadas de aceite de coco

Consejo práctico

Prepara el glaseado aparte y utilízalo para mojar en él fruta si deseas tener algo dulce a mano.

Para el pastel

Precalentar el horno a 200 °C (180 °C si es de convección).

Triturar los plátanos maduros, la leche de almendra, el cacao puro, el sirope de arce y el azúcar de palma de coco en una batidora de vaso hasta obtener una mezcla sin grumos.

Verter la preparación en un cuenco grande, añadir la harina de arroz y remover.

Triturar las avellanas en un robot de cocina durante unos 30 segundos o hasta que estén molidas pero no finas, como una harina gruesa. Incorporarlas al cuenco y mezclar bien.

Untar dos moldes para pasteles de 20 a 25 cm con el aceite de coco y repartir en ellos la pasta de manera uniforme.

Hornear durante 30 minutos, hasta que los bizcochos estén bien cocidos y, al pinchar con un cuchillo en el centro, éste salga limpio.

Retirar del horno y dejar que se enfríen entre 10 y 15 minutos antes de añadirles el glaseado.

Para el glaseado

Mientras se cuecen los bizcochos, batir los ingredientes para el glaseado en una batidora de vaso con media taza (150 ml) de agua hasta lograr una mezcla homogénea, que se verterá en un cuenco y se dejará espesar en el frigorífico al mismo tiempo que se enfrían los bizcochos.

Una vez los bizcochos estén fríos, repartir el glaseado por encima y dejar reposar entre 5 y 10 minutos para que cuaje un poco. Colocar un bizcocho encima del otro y bañar con más glaseado.

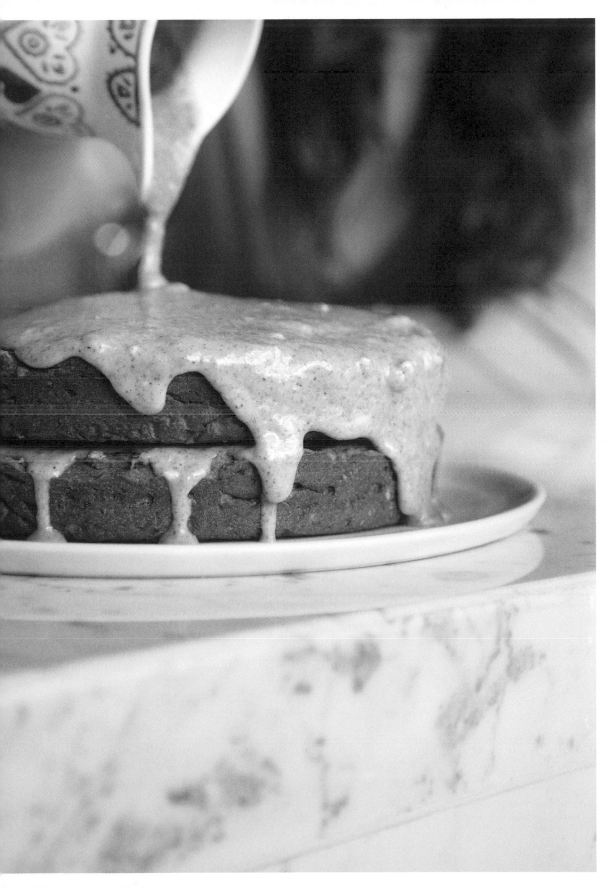

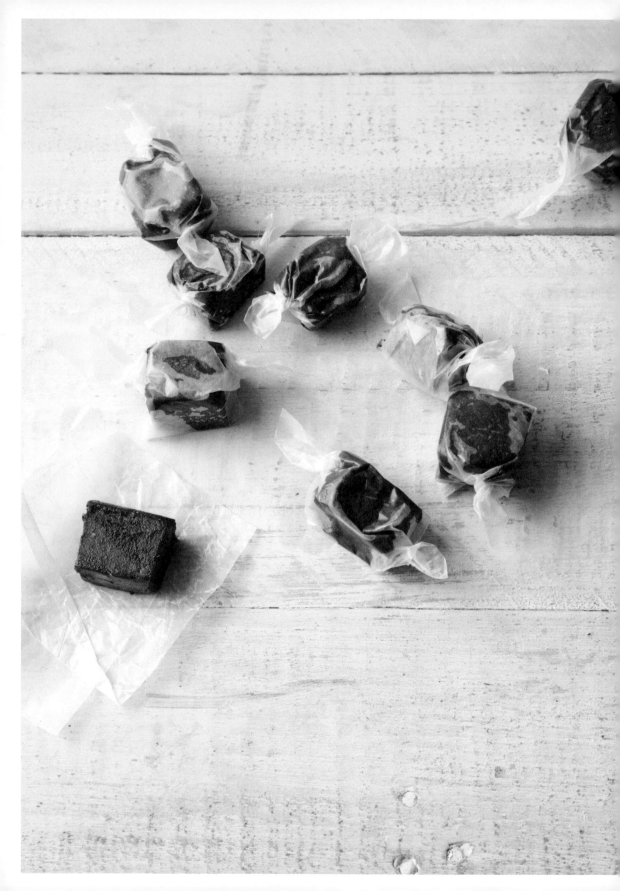

BOMBONCITOS DE MANTECA DE ALMENDRA

La primera vez que hice estos bomboncitos, mis compañeras de piso y yo nos los comimos todos en menos de tres horas y tuve que preparar más al día siguiente porque no podíamos pasar sin ellos de lo deliciosos (o incluso peligrosamente deliciosos) que eran. Son tan dulces y chocolateados que es una locura pensar que se elaboran sólo con cuatro ingredientes. Como se conservan en el congelador, puedes hacer muchos para disfrutar de algo exquisito y sano en cualquier momento del día.

Para unos 20 bomboncitos

2 tazas de dátiles Medjool (400 g), deshuesados

10 cucharadas de manteca de almendra (*véase la receta en la pág. 24*)

4 cucharadas de aceite de coco

3 cucharadas de cacao puro en polvo

En un cazo con un poco de agua hirviendo, cocer los dátiles durante 5 minutos, hasta que estén del todo tiernos y se peguen entre sí.

Escurrirlos si queda agua en el cazo y dejar que se enfríen un par de minutos.

Triturar la manteca de almendra, el aceite de coco y el cacao en polvo junto con los dátiles en un robot de cocina durante 1 o 2 minutos, hasta obtener una pasta pegajosa.

Forrar una bandeja de unos 25 cm con papel vegetal y verter en ella la mezcla, que se dejará en el congelador durante al menos 3 horas antes de servir.

Conservar en el congelador. Cuando se desee un bomboncito, sacarlo y dejarlo unos minutos a temperatura ambiente antes de comerlo.

Consejo práctico

Puedes añadir trocitos de frutos secos y pasas para modificar la textura y hacerlos más crujientes.

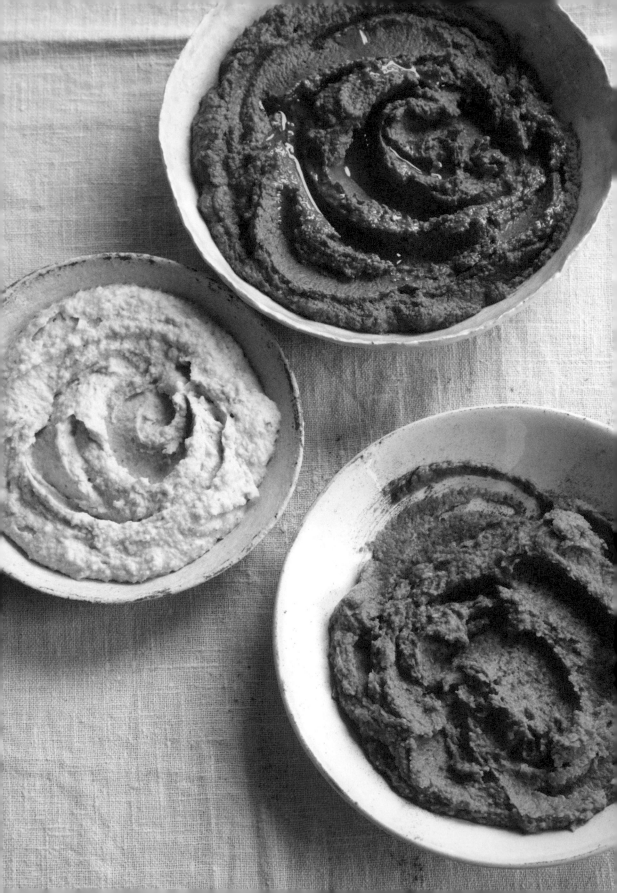

LEGUMBRES
auténtica fuente de nutrición

Tres tipos de hummus

Alubias blancas en versión doble

Tortillas mexicanas de harina de garbanzos

Falafel

Ensalada de lentejas, calabacín y menta

Alubias guisadas con salsa de tomate

Garbanzos asados picantes

Chile de alubias negras y rojas

Pasta con salsa boloñesa de lentejas

Dhal de lentejas y calabaza violín

Curri de coco tailandés con garbanzos

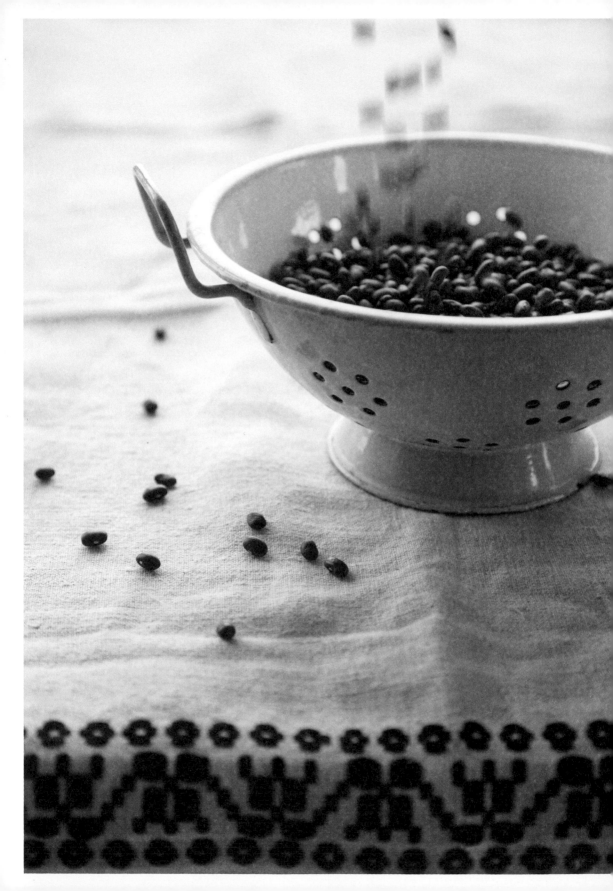

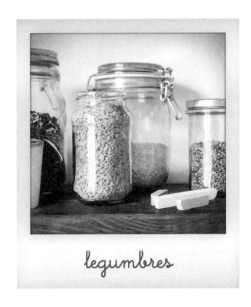

legumbres

Las legumbres tienen una textura especial que no gusta a todo el mundo y que frena su consumo. Yo también me incluía entre las personas que se mantienen alejadas de las legumbres y daba por sentado que todas eran como las alubias en conserva Heinz, es decir, insípidas y con la consistencia de un puré, hasta que comencé a experimentar con ellas y descubrí que eran increíbles y que me las había estado perdiendo hasta entonces. Tardé un poco antes de comerlas, pero cuando empecé a amar los vegetales, pensé que debía enfrentarme a ellas, y fue así como las incorporé enseguida a mi dieta. No saben para nada como las famosas Heinz, y hay tantas variedades que seguro que encuentras alguna que te encanta. No sólo tienen un sabor fantástico, sino que también son beneficiosas para la salud y muy económicas; puede prepararse una comida de forma fácil con una simple lata de alubias.

La razón principal por la cual las legumbres son tan importantes en una dieta vegetariana es que son ricas en proteínas vegetales y fibra. Además, al contener una gran selección de vitaminas y minerales, hay quien las reivindica como uno de los alimentos que deberían tomarse cinco veces al día. No obstante, no pueden compararse con las frutas y las verduras, así que me quedo con su gran riqueza en proteínas y fibra dietética.

Necesitamos proteínas de origen vegetal para mantener la energía durante todo el día, para evitar el deseo de tomar dulces y combatir los bajones debidos al cansancio y para poder estar en un estado de felicidad constante. Nos hace falta la fibra por motivos parecidos. Cuanta más contiene un alimento, más lentamente libera su energía en nuestro cuerpo. Ello nos ayuda a equilibrar los niveles de azúcar en la sangre, al mismo tiempo que nos hace sentir saciados durante más tiempo, con lo cual desaparecen las ganas de tomarse una chocolatina justo después de comer (aunque siempre puedan desearse cosas como unos brownies de boniato, simplemente porque están de muerte). Para darte una idea de la cantidad de fibra de las legumbres, un cuenco pequeño de lentejas o de alubias negras cocidas proporciona cerca del 60 % del consumo necesario de la misma (por tanto, son ideales para sentirse bien y tener un aspecto magnífico).

Pero ¿qué es una legumbre? En pocas palabras, es una semilla comestible que crece en una vaina. Las hay de muchas clases. Las más comunes son los garbanzos, las lentejas, las alubias negras, las rojas y las blancas, pero incluso dentro de éstas existen distintas variedades. Por eso se me ocurrió que podría ser útil ofrecer un resumen (que encontrarás más abajo) de cada una de las principales legumbres, con detalles sobre su sabor y sus usos.

Para cocinar, se venden secas o en conserva. Como norma general, las primeras (salvo las lentejas) deben dejarse en remojo entre cuatro y seis horas y cocerlas antes de consumirlas, lo cual puede suponer una molestia y requiere cierta organización previa, pero son mucho más baratas y además no contienen conservantes ni azúcares añadidos. Las de conserva son más rápidas y fáciles de usar: sólo se tiene que abrir el envase, escurrirlas y enjuagarlas y ya están listas. Debe leerse, eso sí, la etiqueta para asegurarse de que no contengan aditivos. Aunque son de temporada, es genial porque se pueden encontrar en cualquier época del año y siempre saben bien.

Tengo en mi despensa muchos botes de alubias, garbanzos y lentejas. Una vez abiertos, deben conservarse en el frigorífico; pero antes de abrirlos, pueden estar a temperatura ambiente. Si usas legumbres secas, guárdalas en recipientes herméticos sin refrigerar.

ALUBIAS NEGRAS

De todas las alubias, las negras son mis favoritas. Las consumo casi a diario y las echo de menos cuando no las tomo. Ofrecen la mejor textura (ligeramente blandas aunque sustanciosas) además de un sabor intenso, que hay quien opina que es parecido al de las setas, por lo que añaden una deliciosa nota a tierra y sal a cualquier comida. Me encantan salteadas con una pizca de ajo, pasta de miso y concentrado de tomate: ¡el resultado es maravilloso, de verdad! Y suelo mezclarlas con arroz integral precocido y puré de aguacate para preparar una cena en cinco

minutos cuando no dispongo de tiempo. Además, van bien con todos los cereales; recomiendo mi chile de alubias negras y rojas (*véase la receta en la pág. 114*) con arroz integral.

GARBANZOS

Me vuelven loca los garbanzos; no sólo porque sean fantásticos de por sí, sino porque son el ingrediente básico del hummus, que me encanta. Debo confesar que es como una adicción: no puedo pasar ni un día sin él. Hay mil y una variantes del mismo, y encontrarás mis favoritas en este apartado: el clásico, el de remolacha y el de pimiento rojo asado y pimentón (*véanse las recetas en la pág. 102*).

También me gusta añadirlos en curris. Al ser algo mayores que las lentejas, no pasan desapercibidos y proporcionan una textura firme y deliciosa, que es espléndida si se asan. Mis garbanzos asados picantes (*véase la receta en la pág. 112*) son una de las mejores cosas para picar que conozco. Al igual que las lentejas, son una fuente riquísima de fibra y permiten mantener la energía durante horas.

ALUBIAS BLANCAS

Para ser sincera, debo admitir que no me entusiasman. No tienen el sabor de las negras o de las lentejas, ni la firmeza de las rojas o de los garbanzos, porque son mucho más blandas. No por ello dejan de tener sus usos, en particular para elaborar sopas (*véase la receta en la pág. 105*). Como siempre me pasa que las de verduras no me sacian lo suficiente y al cabo de una hora vuelvo a tener hambre, les añado un puré de alubias blancas. Puede parecer extraño, pero es un remedio mágico, pues al mismo tiempo que les dan cuerpo y cremosidad, las enriquecen.

ALUBIAS ROJAS

Tienen una textura genial y un sabor parecido al de las negras, pero al ser más sólidas conservan mejor su forma cuando se cuecen. Podrás apreciar la diferencia en la receta del chile de alubias negras y rojas (*véase la receta en la pág. 114*) con arroz integral. Eso significa que no se mezclan tan bien como las negras con los cereales, pero destacan más solas, por lo que resultan ideales en estofados, chiles y curris. Si no acaban de convencerte las alubias por su textura parecida a la de un puré (como las Heinz), éstas son excelentes para empezar a experimentar con ellas.

LENTEJAS

Hay muchos tipos de lentejas: verdes, marrones, rojas, negras, amarillas... En general, suelo usar las verdes, las negras o las marrones, sobre todo porque son menos caras y más fáciles de encontrar en los supermercados. Estas tres variedades también conservan mejor su forma al cocerlas, mientras que las demás pueden quedar blandas (sin embargo, si como a mucha gente te gustan así, no dudes en sustituirlas por las rojas o las amarillas). El sabor no varía mucho.

Para ser sincera, son un poco insípidas, pero lo que me encanta es su consistencia y su gusto ligeramente almendrado. Además, lo mejor es que capturan los aromas de los alimentos con los que se cocinan, de modo que (si sigues mis recetas) acaban siendo de lo más sabrosas. Me gusta usarlas en ensaladas, para elaborar deliciosos dhal (*véase la receta en la pág. 119*) o en mi pasta con salsa boloñesa de lentejas (*véase la receta en la pág. 117*).

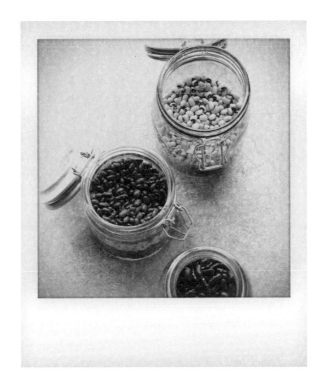

TRES TIPOS DE HUMMUS

Sinceramente, podría vivir de hummus. Me encanta porque puede comerse con todo, desde crudités hasta quinua, pasando por ensaladas o, como es natural, untado sobre una tostada con un poco de aguacate. Además, añade una gran cantidad de proteínas a la comida. Como lo consumo tan a menudo, me gusta variar sus sabores, y deseo compartir en este libro mis tres favoritos: el clásico, el de remolacha y el de pimiento rojo asado y pimentón.

Para 1 cuenco grande

HUMMUS CLÁSICO

800 g de garbanzos en conserva escurridos
  (o 450 g de garbanzos secos, dejados
  en remojo, cocidos y escurridos)
10 cucharadas de aceite de oliva
el zumo de 2 limones jugosos
2 cucharadas colmadas de tahina
3 dientes de ajo pelados
2 cucharaditas de comino molido
sal y pimienta

Triturar todos los ingredientes en un robot de cocina junto con 3 cucharadas de agua hasta obtener una mezcla homogénea. ¡Es de lo más fácil! Cuanta más potencia tenga el aparato, más cremoso y suave quedará el hummus.

Puede conservarse en un recipiente hermético en el frigorífico hasta una semana.

HUMMUS DE REMOLACHA

1 cuenco grande de hummus clásico
  (*véase la receta más arriba*)
1 remolacha pequeña cruda (150 g)
  pelada y cortada fina

Triturar el hummus y la remolacha en un robot de cocina hasta obtener una preparación cremosa sin grumos.

HUMMUS DE PIMIENTO ROJO ASADO Y PIMENTÓN

2 pimientos rojos grandes
1 cuenco grande de hummus clásico
  (*véase la receta a la izquierda*)
½ chile jalapeño (añadir más o menos,
  según lo picante que se desee)
2 cucharaditas de pimentón

Precalentar el horno a 210 °C.

Cortar los pimientos rojos, desvenados y sin pepitas, en unas ocho tiras largas. Colocarlos en una bandeja refractaria y hornear durante 10 minutos, hasta que empiecen a dorarse ligeramente.

Una vez cocidos, cuando comiencen a adquirir un color dorado también por los lados, retirarlos del horno y dejarlos enfriar durante un par de minutos.

Triturarlos en un robot de cocina junto con el hummus, el chile jalapeño y el pimentón hasta conseguir una mezcla homogénea.

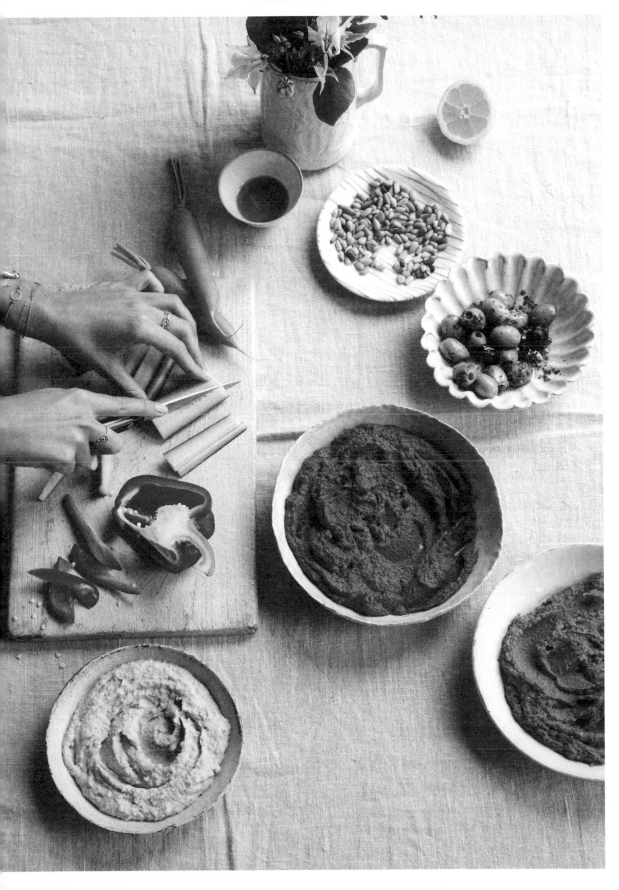

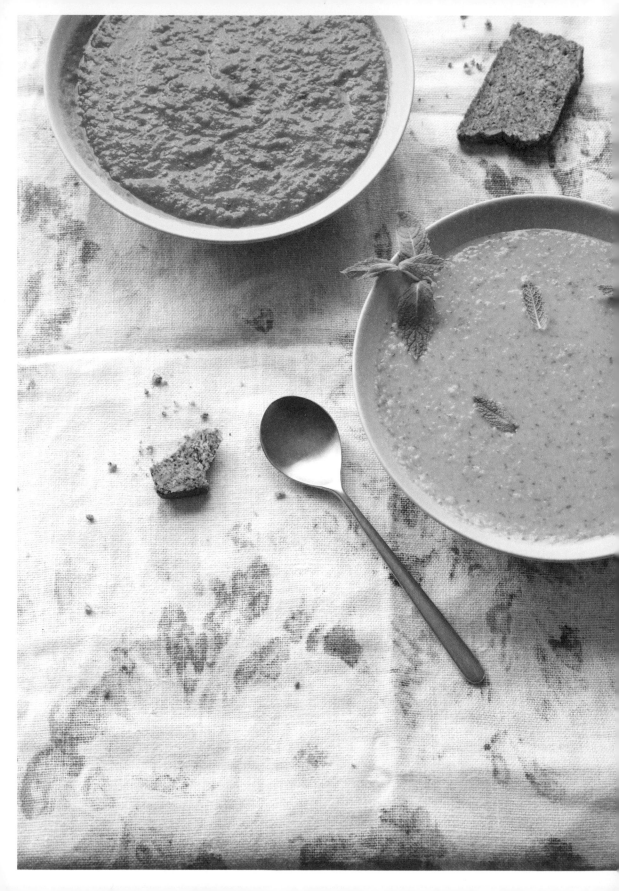

ALUBIAS BLANCAS EN VERSIÓN DOBLE

Las alubias blancas son el mejor ingrediente para las sopas; es maravilloso. Las espesan y las vuelven aún más cremosas, al mismo tiempo que les añaden las proteínas necesarias para sentirte saciado y con toda la energía necesaria después de comer. Las dos sopas que presento aquí son deliciosas y estoy segura de que las adorarás. La de guisantes y menta es refrescante para un día de verano, mientras que la de tomate asado y pimiento rojo es el mejor plato para sentirse reconfortado en invierno. Las sirvo con crackers supernutritivos (*véase la receta en la pág. 82*) o unas rebanadas de pan supernutritivo (*véase la receta en la pág. 80*).

Para 4 personas

SOPA DE ALUBIAS CON TOMATE ASADO, PIMIENTO ROJO Y ALBAHACA

16 tomates grandes
4 pimientos rojos
4 cucharadas de hierbas aromáticas secas
 (a mí me gustan las provenzales, el romero, el tomillo y el orégano)
aceite de oliva, para aliñar
dos puñados grandes de hojas de albahaca fresca
400 g de alubias blancas en conserva
4 cucharadas de concentrado de tomate
4 tazas de caldo o de agua (1,2 l)
2 cucharadas de tamari
sal y pimienta

Precalentar el horno a 190 °C (170 °C si es de convección).

Cortar los tomates en cuartos y los pimientos en tiras gruesas. Colocarlos en una bandeja refractaria junto con las hierbas aromáticas secas, sal y pimienta y aliñarlo todo con aceite de oliva.

Hornear durante 30 minutos.

Triturar los tomates y los pimientos en una batidora de vaso con la albahaca, las alubias, el concentrado de tomate, el caldo o el agua y el tamari hasta obtener una mezcla homogénea.

Por último, calentar la sopa en una cacerola durante unos minutos. Rectificar de sal y pimienta y servir.

SOPA DE ALUBIAS CON GUISANTES Y MENTA

5 tazas de guisantes (750 g)
3 ⅓ tazas de caldo de verduras fácil (1 l)
 (*véase la receta en la pág. 27*)
400 g de alubias blancas en conserva
12 ramitas de menta fresca
sal y pimienta

Calentar los guisantes y el caldo en una cacerola a fuego lento.

Cocer hasta que empiecen a hervir (serán necesarios unos 10 minutos).

Retirar del fuego y triturar los guisantes y el caldo con las alubias blancas y las hojas de menta (que se habrán arrancado de las ramitas) en una batidora de vaso hasta conseguir una sopa cremosa y sin grumos.

Por último, calentar la sopa en una cacerola durante unos minutos. Rectificar de sal y pimienta y servir.

Consejo práctico

Puedes saltear algunas alubias más con un poco de ajo, aceite de oliva, sal y pimienta, añadirlas a la sopa una vez lista y remover para que quede más deliciosa.

TORTILLAS MEXICANAS DE HARINA DE GARBANZOS

Estas tortillas mexicanas son de lo más sencillas de preparar: sólo se tarda cinco minutos. Así pues, son perfectas si deseas algo delicioso con el mínimo esfuerzo y tiempo. Me encanta rellenarlas con alimentos nutritivos, como guacamole o hummus, además de mucha rúcula, rodajas de pimiento rojo, pepino y zumo de lima.

Para 4 tortillas

2 cucharadas de semillas de linaza molidas
1 taza de harina de garbanzos (130 g)
1 cucharadita de hierbas aromáticas secas variadas
aceite de oliva, para untar
sal y pimienta

Poner todos los ingredientes salvo el aceite de oliva en un cuenco grande con dos tercios de taza (200 ml) de agua.

Mezclar con un batidor de varillas hasta lograr una pasta sin grumos.

Dejar espesar durante unos 5 minutos.

Mientras, calentar una sartén a fuego vivo y untarla con aceite de oliva con la ayuda de papel de cocina.

Verter un cuarto de la mezcla en la sartén extendiéndola lo más fina posible en forma de círculo. Al cabo de 2 minutos más o menos, cuando la tortilla formada deje de ser translúcida por la parte de arriba, darle la vuelta y cocerla por el otro lado.

Repetir la misma operación con cada tortilla, asegurándose de untar la sartén con aceite de oliva antes de echar la pasta. Pueden servirse calientes o frías. En el primero de los casos, mantenerlas calientes mientras se cuecen las demás.

Poner las que sobren en un envase hermético en el frigorífico de inmediato.

Consejo práctico

Prepara muchas a la vez y llévatelas contigo al trabajo en lugar de un bocadillo. Puedes congelarlas y así siempre dispondrás de ellas.

FALAFEL

Los falafel son deliciosos por su asombrosa mezcla de especias e ingredientes: desde el ajo hasta el puré de manzana, pasando por el limón, el comino, la cúrcuma, la tahina y el cilantro. Me encanta servirlos con una ensalada de rúcula aliñada con aceite de oliva y zumo de lima, unos granos de granada y mucho hummus de remolacha (*véase la receta en la pág. 102*). También quedan extraordinarios con mi tabulé de quinua (*véase la receta en la pág. 46*) y un hummus clásico (*véase la receta en la pág. 102*) para una comida con un toque de Oriente Medio.

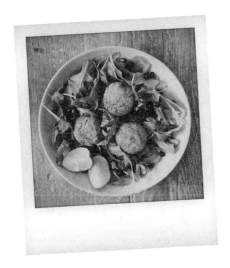

Para 4 personas

un puñado de cilantro fresco picado fino

2 dientes de ajo pelados y chafados

el zumo de 2 limones

2 cucharadas de aceite de oliva

2 cucharadas de sirope de dátiles (o miel;
   en todo caso, debe ser un edulcorante
   con una consistencia melosa)

2 cucharadas de puré de manzana
   (*véase la receta en la pág. 19*)

1 cucharada de comino molido

1 cucharada de cúrcuma molida

1 cucharada de tahina

800 g de garbanzos en conserva escurridos

½ taza de piñones (65 g)

un puñado de arroz integral o harina de garbanzos

sal y pimienta

Precalentar el horno a 200 °C (180 °C si es de convección).

Colocar todos los ingredientes salvo los garbanzos, los piñones, el arroz integral y la harina de garbanzos en un robot de cocina. Mezclar bien, pero manteniendo una textura algo gruesa y no del todo homogénea.

Introducir los garbanzos y los piñones en el robot y triturarlos durante unos 20 segundos, hasta que se deshagan sin que lleguen a convertirse en hummus.

Con las manos, formar unas 12 bolas con la mezcla y meterlas en el frigorífico durante unos 30 minutos para que se endurezcan.

Sacar los falafel de la nevera, rebozarlos en el arroz integral o la harina de garbanzos y hornearlos durante 45 minutos, hasta que queden crujientes.

Consejo práctico

En verano pruébalos con una ensalada y en invierno con espinacas salteadas para formar un plato nutritivo que te hará entrar en calor.

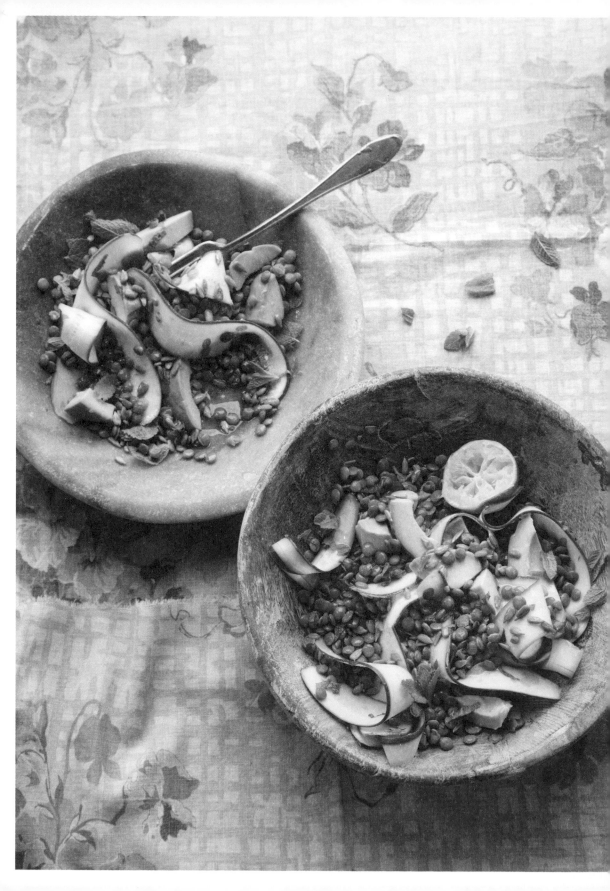

ENSALADA DE LENTEJAS, CALABACÍN Y MENTA

Enseñé esta ensalada en mis clases de cocina el pasado verano y le encantó a todo el mundo. Es fresca y estival, y ofrece una deliciosa gama de sabores sencillos gracias a las tiras finas de calabacín que se mezclan con el aguacate cremoso, las lentejas, que añaden consistencia, y las hojas de menta y el zumo de lima, que le dan todo el frescor. Me gusta mucho rematar el plato con unas semillas de girasol para añadir un toque crujiente. Es genial acompañada con unas verduritas salteadas o al vapor.

Para 4 personas

½ taza de lentejas verdes (100 g)
3 calabacines medianos
2 puñados de menta fresca
2 aguacates
4 cucharadas de aceite de oliva
el zumo de 4 limas
un puñado grande de semillas de girasol

Hervir las lentejas durante 10 minutos y proseguir la cocción a fuego lento unos 30 minutos más, hasta que tengan una consistencia blanda, pero no como la de un puré. Escurrirlas si queda agua en la cacerola y dejar que se enfríen

Mientras, cortar los calabacines en tiras finas con la ayuda de un pelaverduras. Arrancar las hojas de menta de las ramas y trocearlas. Cortar los aguacates en trozos pequeños.

Colocar las lentejas, las tiras de calabacín, el aguacate y la menta en una ensaladera y aliñar con el aceite de oliva y el zumo de lima. Mezclar bien antes de dar el toque final con las semillas de girasol.

Consejo práctico

Puedes añadir otros muchos ingredientes a la ensalada para variar. A mí me encanta alegrarla con unos granos de granada, unos anacardos tostados, unos brotes de soja y unos champiñones cortados en láminas finas.

«Tus recetas me han cambiado completamente la vida. Hace casi tres años me diagnosticaron síndrome de fatiga crónica. Una amiga me enseñó tu web y pensé que podía intentarlo. Una semana después, saltaba de la cama, me iba a trabajar y salía a correr todas las noches. Fue algo insólito. Antes tenía que esforzarme al máximo para levantarme, no podía ni plantearme tener un empleo a jornada completa y debía trabajar a tiempo parcial, por no hablar de hacer ejercicio... Así pues, sólo puedo decir muchísimas gracias, y espero que tu libro ayude a los demás tanto como me ha ayudado a mí.» Hannah

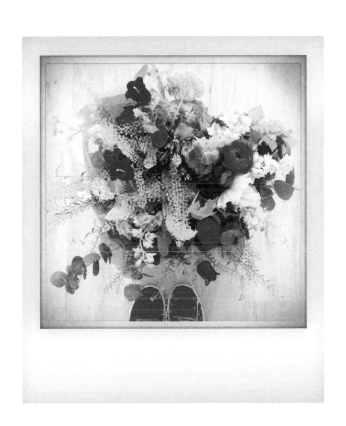

ALUBIAS GUISADAS CON SALSA DE TOMATE

Puse una foto de este plato en Instagram y, como casi a diario alguien preguntaba cuándo iba a compartir la receta; la presento aquí por fin. Nunca me han gustado las alubias en salsa de tomate Heinz, pero éstas son tan ricas que es imposible que no las encuentres deliciosas. Cuando las creé, me encantaron, y estuve comiéndolas prácticamente todos los días durante un mes. Saben genial como brunch con una rodaja de mi crujiente de patatas fritas gigante (*véase la receta en la pág. 130*), para almorzar o cenar con mi ensalada de col rizada marinada (*véase la receta en la pág. 153*) o con una simple guarnición de arroz integral.

Para 4 personas

250 g de alubias blancas
   en conserva escurridas
2 dientes de ajo pelados
   y chafados
800 g de tomate troceado
   en conserva
2 cucharadas de sirope de dátiles
200 g de concentrado de tomate
sal y pimienta

Pelar y chafar los ajos y ponerlos en una cacerola grande con el tomate troceado y el sirope de dátiles.

Dejar que empiece a hervir y proseguir la cocción a fuego lento durante unos 30 minutos.

Añadir el concentrado de tomate y las alubias y cocer unos 10 minutos más o hasta que esté bien caliente y se espese la salsa. Salpimentar y probar.

GARBANZOS ASADOS PICANTES

Estos garbanzos son el mejor aperitivo gracias a su sabor, y además son excelentes para añadir en ensaladas y crear una textura extra, o incluso en sopas en lugar de picatostes. Me encantan en especial con mi ensalada de arroz salvaje caliente (*véase la receta en la pág. 40*) o mi sopa de alubias con tomate asado, pimiento rojo y albahaca (*véase la receta en la pág. 105*).

Para un tarro grande

500 g de garbanzos en conserva
1 cucharada de pimentón
1 cucharada de comino molido
2 cucharaditas de chile en
   escamas (añadir más si se
   desea más picante)
2 cucharadas de sirope de arce
el zumo de 1 limón
aceite de oliva
sal y pimienta

Precalentar el horno a 200 °C.

Escurrir los garbanzos y colocarlos en una bandeja refractaria grande.

Esparcir encima el pimentón, el comino, el chile en escamas y la sal y rociar con el sirope de arce, el zumo de limón y un chorrito de aceite de oliva; remover para que todo quede bien bañado.

Hornear durante unos 45 minutos, hasta que las legumbres resulten crujientes.

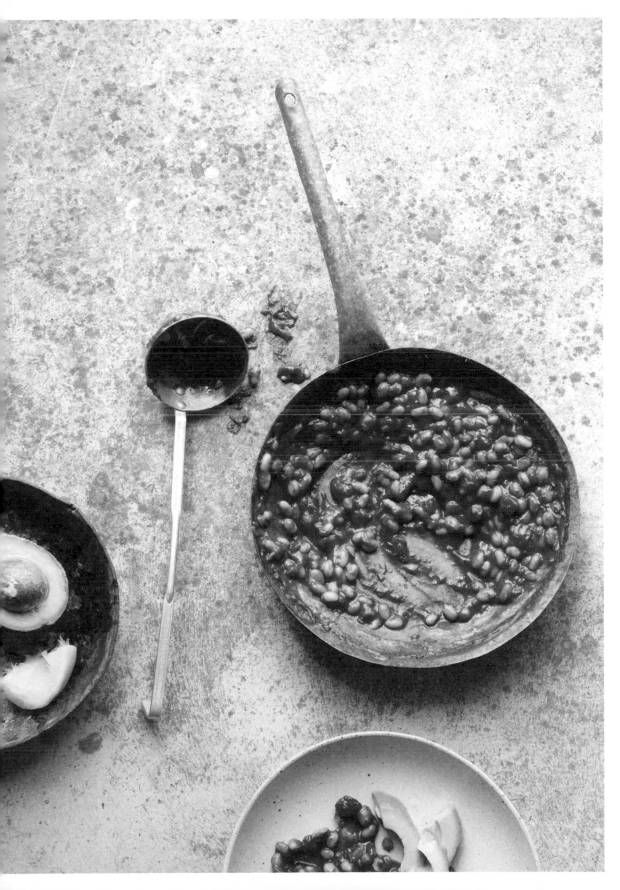

CHILE DE ALUBIAS NEGRAS Y ROJAS

Ésta es una de las recetas más fáciles y nutritivas del libro. Sólo se tarda 10 minutos en prepararla, y es saciante y energética. Es una de mis comidas favoritas en invierno. Además, es perfecta si se ha de cocinar para muchas personas, ya que no es más complicado hacerla para doce que para dos. Como apenas se necesita cortar alimentos, no hay que pasarse horas en la cocina.

Para 4 personas

2 zanahorias ralladas
2 dientes de ajo pelados y chafados
600 g de passata
50 g de concentrado de tomate
800 g de alubias negras en conserva
400 g de alubias rojas en conserva
1 chile jalapeño, sin semillas, cortado fino
1 cucharadita de chile en escamas (añadir más si se desea más picante)
arroz integral, para servir
sal y pimienta

Poner las zanahorias y los ajos en una cacerola grande.

Añadir la passata y el concentrado de tomate, los dos tipos de alubias, el chile jalapeño y el chile en escamas con una pizca de sal y pimienta y probar.

Cocer durante unos 10 minutos removiendo bien hasta que esté caliente y bien mezclado.

Verter el chile sobre el arroz integral y degustar.

Consejo práctico

Puedes preparar más del necesario y congelarlo para tener lista una comida saciante cuando no dispongas de tiempo para cocinar.

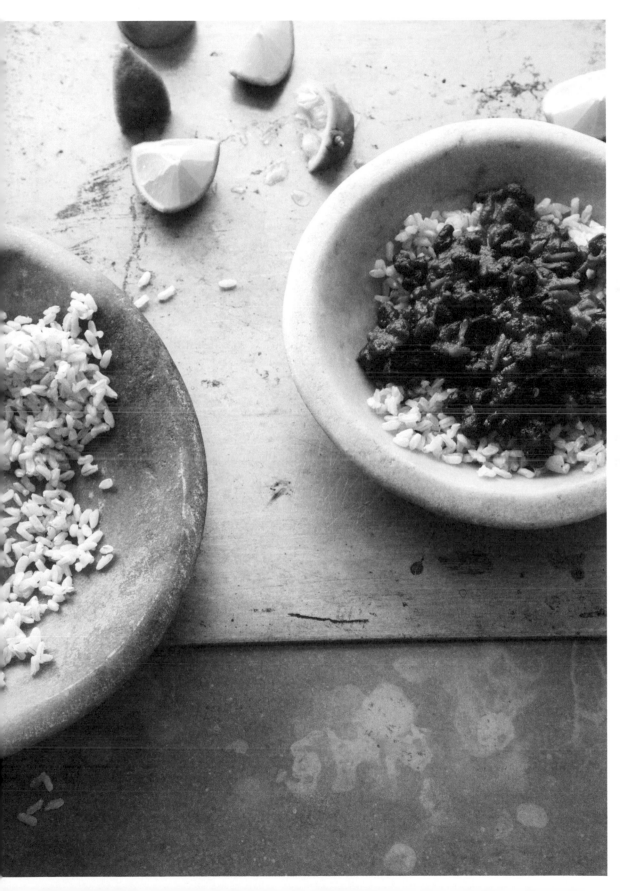

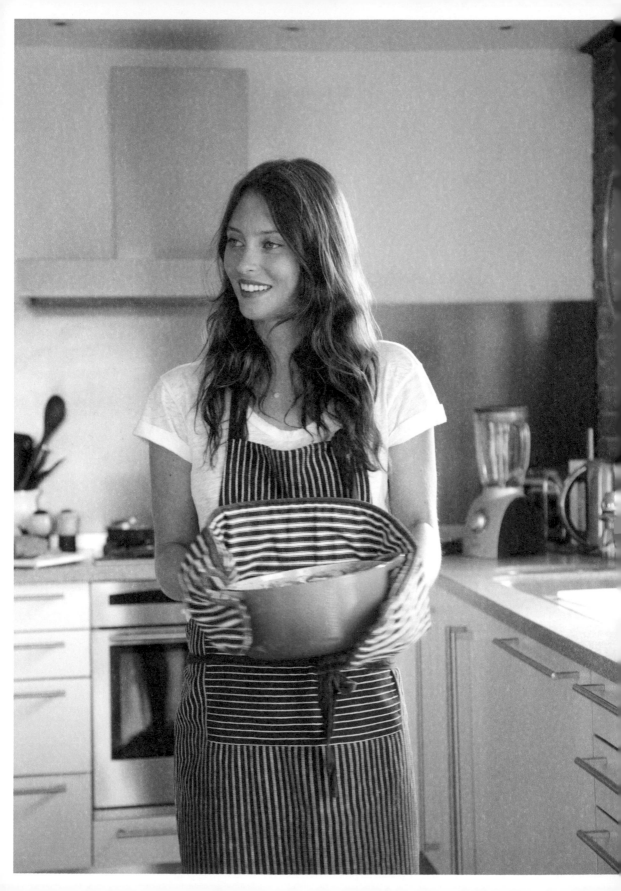

PASTA CON SALSA BOLOÑESA DE LENTEJAS

Un grupo numeroso de amigas probó esta receta y todas repitieron dos veces, afirmando que era mucho mejor que la salsa boloñesa. Así, supe que tenía que incluirla en este libro. Al igual que el dhal de lentejas y calabaza violín (*véase la receta en la pág. 119*) y el chile de alubias negras y rojas (*véase la receta en la pág. 114*), este plato es muy sencillo de preparar tanto para uno mismo como para muchos comensales. Además, los ingredientes son fáciles de encontrar y no son caros.

Para 4 personas

3 zanahorias grandes (450 g)
175 g de tomates secos
3 dientes de ajo pelados y chafados
800 g de tomate troceado en conserva
400 g de concentrado de tomate
2 ½ tazas de lentejas verdes (500 g)
500 g de pasta sin gluten
sal y pimienta

Pelar y rallar las zanahorias por la parte gruesa de un rallador. Cortar los tomates secos en trozos pequeños.

Ponerlos en una cacerola grande junto con los ajos chafados, el tomate troceado, el concentrado de tomate, las lentejas y una taza y media (450 ml) de agua hirviendo.

Mezclar y hervir a fuego lento entre 45 minutos y una hora, removiendo de vez en cuando.

Cuando esté casi a punto, cocer la pasta al dente, escurrirla, mezclarla con la salsa y servir.

Consejo práctico

Puedes agregar algunas alubias rojas al final para darle una textura aún más espesa y enriquecerla con proteínas.

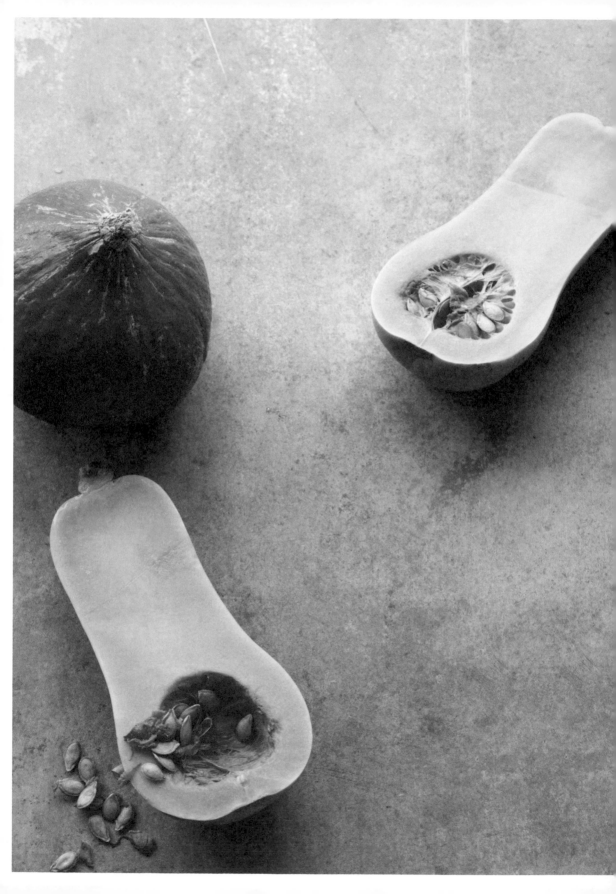

DHAL DE LENTEJAS Y CALABAZA VIOLÍN

Éste es un dhal no del todo tradicional, ya que se prepara con lentejas verdes en vez de rojas, pero a mí me gusta más por la consistencia que se consigue con ellas (no soy una gran amante de las legumbres blandas como un puré). Dicho esto, puedes sustituirlas por las otras si lo deseas; sólo deberás cocerlas un poco menos. Me encantan servidas sobre un plato de arroz integral caliente. Es una comida económica y, al igual que el chile de alubias negras y rojas (*véase la receta en la pág. 114*), es muy fácil de elaborar para muchos comensales con el mínimo esfuerzo.

Para 4 personas

4 dientes de ajo pelados y chafados
2-3 cm de jengibre fresco pelado y rallado
1 cucharada de aceite de oliva
1 taza de lentejas verdes (200 g)
1 calabaza violín grande (1 kg)
2 cucharadas de comino molido
2 cucharadas de cúrcuma molida
2 cucharadas de concentrado de tomate
arroz integral, para servir
sal y pimienta

Freír los ajos chafados y el jengibre rallado en una sartén con el aceite de oliva durante un par de minutos. Mientras, poner agua a hervir.

Colocar las lentejas en una cacerola grande con el jengibre y los ajos y cubrirlo todo con 2 tazas (500 ml) de agua hirviendo. Llevar a ebullición.

Pelar la calabaza y cortarla en trozos pequeños que se añadirán a las lentejas con el comino, la cúrcuma, el concentrado de tomate, sal y pimienta.

Tapar y hervir a fuego lento durante unos 40 minutos, hasta que las lentejas y la calabaza se reblandezcan. Puede ser necesario añadir más agua durante la cocción.

Servir con arroz integral.

Consejo práctico

Puedes remplazar la calabaza por cualquier otra hortaliza; las berenjenas y los boniatos son mis preferidas.

CURRI DE COCO TAILANDÉS CON GARBANZOS

Esta receta fue la primera que hice para este libro, y sigue siendo una de mis favoritas. La leche de coco la hace de lo más cremosa, mientras que el jengibre, el chile en escamas, el cilantro y el miso le añaden un fantástico abanico de sabores. Además, los garbanzos le dan cuerpo y la hacen saciante. Me encanta servida con arroz integral, pero también es deliciosa con trigo sarraceno o pasta de arroz integral. Como se conserva muy bien en el frigorífico, puedes preparar más para estar en forma toda la semana.

Para 4 personas

800 ml de leche de coco en conserva

800 g de tomates en conserva

2-3 cm de jengibre fresco pelado y rallado

1-2 cucharaditas de chile en escamas

1 calabaza violín grande (1 kg)

2 berenjenas medianas (600 g)

un puñado de cilantro fresco cortado fino

400 g de garbanzos en conserva escurridos

3 cucharaditas de pasta de miso marrón

arroz integral, para servir

sal y pimienta

Precalentar el horno a 200 °C (180 °C si es de convección).

En una cacerola grande, llevar a ebullición la leche de coco, los tomates en conserva, el jengibre rallado y el chile con una pizca de sal y pimienta.

Mientras, pelar la calabaza, cortarla junto con las berenjenas en trozos y añadirlas a la cacerola.

Hornear la mezcla durante unos 30 minutos. Agregar el cilantro y los garbanzos, junto con el miso, y proseguir la cocción en el horno otra media hora. Estará listo cuando la calabaza se reblandezca.

Servir el curri de coco con el arroz integral. Conservar lo que sobre en un recipiente hermético en el frigorífico o el congelador.

Consejo práctico

Si no te gustan los garbanzos, suprímelos de la lista de ingredientes. Asimismo, puedes sustituir cualquiera de las hortalizas por otras que tengas en casa; la coliflor, los calabacines o los boniatos son deliciosos.

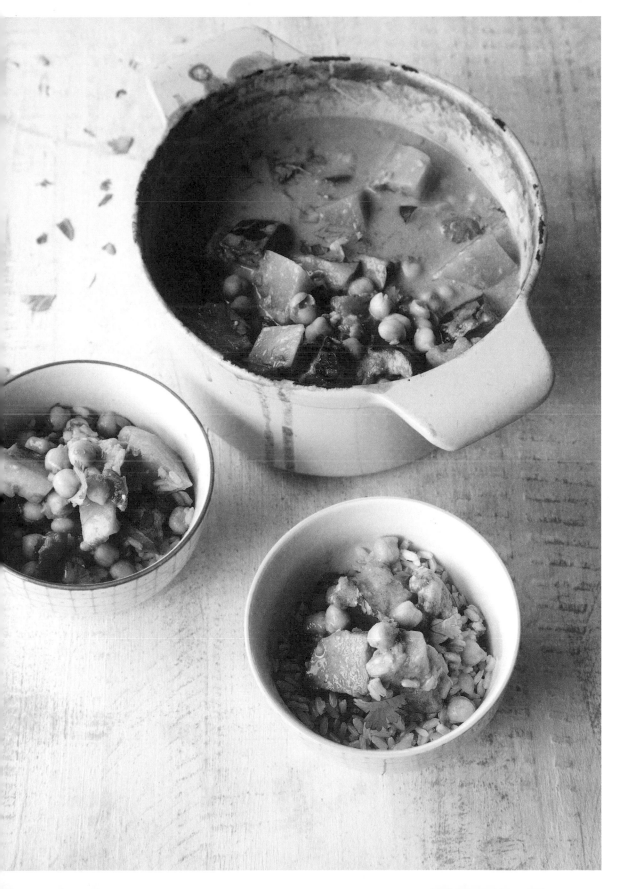

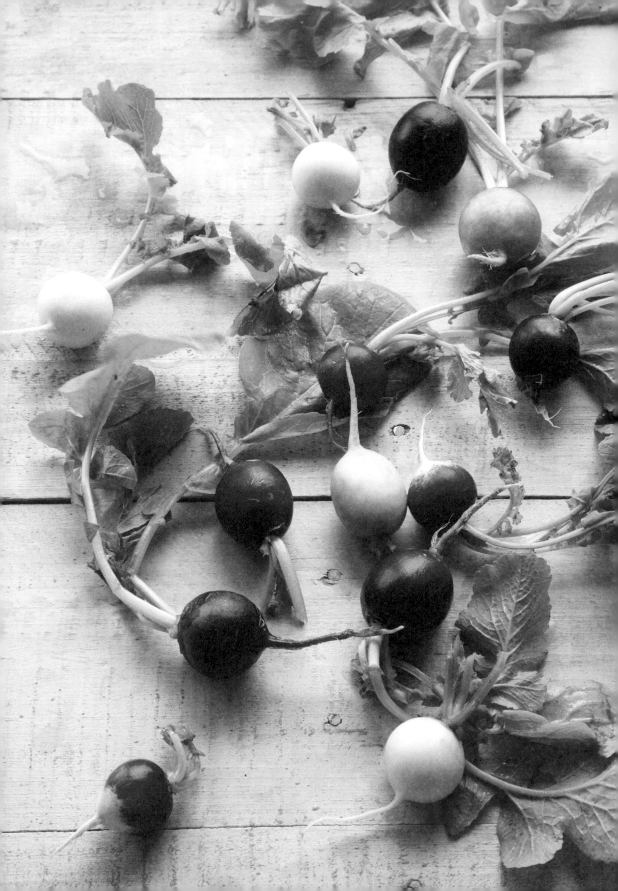

VERDURAS

más interesantes de lo que se podría imaginar

Verduritas asadas fáciles

Puré de patata

Crujiente de patatas fritas gigante

Pasta con tomate en diez minutos

Cuñas de boniato

Patatas asadas al punto

Salsa de tomate picante

Pan con tomate

Rollitos de pepino y aguacate

Ensalada de zanahoria, naranja y anacardo

Carpaccio de remolacha

Salteado clásico

Ensalada de calabaza asada, aceituna, aguacate y rúcula

Ensalada de brócoli y aguacate

Champiñones rellenos

Ensalada de col rizada marinada

Ensalada caliente de invierno

Lasaña vegetariana

Curri de coliflor y patata

Brócoli con aliño de tahina

Guacamole clásico

Fideos de calabacín con pesto de aguacate

Tortitas de boniato

Pastel de chocolate y remolacha con glaseado de coco

Brownies de boniato

Mousse fácil de chocolate con aguacate

Pastel clásico de zanahoria con glaseado de caramelo

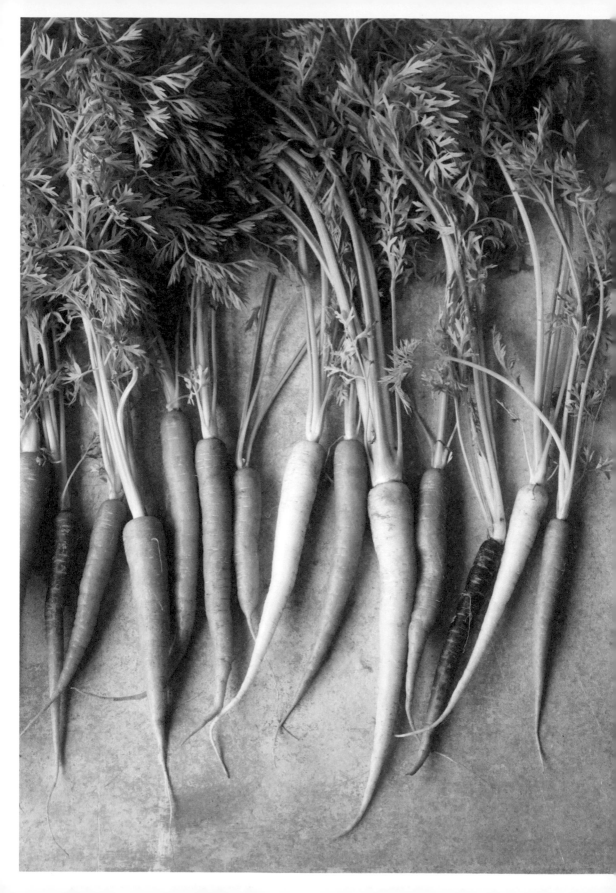

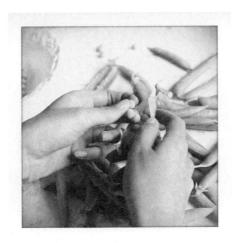

verduras

Creo que es justo afirmar que tradicionalmente las verduras se han utilizado para acompañar y que en general siguen siendo algo adicional que no entusiasma a la mayoría de la gente. Criada en un país como el Reino Unido, donde es habitual comer carne con dos guarniciones de verduras, yo también pensaba así hasta que empecé a experimentar con ellas y me di cuenta de que permiten hacer cosas mágicas de verdad. Todo depende de cómo y con qué se cocinen.

Las verduras suelen hervirse o cocerse al vapor; en ocasiones se preparan en el microondas o se asan, pero rara vez se cocinan de tal modo que se conviertan en unos alimentos deliciosos y en el centro de una comida. A menudo, nos sentimos obligados a comerlas porque sabemos que tenemos que hacerlo, pero no nos enamoramos perdidamente de ellas, y estoy segura de que poca gente sueña con una fuente de brócoli... Como en alguna ocasión me ha ocurrido que en un restaurante me sirvan un plato de verduras al vapor que no me deja satisfecha ni a mí, la mayor gourmet vegetariana, entiendo que haya mucha gente a la que le cueste entusiasmarse por ellas.

Sin embargo, te prometo que una vez aprendas a sacarle partido a su increíble sabor natural y descubras cómo cocinarlas, las adorarás. Cuando conozcas sus posibilidades, querrás convertirlas en las protagonistas de tus comidas, y muy pronto ya no considerarás que comerlas es una obligación, sino algo que desearás de verdad. Y lo más increíble es que conseguirás vivir de una forma sana. Fue así como cambió mi salud y mi vida en el mejor de los sentidos.

Así pues, ¿cómo podemos convertirlas en algo delicioso? Debemos ser creativos. Podemos sazonarlas con especias y hierbas aromáticas frescas y añadirles sabrosos aliños y salsas. En este libro, quiero presentarte platos deliciosos, como la ensalada caliente de invierno (*véase la receta en la pág. 154*), los rollitos de pepino y aguacate (*véase la receta en la pág. 136*), el carpaccio de remolacha (*véase la receta en la pág. 140*) o la ensalada de col rizada marinada (*véase la receta en la pág. 153*).

Suena bien, ¿verdad? Hay muchos modos de cocinar, condimentar y marinar las verduras que te darán una perspectiva totalmente nueva. Quizá pienses que supone mucho trabajo, pues deberás dedicarles todo tu amor y atención, pero al cabo de unas semanas te resultará algo natural y ya no tendrás la sensación de necesitar más tiempo para prepararlas que el que emplees en cualquier otro alimento. Se trata sólo de un cambio de mentalidad.

La siguiente información puede parecerte básica, pero es muy importante para aprender los distintos métodos de cocción y cuándo usarlos, porque marcarán la diferencia en tus platos.

COCER AL VAPOR

En general, cocino las verduras al vapor cuando me apetecen muy tiernas. Este procedimiento no acentúa su sabor especialmente, pero al reblandecerlas facilita hacer purés y obtener una textura cremosa para preparar risottos, salsas o cremas para recetas dulces, entre otras cosas. Este método también es genial porque permite conservar todas las propiedades nutritivas de las verduras. No lo empleo si me las como solas, ya que su sabor final no me entusiasma. Además, al no poder sazonarlas durante la cocción, es más difícil crear aromas que sorprendan.

ASAR

Es el mejor modo de conseguir todo el sabor de las verduras y mi favorito para darles más aroma durante la cocción. También las hace más crujientes por fuera, mientras que se mantienen tiernas por dentro, con lo que se logra un gran contraste de texturas. Va bien con la mayoría de las verduras, pero es ideal con las más consistentes, como los boniatos, las zanahorias, las chirivías, la calabaza, las berenjenas y la remolacha (si me las como solas, siempre utilizo este método de cocción). Las únicas que evitaría son las de hoja verde u otras como los pepinos, el apio, las espinacas y las judías verdes, que no quedan tan bien.

Por otro lado, para mí, es la mejor manera de experimentar con especias. Por ejemplo, permite añadir comino, cúrcuma, pimentón o canela al principio de la cocción para que las verduras se impregnen de todo su sabor. Con ello, se consigue un aroma mucho más intenso que si se hace lo mismo al final, además de realzar el de los alimentos que se cocinan.

SALTEAR

Este método es fantástico si se desea cocinar algo rápido. Se puede saltear una amplia variedad de ingredientes, como brócoli, calabacín, pimiento y maíz, en menos de diez minutos. Al igual que cuando se asa, permite condimentar las verduras durante la cocción. En este caso, me encanta añadir mi pesto de rúcula y nuez de Brasil (*véase la receta en la pág. 86*), unos tomates cortados finos o un concentrado de tomate para hacer una salsa. Debe prestarse atención para que no se queme la comida; por lo demás, con este procedimiento no se consigue el mismo sabor que asando, pero es muy útil y los alimentos quedan más sabrosas que hervidos o al vapor.

HERVIR

Éste es el único tipo de cocción que intento evitar, a no ser que cueza patatas o guisantes congelados. Con él se pierden bastantes nutrientes de las verduras, y tampoco puede decirse que realce su sabor. Cocerlas al vapor es mucho mejor, ya que se tarda lo mismo, pero conservan sus propiedades. Al hervirlas sólo se consigue que resulten insípidas y que cueste mucho más que al final nos parezcan deliciosas. Añadas lo que añadas, más bien las ocultará en vez de ser absorbido por ellas, como sucede cuando se asan o se saltean.

MICROONDAS

Sólo quiero decir que no tengo microondas ni lo utilizo. Con este electrodoméstico se pierden muchos nutrientes y no se potencia el sabor de los alimentos. Es mucho mejor emplear cualquiera de los otros métodos de cocción mencionados.

LOS MEJORES INGREDIENTES PARA HACERLAS DELICIOSAS

Como en el primer apartado ya trato en profundidad mis ingredientes básicos, no voy a extenderme más en lo que se consigue con cada uno de ellos. En cualquier caso, éstos son los que uso para condimentar las verduras:

Limón o lima recién exprimidos o vinagre de sidra, para dar un toque intenso y picante. Suelo añadir uno de los tres a las verduras salteadas y al vapor; en este último caso, las aliño al final para «alegrar» el plato.

Tamari, para obtener un sabor rico y salado. Resulta fantástico en muchas salsas, y lo agrego casi siempre a las verduras salteadas para que lo absorban mientras se cuecen.

La tahina queda bien con todo y les da una cremosidad deliciosa a las verduras. La incorporo al final de la cocción; a menudo aliño con ella las verduras asadas o añado una cucharada cuando termino de saltearla, para crear una especie de salsa.

La canela es mi especia favorita. Me encanta emplearla cuando aso alimentos para darle una sutil dulzura al plato. Combina mejor con las verduras de raíz, como los boniatos, las zanahorias o la remolacha, porque ya son algo dulces de por sí.

El pimentón es otra especia increíble; se produce a partir de pimientos secos molidos y, al igual que la canela, es ligeramente dulce. Sabe genial con casi todo, más aún si hay chile, pues complementa su sabor picante a la perfección.

El comino es la especia que se usa para preparar hummus. Es delicioso, pero más fuerte y salado que el pimentón o la canela. Lo hay en semillas o molido, y de ambas formas es magnífico. En general, uso el último porque es más fácil esparcirlo sobre las verduras para sazonarlas bien. Lo empleo sobre todo en curris.

La cúrcuma es mágica de verdad; es uno de los productos más curativos que pueda haber, ya que posee propiedades antiinflamatorias. Es una especia india que forma parte de la familia del jengibre. Ingrediente tradicional del curri, tiene un ligero sabor cálido, algo amargo y picante. Es deliciosa en platos con trigo sarraceno, mezclada en aliños de ensalada o en curris.

Las hierbas aromáticas aportan mucho a la cocina, y vale la pena gastar un poco más y que sean de calidad. Me encantan las provenzales, porque reúnen mis favoritas, pero también puedes mezclar las que prefieras, como, por ejemplo, una pizca de orégano seco, albahaca, tomillo y romero. Yo las uso en todo para añadir sabor al instante.

El chile en escamas es otro gran ingrediente que realza todo lo que se cocina y crea una mayor intensidad de aromas.

Las hojas de albahaca son otra excelente opción. Sin embargo, a diferencia de los demás ingredientes, deben comprarse frescas y no pueden conservarse en la despensa. Procuro tener una planta de albahaca en la cocina para tenerla siempre a mano (además, huele de maravilla). Combina especialmente bien con el tomate y puede usarse cocinada o cruda.

El cilantro es mi segunda hierba aromática fresca favorita. Es más amarga que la anterior y a veces se la compara con la corteza de los cítricos. No acaba de convencerme esa descripción, pero sirve para dar una idea de su sabor.

En este apartado encontrarás mis recetas preferidas de verduras. Espero que te inspiren tanto como a mí.

VERDURITAS ASADAS FÁCILES

Las verduras asadas son una de las cosas más deliciosas del mundo, sobre todo si se condimentan bien. Las de esta receta se cocinan con mucho pimentón, tomillo y romero, que les dan un sabor genial. Son el mejor acompañamiento para cualquier comida. Me encantan servidas con mi ensalada de arroz salvaje caliente (*véase la receta en la pág. 40*), mi ensalada de col rizada marinada (*véase la receta en la pág. 153*) y mis champiñones rellenos (*véase la receta en la pág. 150*), aunque también pueden comerse solas con un poco de hummus (*véase la receta en la pág. 102*) para añadirle proteínas. Como se conservan muy bien en el frigorífico, puedes hacer más para llevar al trabajo y almorzar durante unos días.

Para 4 personas

1 calabaza violín grande
6 zanahorias
3 boniatos pequeños
aceite de oliva
1 cucharada de hierbas aromáticas variadas
2 cucharadas de pimentón
un puñado grande de tomillo fresco
un puñado grande de romero fresco
sal y pimienta

Precalentar el horno a 200 °C (180 °C si es de convección).

Pelar la calabaza violín y las zanahorias (no es necesario hacerlo con los boniatos). Cortar las tres hortalizas en trozos de tamaño similar (deben ser algo más grandes de lo que puede comerse de un solo bocado).

Colocarlas en una bandeja refractaria grande y aliñarlas con un chorrito generoso de aceite de oliva.

Esparcir por encima las hierbas aromáticas y el pimentón y salpimentar; mezclarlas bien y coronar con las hojas de las hierbas frescas.

Hornear durante una hora, hasta que se reblandezcan. Deben removerse una o dos veces durante la cocción para permitir que se cuezan de manera uniforme.

Consejo práctico

Asegúrate de que las verduras no queden unas encima de las otras al hornearlas, pues no se cocerían del todo bien. Utiliza una bandeja grande o dos pequeñas para evitarlo.

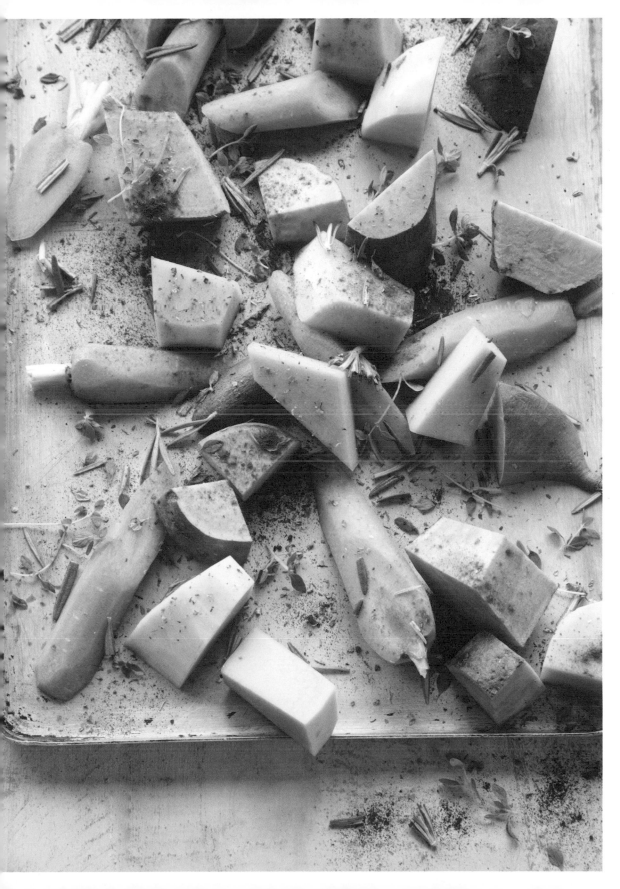

PURÉ DE PATATA

Sé que un puré de patata sin lácteos puede sonar un poco extraño, ya que en la receta tradicional se usa una mezcla de mantequilla y leche con un poco de nata, pero confía en mí: queda de maravilla sin estos ingredientes; es más, diría que es incluso mejor.

Para 4 personas

10 patatas medianas (1,25 kg)
½ taza de aceite de oliva (150 ml)
1 cucharada de semillas de mostaza
sal y pimienta

Pelar las patatas y cortarlas por la mitad.

Colocarlas en una cacerola y cubrirlas con agua fría; cocerlas durante unos 40 minutos, hasta que puedan pincharse fácilmente con un cuchillo.

Chafarlas hasta que se deshagan y añadir el aceite de oliva, las semillas de mostaza, sal y pimienta y chafar de nuevo para obtener un puré suave y cremoso.

CRUJIENTE DE PATATAS FRITAS GIGANTE

¿Te imaginas algo más delicioso que un crujiente de patatas fritas gigante servido con puré de aguacate, unos tomates al ajo y unas alubias guisadas con salsa de tomate caseras (*véase la receta en la pág. 112*)? Es un brunch ideal. Lo mejor es que puede prepararse en cualquier momento, porque es muy fácil y se necesitan muy pocos ingredientes.

Para 4 personas

5 patatas medianas (750 g)
4 cucharadas de harina de arroz integral
5 cucharadas de puré de manzana (*véase la receta en la pág. 19*)
aceite de oliva
sal y pimienta

Pelar las patatas y rallarlas.

Envolver las patatas ralladas en un paño limpio y exprimir el exceso de agua que puedan contener con las manos.

Mezclarlas con la harina, el puré de manzana, sal y pimienta en un cuenco hasta obtener una preparación con una consistencia pegajosa.

Calentar una sartén con el fondo cubierto de aceite de oliva durante un par de minutos.

Cuando esté caliente, agregar las patatas repartiéndolas bien por toda la sartén.

Bajar a fuego medio y cocer durante 10 minutos antes de darle la vuelta con la ayuda de un plato.

Cocinar 10 minutos más por el otro lado, hasta que la masa esté bien dorada.

Cortarla en rodajas y servir.

PASTA CON TOMATE EN DIEZ MINUTOS

Este plato de pasta es lo mejor que se puede hacer si se tiene pereza y el frigorífico está casi vacío, ya que el único ingrediente fresco que se necesita son los tomates. Es una comida de lo más nutritiva y reconfortante, que, además, no requiere una preparación excesiva. Yo la como muy a menudo cuando estoy sola en casa para cenar.

Para 4 personas

600 g de pasta (yo utilizo la
   de arroz integral)
500 g de tomates cherry
800 g de tomates en conserva
4 cucharadas de concentrado
   de tomate
6 cucharadas de vinagre de sidra
2 cucharadas de tamari
800 g de alubias negras en conserva
1 bolsa de espinacas (opcional)
aceite de oliva
sal y pimienta

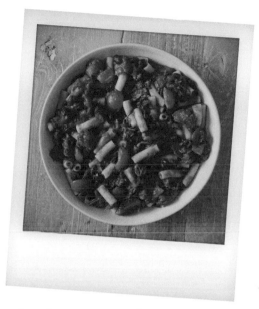

Cocer la pasta. Mientras tanto, preparar la salsa.

Cortar los tomates cherry en cuartos y colocarlos en una cacerola grande con los tomates en conserva, el concentrado de tomate, el vinagre de sidra, el tamari, sal y pimienta. Cocer manteniendo el hervor durante unos 5 minutos para obtener una salsa.

Enjuagar las alubias y escurrirlas; agregarlas a la salsa, junto con las espinacas, si se desea, y remover.

Una vez lista la pasta, incorporar la salsa y regar con un chorrito de aceite de oliva.

Consejo práctico

Puedes añadir cualquier verdura (como zanahoria rallada, rodajas de calabacín o champiñones salteados) que tengas en el frigorífico a la pasta. Es una excelente manera de aprovechar los restos de comida.

CUÑAS DE BONIATO

Ésta es una de mis recetas favoritas del blog y también a nivel personal. La he preparado cientos de veces y siempre tiene éxito. Sirvo las cuñas para acompañar cualquier tipo de comida, pero me gustan sobre todo mojadas en mi guacamole clásico (*véase la receta en la pág. 159*).

Para 4 personas

3 boniatos grandes
aceite de oliva
1 cucharada colmada
   de canela molida
1 cucharada colmada
   de pimentón
una docena de ramitas
   de romero fresco
sal

Precalentar el horno a 200 °C (180 °C si es de convección).

Cortar los boniatos en cuñas gruesas, colocarlos en una bandeja refractaria y regarlos con abundante aceite de oliva.

A continuación, espolvorear por encima la canela, el pimentón y la sal y remover para que queden bien recubiertos con el aliño.

Repartir las ramitas de romero encima y hornear durante más o menos una hora, dándoles la vuelta una o dos veces durante la cocción. Deben cocerse hasta que estén tiernos.

PATATAS ASADAS AL PUNTO

Las patatas asadas tienen algo que las hace de lo más reconfortantes. Creo sinceramente que son una de las comidas que mejor te salvan de un mal día (como si se tratara de un abrazo comestible…). Las que presento en esta receta se condimentan con ramitas frescas de romero y tomillo, de manera que se impregnan de las hierbas aromáticas mientras se asan, lo que les proporciona el máximo sabor. Me encantan servidas con mis buñuelos de quinua y cúrcuma (*véase la receta en la pág. 50*), y también son exquisitas en dados para comer con una sopa a modo de picatostes.

Para 4 personas

12 patatas medianas aprox.
   (1,5 kg) (recomiendo
   las de la variedad Maris
   Piper)
aceite de oliva
una docena de ramitas
   de tomillo fresco
una docena de ramitas
   de romero fresco
sal y pimienta

Precalentar el horno a 200 °C (180 °C si es de convección).

Pelar las patatas y cortarlas por la mitad.

Colocarlas en una cacerola con agua fría y llevar a ebullición.

Cocerlas durante un par de minutos, retirarlas del fuego y escurrir.

Disponerlas en una bandeja refractaria con abundante aceite de oliva, sal y pimienta y esparcir por encima las hierbas aromáticas.

Hornearlas durante una hora más o menos, dándoles la vuelta una o dos veces durante la cocción para asegurarse de que se cuezan de manera uniforme.

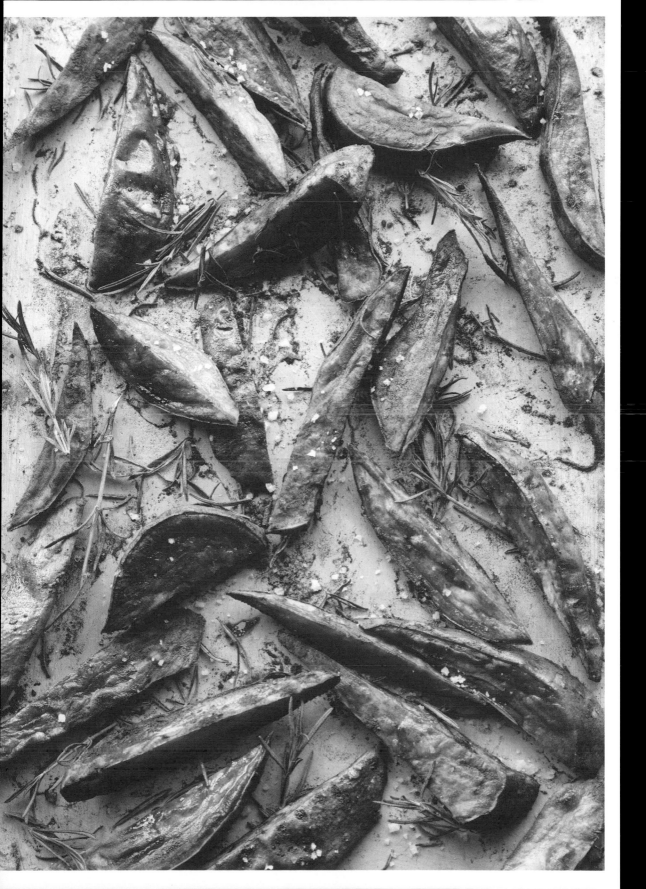

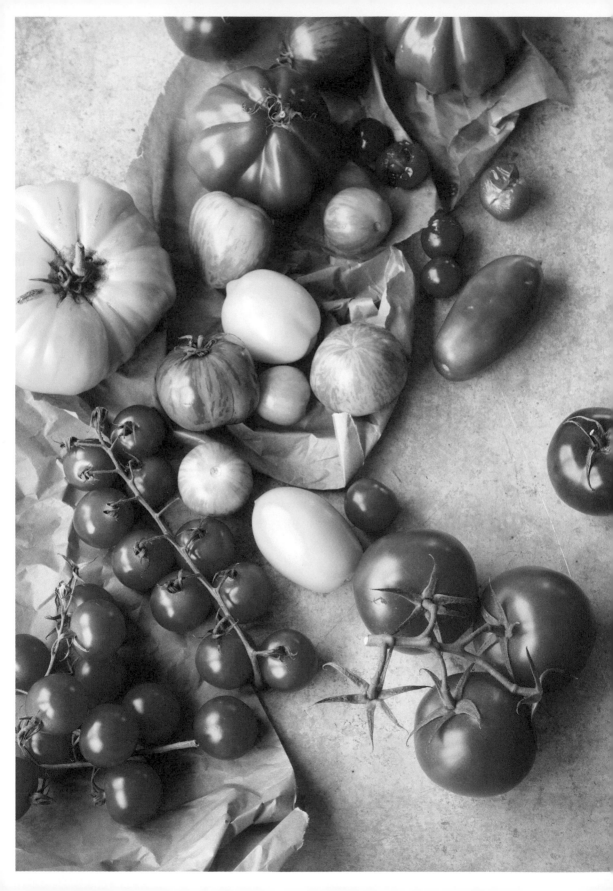

SALSA DE TOMATE PICANTE

Ésta es otra preparación fácil que añade sabor al instante a lo que acompaña, además de ser muy económica. Me encanta rellenar con ella las tortillas mexicanas de harina de garbanzos (*véase la receta en la pág. 106*), junto con guacamole, maíz dulce, unas hojas de rúcula y alubias negras: es la comida perfecta para el verano.

Para 1 cuenco

4 tomates
1 chile jalapeño
un puñado de cilantro fresco
el zumo de 1 lima
2 cucharadas de aceite
   de oliva
un puñado de chile en
   escamas
sal y pimienta

Cortar los tomates en dados muy pequeños.

Cortar el chile jalapeño por la mitad y, después de retirarle las semillas, en dados pequeños.

Arrancar las hojas de cilantro de sus ramas y picarlas finas (lo más fácil para mí es meterlas en una taza y cortarlas con unas tijeras).

Poner los tomates, el chile jalapeño y el cilantro en un cuenco, exprimir encima la lima, añadir el aceite de oliva, el chile en escamas y salpimentar.

Remover bien antes de servir.

PAN CON TOMATE

Éste es el desayuno favorito de mi hermano. Nos lo ha preparado durante años y es tan rico que debía incluirlo en este libro. Es un plato de lo más sencillo que se basa en los sabores de cada uno de los ingredientes. Por tanto, usa los tomates más frescos y de mejor calidad que puedas encontrar. Tradicionalmente, éstos se comen con una tostada, pero también es una salsa estupenda para la pasta o el arroz; además, a mí me encanta añadirla a mis buñuelos de quinua y cúrcuma (*véase la receta en la pág. 50*).

Para 4 personas

40 tomates cherry
   (700 g aprox.)
6 dientes de ajo
6 cucharadas de aceite
   de oliva
pan, para servir (yo uso
   mi pan supernutritivo;
   véase la receta en la pág. 80)
sal y pimienta

Cortar los tomates en cuartos y colocarlos en una cacerola.

Pelar los ajos, chafarlos y agregarlos a la cacerola junto con el aceite de oliva, sal y pimienta.

Cocer los tomates durante 20 minutos, los 5 primeros a fuego vivo y el resto a fuego lento, removiendo de vez en cuando, hasta obtener una salsa espesa.

Untar las rebanadas de pan con el tomate y degustar.

Para conservar el tomate, dejar que se enfríe antes de ponerlo en un recipiente hermético en el frigorífico. De este modo, dura unos días.

ROLLITOS DE PEPINO Y AGUACATE

Estos rollitos son el mejor aperitivo o tentempié que existe. Son de lo más sencillos de preparar y sólo se necesitan tres ingredientes que resultan muy fáciles de encontrar: pepinos, aguacates y limas. Como son tan refrescantes gracias a las tiras de pepino y al zumo de lima, también son ideales para un pícnic en verano.

Para unos 30 rollitos

2 pepinos
2 aguacates
el zumo de 2 limas
2 cucharadas de aceite de oliva
sal y pimienta

Con la ayuda de un pelaverduras, retirar y desechar la piel de los pepinos y pelarlos a continuación en tiras gruesas empezando por un lado y después por el otro. Debe evitarse la parte central de la hortaliza, pues es demasiado fina para sostener los rollitos.

Enrollar cada tira formando un círculo lo más cerrado posible para que no se abra.

Cortar los aguacates en trozos pequeños y rellenar con ellos los rollitos de pepino (cuanto más llenos y compactos estén, mejor aguantarán).

Aliñarlos con el zumo de lima y el aceite de oliva y salpimentar.

Consejo práctico

También puedes añadir un poco de mi hummus clásico (*véase la receta en la pág. 102*) en vez de aguacate en algunos rollitos, si deseas elegir entre dos opciones.

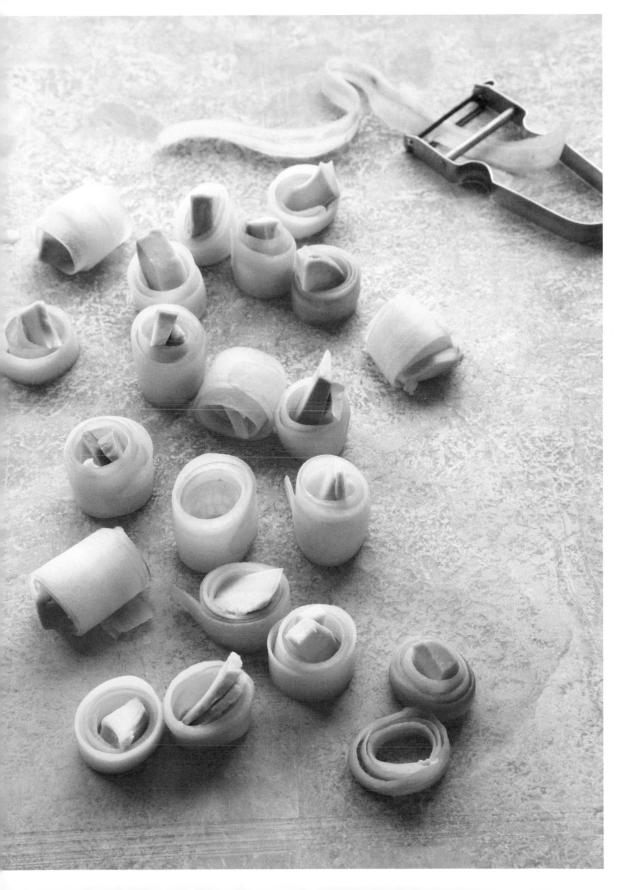

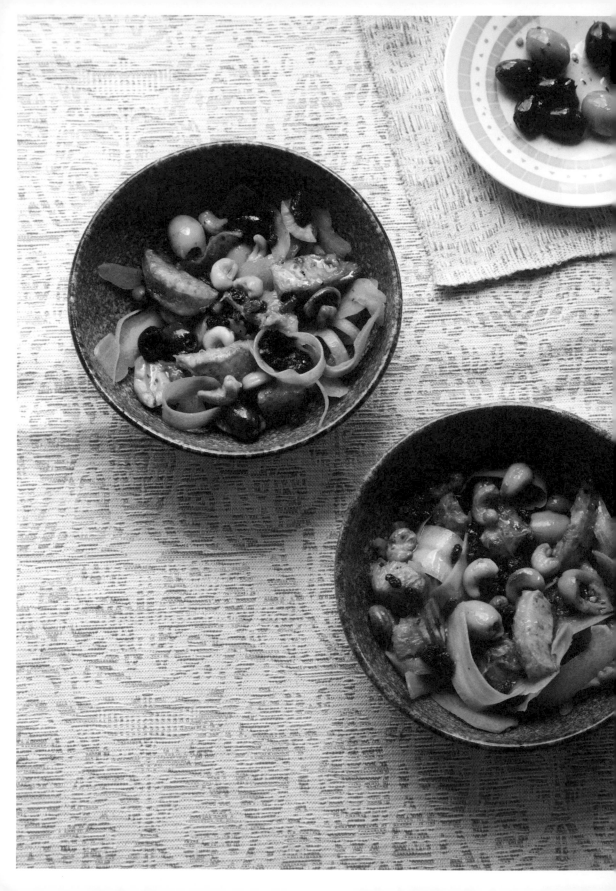

ENSALADA DE ZANAHORIA, NARANJA Y ANACARDO

No soy una gran amante de la fruta en las ensaladas, pero en este caso funciona, porque al saltearse la naranja con sirope de dátiles y comino, cambia del todo su sabor y su textura, pierde su acidez y se vuelve lo bastante blanda para mezclarse con los demás ingredientes a la perfección. Además, el plato se aliña con zumo de naranja, y el conjunto que se obtiene resulta de lo más dulce.

Para 4 personas

4 zanahorias
1 taza de pasas (200 g)
5 naranjas
1 cucharadita de comino molido
2 cucharaditas de sirope de dátiles o de arce
1 taza de anacardos (200 g)
1 taza de aceitunas sin hueso (180 g)
sal y pimienta

Con la ayuda de un pelaverduras, pelar las zanahorias y cortarlas en tiras finas, que se colocarán en una ensaladera.

Poner las pasas en un cuenco con agua hirviendo y dejarlas en remojo mientras se prepara lo demás. Así, ganan volumen y quedan más jugosas.

Pelar cuatro naranjas incluyendo la parte blanca que las recubre.

Cortarlas en trozos, que se pondrán en una sartén con el comino y el sirope de dátiles (no es necesario aceite, porque ya tienen su propio jugo).

Saltearlas a fuego medio durante unos 5 minutos, hasta que se reblandezcan y ofrezcan un color bonito. Verterlas, junto con todo el jugo de la sartén, sobre las zanahorias.

Añadir los anacardos para que puedan impregnarse del aroma de los cítricos y cocer a fuego medio durante unos 3 minutos, hasta que se doren un poco; agregarlos después a la ensalada.

Exprimir la quinta naranja sobre la ensalada e incorporar las aceitunas

Escurrir las pasas y añadirlas también. Salpimentar y servir.

Consejo práctico

Gira las zanahorias mientras las pelas para obtener unas tiras finas; de lo contrario, te saldrán muy anchas.

CARPACCIO DE REMOLACHA

Este carpaccio es uno de los platos más hermosos del libro. Las rodajas de remolacha, de color rosado intenso, contrastan a la perfección con las hojas verdes de la rúcula, mientras que el aliño hace resplandecer el conjunto. Es mi entrante cuando tengo invitados a cenar, ya que, además de tener un aspecto increíble, sabe de muerte. Y, por si fuera poco, es igual de fácil prepararlo para ocho o doce que para cuatro personas.

Para 4 personas

2 remolachas grandes
2 cucharadas de sirope de arce
2 cucharadas de aceite de oliva
1 cucharada de vinagre de sidra
un puñado de rúcula
sal

Asar las remolachas enteras sin pelar en el horno a 210 °C (190 °C si es de convección). Tardarán unos 45 minutos en estar al punto. No es necesario añadir aceite de oliva.

Retirarlas del horno y dejar que se enfríen.

Una vez frías, pelarlas y cortarlas en rodajas finas con la ayuda de un pelaverduras.

Disponerlas sobre una bandeja.

Mezclar el sirope de arce, el aceite de oliva y el vinagre de sidra en una taza y verter el aliño así obtenido sobre el carpaccio.

Es recomendable dejarlo marinar y reblandecer durante unos 10 minutos antes de servir para que se impregne de los aromas.

Sazonar, añadir un puñado de rúcula y un chorrito más de aceite de oliva.

Consejo práctico

Si hace frío, puedes colocar las rodajas de carpaccio sobre un lecho de espinacas salteadas calientes en lugar de la rúcula para obtener un plato que haga entrar en calor.

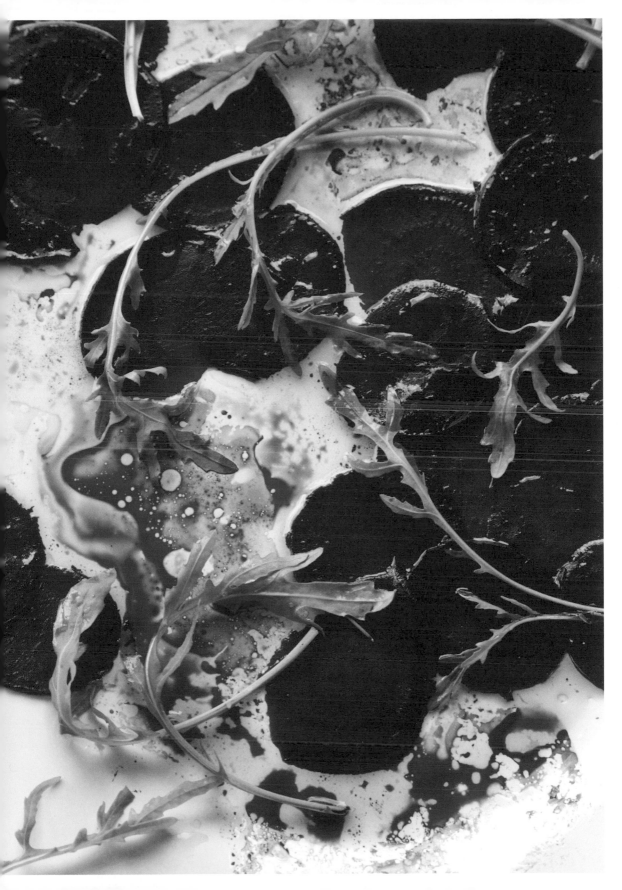

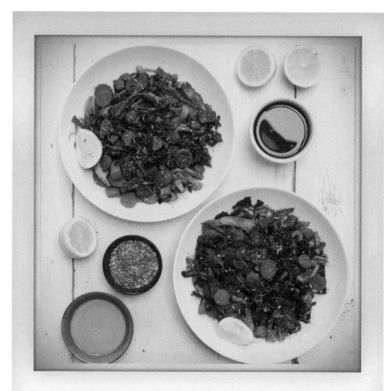

la cena más fácil entre semana

SALTEADO CLÁSICO

Este salteado es una de mis cenas favoritas, porque resulta muy fácil de preparar y es de lo más rico en sabores y texturas. Lo mejor para mí es su exquisito aliño de tahina, tamari y limón, que baña las verduras, pero mantiene todo su valor nutritivo y aromas. Como cada plato te proporciona cinco raciones de verduras, mientras lo degustas estarás cuidando tu cuerpo de la mejor manera posible.

Para 4 personas

4 zanahorias

16 tallos de brócoli largos

aceite de coco

1 rodaja de 2-3 cm de col lombarda

2 docenas de champiñones

2 pimientos rojos

300 g aprox. de fideos (a mí me gustan los de trigo sarraceno)

1 bolsa de espinacas (250 g aprox.)

3 cucharadas de tamari

3 cucharadas de tahina

el zumo de 3 limones

3 cucharadas de hierbas aromáticas secas variadas

sal

Pelar las zanahorias y cortarlas en rodajas finas. A continuación, dividir los tallos de brócoli en unas tres porciones largas.

Colocar las verduras recién cortadas en un wok grande o una sartén con 2 cucharadas de aceite de coco y cocer a fuego medio-vivo.

Mientras, cortar la col en tiras muy finas, los champiñones en cuartos y el pimiento rojo en dados pequeños, y añadirlos a la sartén para que se cuezan con las zanahorias y el brócoli.

Cocer los fideos.

Justo antes de finalizar la cocción de la pasta, incorporar las espinacas al salteado, junto con el tamari, la tahina, el zumo de limón, las hierbas aromáticas y la sal. Escurrir los fideos y agregarlos a las verduras antes de servir y degustar.

Consejo práctico

Si no dispones de fideos, sustitúyelos por mi puré de patata (*véase la receta en la pág. 130*): es exquisito. Asimismo, puedes cambiar las verduras en función de las que tengas a mano.

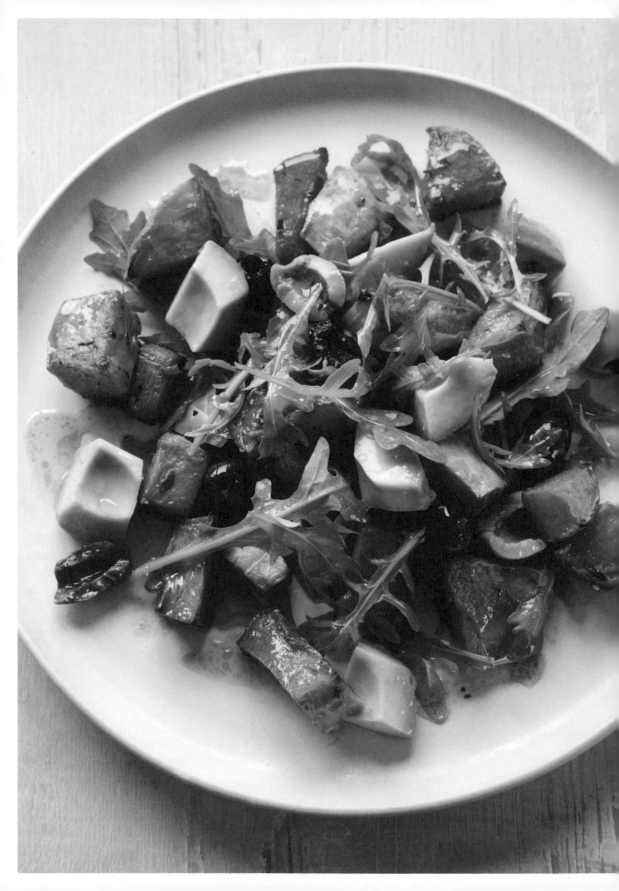

ENSALADA DE CALABAZA ASADA, ACEITUNA, AGUACATE Y RÚCULA

Esta ensalada es muy sencilla, pero de lo más rica en sabores gracias a los dados de calabaza condimentados con pimentón, las aceitunas saladas, el aguacate cremoso y la rúcula con aromas de pimienta, además del aliño de tamari y vinagre de sidra, que le da un toque realmente alegre.

Para 4 personas
1 calabaza violín grande (1 kg aprox.)
aceite de oliva
1 cucharada de pimentón
1 cucharada de hierbas aromáticas secas variadas, como las provenzales
2 bolsas de rúcula (150 g aprox.)
1 taza de aceitunas sin hueso (180 g)
2 aguacates

Para el aliño
1 cucharada de tamari
2 cucharadas de vinagre de sidra
2 cucharadas de aceite de oliva
sal y pimienta

Precalentar el horno a 200 °C (180 °C si es de convección).

Pelar la calabaza y cortarla en trozos pequeños.

Colocar las porciones en una bandeja refractaria, aliñarlas con aceite de oliva, sal y pimienta, además del pimentón y las hierbas aromáticas, y mezclar bien.

Hornear durante unos 40 minutos, hasta que la calabaza se reblandezca, y dejar enfriar.

Para el aliño

Mezclar todos los ingredientes con una pizca de sal y pimienta.

Remover la rúcula con el aliño y las aceitunas antes de cortar los aguacates en dados y añadirlos a la ensalada con la calabaza.

Consejo práctico

Puedes prepararla caliente en invierno sustituyendo la rúcula por espinacas al vapor.

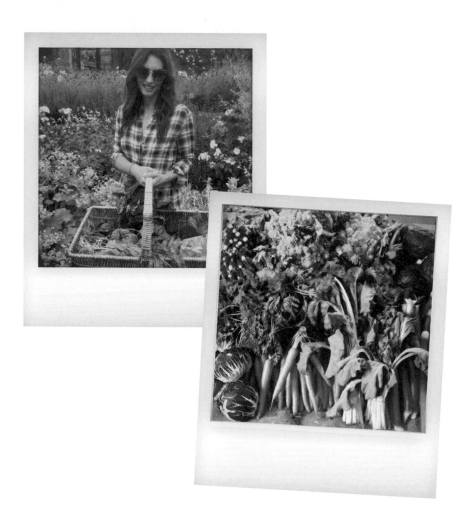

«Me has ayudado a curarme y a hacer las paces
con la comida y con mi cuerpo.» Sophie

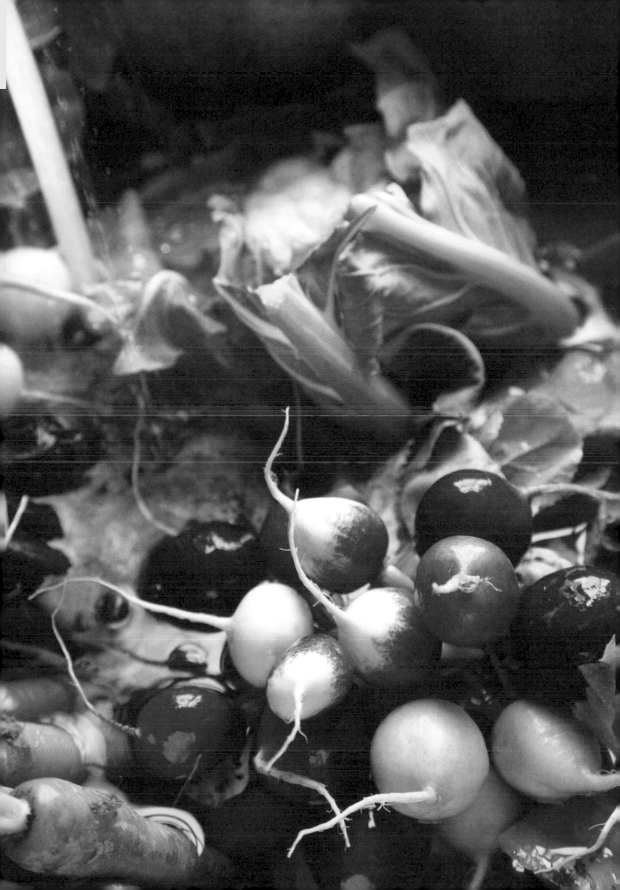

ENSALADA DE BRÓCOLI Y AGUACATE

Esta ensalada es una de las favoritas del blog y una de las primeras que creé. Su punto fuerte es su simplicidad; es un plato muy poco complicado que brilla por sus sabores individuales y texturas. Es genial el modo en que el aguacate se funde con el brócoli, siempre ligeramente crujiente, y las hojas frescas de cilantro, mientras que el aliño de tahina, lima y tamari le aporta un magnífico toque picante. Se trata de comida sana en todo su esplendor: simple, deliciosa, rápida y barata. Me encanta servida con hummus casero (*véase la receta en la pág. 102*) y unas cuñas de boniato (*véase la receta en la pág. 132*).

Para 4 personas

Para la ensalada

1 ½ brócoli
3 aguacates maduros
un puñado de cilantro fresco

Para el aliño

el zumo de 3 limas (30 ml aprox.)
2 cucharadas de tahina
2 cucharaditas de tamari
3 cucharadas de aceite de oliva
2 cucharaditas de miel o sirope de arce
una pizca de sal

Para la ensalada

Cortar el brócoli en trozos pequeños y cocerlo al vapor con una vaporera durante unos 7 minutos, hasta que esté bien hecho aunque un poco crujiente. Si no se dispone del aparato, puede hervirse. Una vez finalizada la cocción, dejar que se enfríe.

Cortar los aguacates por la mitad, pelarlos y deshuesarlos. A continuación, dividir la pulpa en dados.

Picar el cilantro y mezclarlo con el aguacate y el brócoli en una ensaladera.

Para el aliño

Exprimir las limas en una taza y añadir la tahina, el tamari, el aceite de oliva, la miel y sal. Remover bien el aliño y verterlo sobre la ensalada.

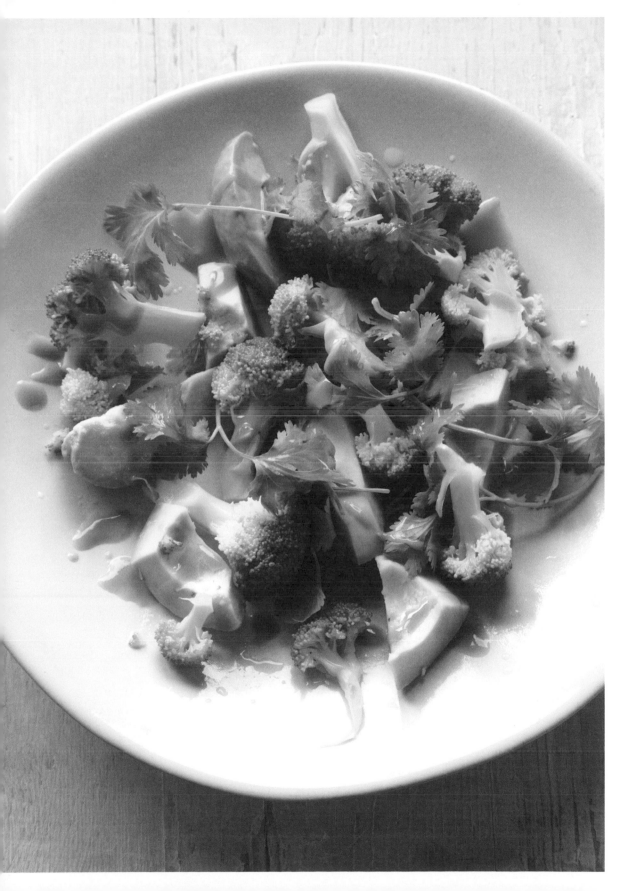

CHAMPIÑONES RELLENOS

He probado muchas veces a hacer champiñones rellenos con los grandes de tipo Portobello, pero siempre he obtenido el mismo resultado: cuando los saco del horno, desprenden tanta agua que se filtra hasta el picadillo y quedan buenos, pero no matan. Así pues, un día los cambié por unos pequeños y mi problema se resolvió al instante; como aguantan a la perfección, ofrecen un aspecto fantástico y saben mucho mejor. Sin embargo, lo que más me gusta de este plato es cómo el relleno de tomates secos y piñones se funde con los champiñones mientras se cuecen: ¡es divino! Me encantan servidos con mi ensalada de zanahoria, naranja y anacardo (*véase la receta en la pág. 139*) o acompañados con mi puré de patata (*véase la receta en la pág. 130*) o muchas cuñas de boniato (*véase la receta en la pág. 132*).

Para 4 personas

12 champiñones Portobello pequeños
1 taza de tomates secos (180 g)
un puñado grande de albahaca fresca
¾ de taza de piñones (100 g)
2 cucharadas de tahina
el zumo de 1 lima
sal y pimienta

Precalentar el horno a 200 °C (180 °C si es de convección).

Colocar los champiñones desprovistos de los pies en una bandeja refractaria.

Cortar los tomates secos y la albahaca en trozos pequeños y mezclarlos con los piñones, la tahina, el zumo de lima, sal y pimienta.

Rellenar los champiñones con los anteriores ingredientes y esparcir los que puedan quedar sobre la bandeja.

Hornear entre 15 y 20 minutos, hasta que se reblandezcan.

Consejo práctico

Puedes usar el mismo relleno para acompañar un plato de pasta: ¡es exquisito!

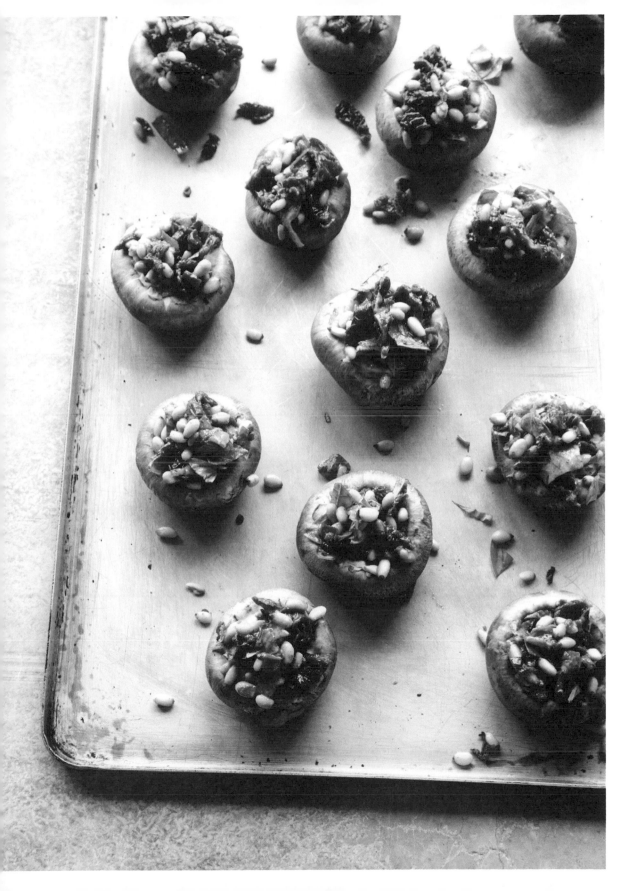

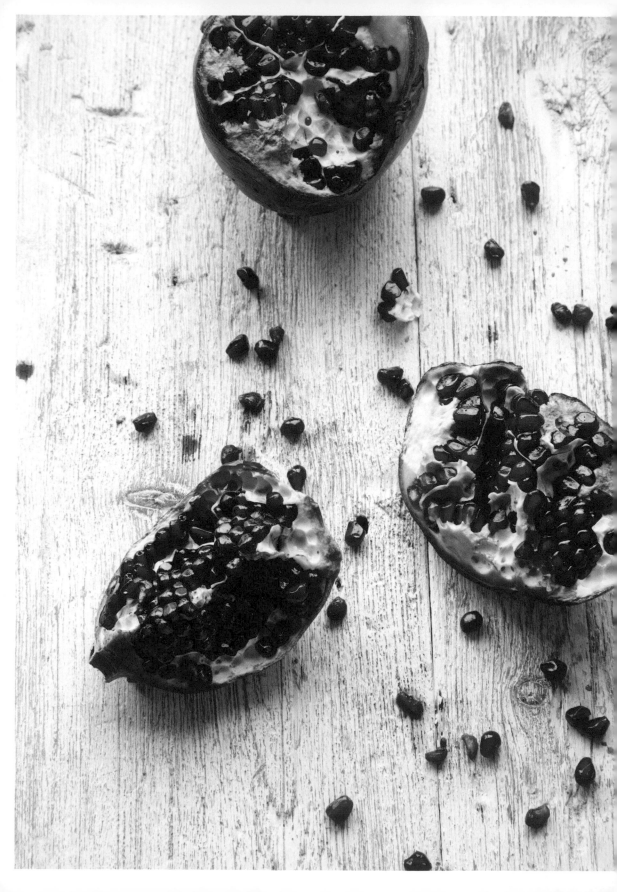

ENSALADA DE COL RIZADA MARINADA

Esta ensalada tiene un aliño muy parecido al de la de brócoli y aguacate (*véase la receta en la pág. 148*) y es otra de las favoritas tanto para mí como para los seguidores del blog. Sé que la col rizada no es de las cosas que despierte más el apetito, pero confía en mí y prueba también esta receta. El aderezo hace maravillas con ella, y aún no conozco a nadie a quien no le haya entusiasmado después de comerla. Resulta ideal para acompañar cualquier plato. A mí me encanta, en especial con mis verduritas asadas fáciles (*véase la receta en la pág. 128*).

Para 4 personas

una bolsa grande de col rizada
   (250 g)
2 limas
4 cucharadas de tahina
3 cucharadas de tamari
2 cucharadas de aceite de oliva
½ taza de granos de granada (120 g)
sal y pimienta

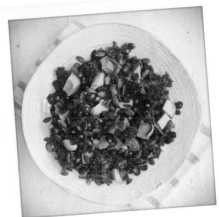

Arrancar las hojas de los tallos de la col y colocarlas en una ensaladera.

Exprimir las limas y añadir el zumo en la ensaladera, junto con la tahina, el tamari y el aceite de oliva.

Remover la col con el aliño con las manos, de modo que cada hoja quede bien impregnada. Al cabo de un par de minutos se debe notar cómo la col se reblandece.

Llegados a este punto, incorporar los granos de granada.

Consejo práctico

Puedes dar más cuerpo a esta ensalada añadiendo unas hortalizas asadas, como boniatos, berenjenas o zanahorias. Incorpora también aguacate para conseguir un toque cremoso, o calabaza o semillas de girasol a fin de enriquecerlo con proteínas y obtener una textura crujiente.

ENSALADA CALIENTE DE INVIERNO

Esta ensalada es una de las primeras que creé para este libro, y desde entonces me la preparo una y otra vez. Me fascina la mezcla de sabores y texturas que ofrece, desde las espinacas rehogadas y las berenjenas asadas hasta los piñones crujientes, los tomates dulces secos y la cremosa salsa de tahina. Es un plato muy saciante, pero si se tiene hambre de verdad, puede servirse con arroz integral o quinua con un chorrito de zumo de limón. Es una de mis comidas favoritas cuando vienen amigos a cenar y quiero sorprenderlos con una cena fácil en la cocina, y siempre tiene éxito.

Para 4 personas

4 berenjenas pequeñas (600 g)
aceite de oliva
1 cucharada de hierbas aromáticas secas variadas
   (a mí me encantan las provenzales)
2 bolsas de espinacas (500 g aprox.)
4 cucharadas de tahina
el zumo de 1 lima
2 tazas de tomates secos (360 g)
1 taza de piñones (100 g)
sal y pimienta

Precalentar el horno a 200 °C (180 °C si es de convección).

Cortar las berenjenas en tiras finas de unos 7,5 mm de grosor.

Colocarlas en una bandeja refractaria con abundante aceite de oliva, las hierbas aromáticas, sal y pimienta.

Hornear durante 20 minutos.

Unos 5 minutos antes de que acaben de cocerse las berenjenas, poner las espinacas en una sartén grande con un chorrito de aceite de oliva, sal y pimienta y rehogarlas. A continuación, añadir la tahina, el zumo de lima y los tomates secos.

En otra sartén, tostar los piñones durante 1 o 2 minutos, asegurándose de que no se quemen (no necesitan aceite, pues ya contienen el suyo).

Agregar las berenjenas y los piñones a las espinacas y mezclar bien antes de servir.

Consejo práctico

Consulta la etiqueta de los tomates secos; los hay que pueden contener grandes cantidades de azúcar y conservantes. Si sólo encuentras de esta clase, enjuágalos con agua hirviendo antes de utilizarlos.

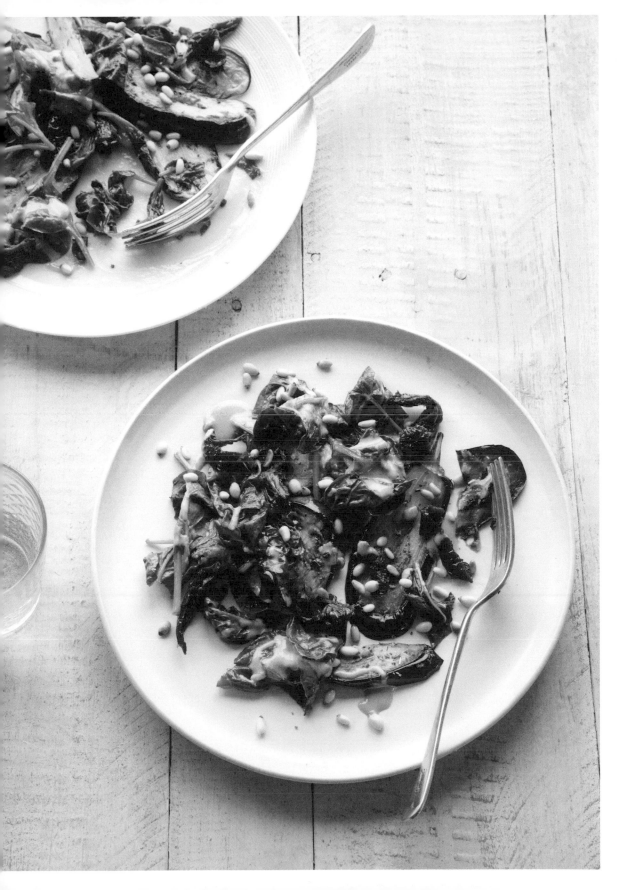

LASAÑA VEGETARIANA

De pequeña, la lasaña era mi plato preferido. Nunca me cansaba de comerla y, como era una de las cosas que más echaba de menos al cambiar de dieta, supuso una gran alegría para mí crear esta receta. Lo más fabuloso de ella es la capa de queso a base de calabaza violín y leche de coco. Puede que no suene muy apasionante, pero tiene un sabor divino. Puedes preparar el doble de cantidad y congelar una mitad, porque se conserva bien en el congelador.

Para 4 personas
2 calabazas violín (2 kg)
3 dientes de ajo pelados y chafados
4 docenas de tomates cherry cortados por la mitad
4 pimientos rojos cortados en trozos pequeños
aceite de oliva
500 g de champiñones cortados en láminas finas
8 láminas para lasaña (yo uso las de arroz integral)
200 ml de leche de coco en conserva
sal y pimienta

Pelar la calabaza y cortarla en trozos pequeños que se cocerán al vapor durante 20 minutos, hasta que se reblandezcan bien.

Saltear los ajos en una cacerola con los tomates, los pimientos y un chorrito de aceite de oliva a fuego lento.

Añadir los champiñones y cocerlos durante unos 10 minutos. Una vez transcurrido ese tiempo, retirar del fuego y reservar.

Mientras todo se cuece, hervir durante 10 minutos las láminas para lasaña en una cacerola con agua y un chorrito de aceite de oliva para evitar que se adhieran unas con otras (consultar las instrucciones del paquete, pues la cocción puede variar y algunas no requieren ser precocinadas).

Cuando la calabaza esté hecha, triturarla en un robot de cocina con la leche de coco y una pizca de sal y pimienta hasta obtener una mezcla cremosa y homogénea.

Precalentar el horno a 200 °C (180 °C si es de convección).

Por último, montar la lasaña. Para ello, disponer una capa de champiñones y tomates en la base de una bandeja refractaria, añadir una capa de puré de calabaza y otra de pasta y repetir la operación una vez más con los mismos ingredientes. Cubrir el recipiente con papel de aluminio y hornear durante unos 20 minutos, hasta que adquiera un color dorado.

CURRI DE COLIFLOR Y PATATA

Este curri es muy sabroso. Resulta increíble cómo en cada bocado puede percibirse todo el abanico de especias que contiene, desde la cúrcuma hasta el comino, pasando por las semillas de mostaza, el jengibre, el ajo y el chile jalapeño. Juntas, todas ellas aromatizan las patatas y la coliflor de un modo sensacional. Se trata de un plato muy fácil de elaborar e ideal para servir a muchos comensales, ya que hay que cortar pocos ingredientes.

Para 4 personas

24 patatas aprox., preferiblemente
    de tipo Charlotte (1,4 kg)
1 coliflor
1,2 kg de tomates en conserva
400 ml de leche de coco en conserva
3 dientes de ajo pelados y chafados
3 cucharadas de semillas de mostaza
3 cucharadas de cúrcuma molida
3 cucharadas de comino molido
3 cucharadas de jengibre molido
2 chiles jalapeños
aceite de oliva
1 bolsa de espinacas (250 g aprox.)
arroz integral, para servir
sal y pimienta

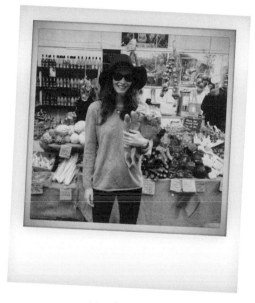

Hervir las patatas durante 15 minutos, hasta que se reblandezcan. Escurrirlas y dejar que se enfríen.

Una vez frías, cortarlas en cuatro o seis porciones cada una, según su tamaño; deben obtenerse unos tacos más bien grandes.

Cortar la coliflor en trozos que deberán cocer a fuego lento en una cacerola profunda junto con las patatas cortadas, los tomates en conserva y la leche de coco.

Poner los ajos en una sartén con las semillas de mostaza, la cúrcuma, el comino, el jengibre, sal y pimienta. Cortar los chiles jalapeños en trozos pequeños, desechar las semillas y añadirlos a la sartén. Cubrirlo todo con abundante aceite de oliva y freír a fuego vivo durante un par de minutos, hasta que las semillas de mostaza empiecen a saltar. Cuando esto suceda, verterlo todo en la cacerola de las patatas y la coliflor.

Tapar y hervir a fuego lento entre 45 minutos y una hora, hasta que las patatas se reblandezcan. Agregar las espinacas y rehogarlas. Servir sobre un lecho de arroz integral.

«Me has ayudado a cambiar de mentalidad
y a darme cuenta de que alimentarte y cuidar de tu cuerpo
con productos naturales te da una nueva vida.
Me faltan palabras para agradecértelo.»
Hannah.

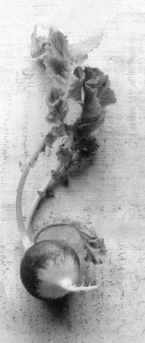

BRÓCOLI CON ALIÑO DE TAHINA

Éste es uno de mis platos favoritos para acompañar, pues es muy fácil de preparar y combina con casi todo. El brócoli ligeramente cocido al vapor, bañado a continuación con un aliño cremoso a base de tahina y coronado con unos anacardos tostados es rico en texturas y sabor.

Para 4 personas como guarnición

500 g de brócoli
2 cucharadas de tahina
2 cucharadas de aceite de oliva, más un chorrito para los anacardos
2 cucharaditas de miel
1 taza de anacardos (200 g)

Cocer el brócoli al vapor durante unos 7 minutos, hasta que esté bien hecho pero se mantenga un poco crujiente.

Mientras tanto, mezclar la tahina, el aceite de oliva y la miel en una taza hasta obtener un aderezo cremoso y homogéneo.

Triturar los anacardos en un robot de cocina varias veces durante apenas 3 o 5 segundos, colocarlos en una sartén con un chorrito de aceite de oliva y tostarlos un par de minutos, hasta que resulten crujientes.

Servir el brócoli en una bandeja condimentado con el aliño de tahina y los anacardos.

GUACAMOLE CLÁSICO

El guacamole, al igual que el hummus, es una salsa para mojar tan fácil de hacer en casa que no hace falta comprarla en el supermercado. Es ideal para servir a los amigos como aperitivo con crudités, crackers o tortitas de arroz. Yo también lo acompaño con mi ensalada de col rizada marinada (*véase la receta en la pág. 153*) o mi ensalada caliente de invierno (*véase la receta en la pág. 154*).

Para 1 cuenco grande

4 aguacates maduros (450 g)
media docena de tomates (140 g)
1 chile jalapeño grande
un puñado de cilantro fresco picado fino
ajo y cebolla (opcional)
el zumo de 3 limas (30 ml aprox.)
sal y pimienta

Cortar los aguacates por la mitad y extraer la pulpa, que se colocará en un cuenco y se chafará con la ayuda de un tenedor.

Cortar los tomates y el chile jalapeño bien finos (desechar las semillas del último). Añadirlos al puré de aguacate, junto con el cilantro, el zumo de lima, sal y pimienta.

Personalmente, no me gusta el ajo ni la cebolla en el guacamole, pero pueden añadirse si se desea.

FIDEOS DE CALABACÍN CON PESTO DE AGUACATE

Ésta es una de mis cenas rápidas favoritas entre semana; sólo se tarda diez minutos en prepararla y me encanta porque casi no requiere cortar ingredientes. Los fideos de calabacín son el mejor sustituto de la pasta, ya que tienen exactamente la misma textura, pero son algo más ligeros y ricos en vitaminas. Saben de maravilla con la salsa de aguacate y nueces de Brasil con un toque de menta y coronados con abundantes champiñones salteados. Por cierto, es el plato que aparece en la cubierta del libro.

Para 4 personas

Para los fideos

4 calabacines
dos docenas de champiñones
    Portobello pequeños
aceite de oliva

Para el pesto de aguacate

1 taza de nueces de Brasil (120 g)
4 aguacates
4 cucharadas de aceite de oliva
un puñado grande de hojas frescas
    de menta
el zumo de 4 limas
sal y pimienta

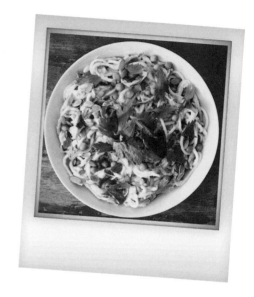

Para los fideos

Rallar los calabacines con la ayuda de un rallador de verduras en espiral para obtener los fideos y reservarlos.

Cortar los champiñones en láminas finas, aliñarlos con aceite de oliva y cocinarlos a fuego lento en una sartén durante unos 5 minutos, hasta que se reblandezcan y adquieran un color bonito.

Para el pesto de aguacate

Mientras se hacen los champiñones, triturar las nueces de Brasil en un robot de cocina durante 1 o 2 minutos, hasta que estén molidas. Añadir la pulpa de aguacate, el aceite de oliva, las hojas de menta, el zumo de lima y una pizca de sal y pimienta y triturar de nuevo.

Mezclar los fideos con la salsa en un cuenco y añadir los champiñones o bien agregar los primeros con la salsa a los champiñones en la sartén y calentarlo todo a fuego lento durante un par de minutos para que los fideos se reblandezcan ligeramente.

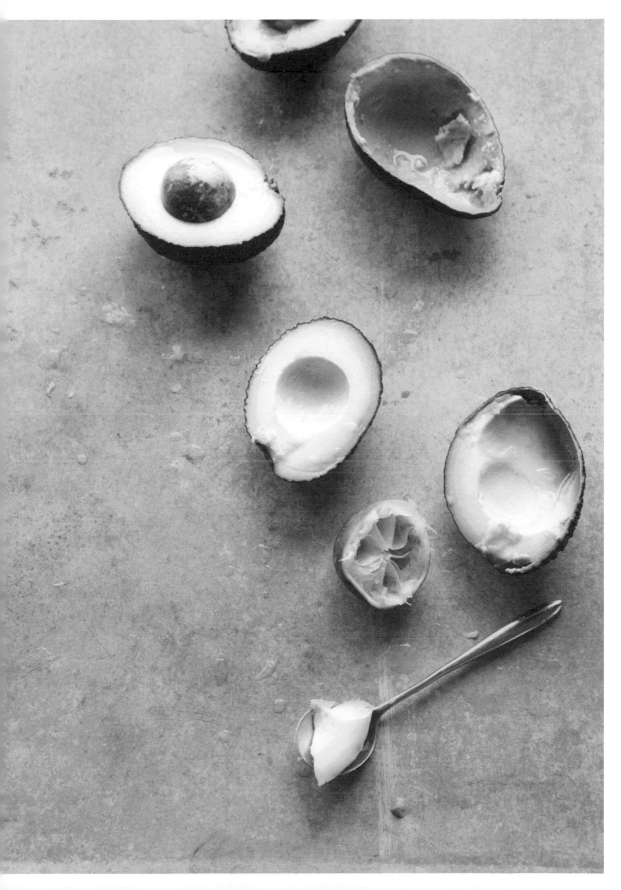

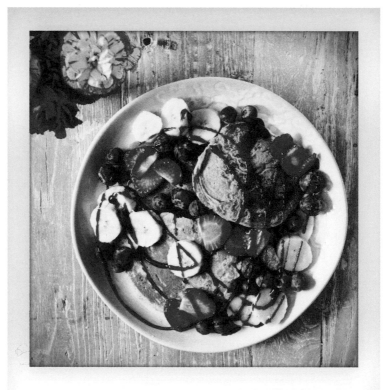

mi desayuno favorito

TORTITAS DE BONIATO

Estas tortitas son sensacionales y sólo contienen cinco ingredientes, todos ellos excelentes. Los boniatos son el mejor de todos, ya que aportan consistencia y un gran sabor. Me encantan servidas con mi mermelada de fresa (*véase la receta en la pág. 187*), un poco de puré de manzana (*véase la receta en la pág. 19*) y fruta fresca.

Para 12 tortitas

1 boniato pequeño (200 g)
⅔ de taza de leche de avena (200 ml)
1 taza de harina de arroz integral (200 g) (*véase la receta de la pág. 20*)
2 cucharadas de miel
1 cucharadita de canela molida
aceite de coco, para untar

Pelar el boniato, desechar la piel y cortar la pulpa en trozos pequeños.

Cocerlos al vapor o hervirlos durante unos 10 minutos, hasta que se reblandezcan bien.

Triturarlos a continuación con la leche de avena, la harina, la miel y la canela durante 30 segundos o hasta obtener una mezcla sin grumos.

Poner una sartén en el fuego y untarla con aceite de coco; cuando esté muy caliente, verter más o menos 2 cucharadas de la masa que se ha preparado.

Con la ayuda de una cuchara, formar un círculo y cocinar entre 2 y 3 minutos, hasta que la masa comience a adquirir una consistencia firme por arriba. Dar la vuelta a la tortita y cocinarla por el otro lado.

Repetir la operación hasta terminar la masa.

Consejo práctico

Aunque cueste, debes tener paciencia y asegurarte de que la tortita esté bien hecha por un lado antes de darle la vuelta; de lo contrario, no quedará bien.

PASTEL DE CHOCOLATE Y REMOLACHA *con glaseado de coco*

Este pastel es extraordinario. Hace tiempo que lo hago en mis clases de cocina y gusta siempre. Una vez más, puede resultar extraño usar hortalizas en un postre, pero en este caso crea algo muy especial al darle al bizcocho un sabor a tierra que contrasta a la perfección con el glaseado de coco. Cada bocado es rico y nutritivo. Me encanta servido con un poco de helado de plátano (*véase la receta en la pág. 198*).

Para 1 pastel (12 porciones)

Para el pastel

1 remolacha grande (250 g)

2 tazas de harina de trigo sarraceno (400 g)

1 taza de puré de manzana (360 g) (*véase la receta en la pág. 19*)

1 taza de sirope de arce (300 ml)

6 cucharadas de cacao puro en polvo

una pizca de sal

aceite de coco, para untar

Para el glaseado

100 g de crema de coco

1 cucharada de manteca de almendra (*véase la receta en la pág. 24*)

2 cucharadas de sirope de arce

1 cucharada de cacao puro en polvo

Para el pastel

Cocer la remolacha entera sin pelar en una vaporera durante una hora más o menos, hasta que se reblandezca bien. Si no se dispone del aparato, puede hervirse. Dejar enfriar a continuación.

Una vez fría, pelarla y descabezarla.

Precalentar el horno a 190 °C (170 °C si es de convección).

Cortar la pulpa de la remolacha y triturarla en un robot de cocina hasta lograr un puré sin grumos, que se juntará en un cuenco con todos los demás ingredientes.

Mezclar bien hasta obtener una crema homogénea.

Untar un molde para pasteles de 20 a 25 cm con el aceite de coco. Verter la mezcla y hornear durante unos 20 minutos, hasta que, al pinchar con un cuchillo en el centro, éste salga limpio.

Para el glaseado

Preparar el glaseado mientras se enfría el pastel. Para ello, poner la crema de coco en un cuenco o una taza con 3 cucharadas de agua hirviendo y remover hasta que se disuelva del todo.

Triturarlo a continuación en una batidora de vaso con la manteca de almendra, el sirope de arce y el cacao hasta que tenga una textura cremosa.

Verter el glaseado sobre el pastel y servir.

Consejo práctico

Puedes hacer brownies con este pastel: ¡son deliciosos!

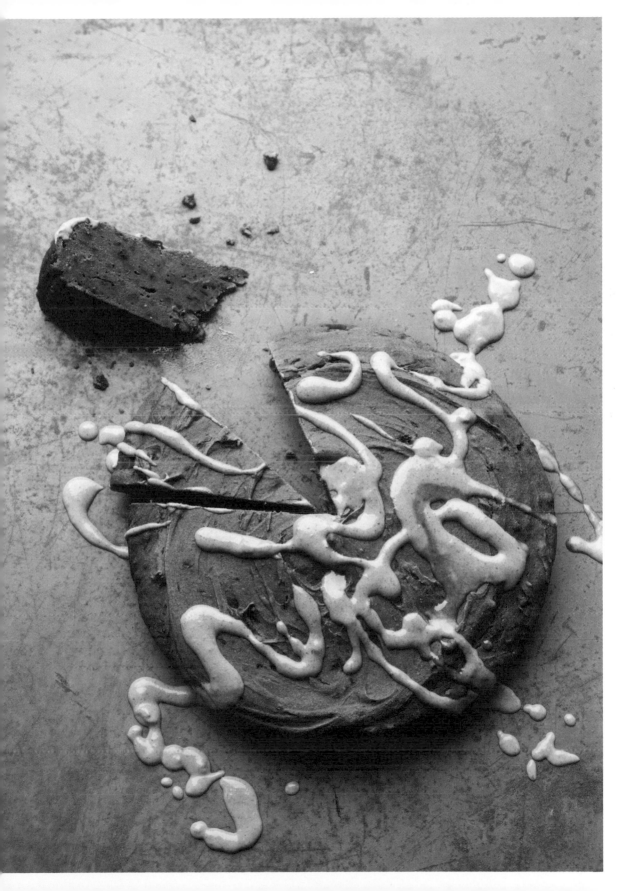

BROWNIES DE BONIATO

Estos brownies han sido desde siempre la receta más popular de mi blog. Duplican el número de visitas de la segunda favorita, y los he visto en miles de fotografías de mis lectores en Instagram. Hay una buena razón para tanto éxito, y es que ¡son divinos! Sé que suena raro utilizar hortalizas en postres, pero los boniatos son muy adecuados para ello y crean una consistencia pastosa y dulce.

Para 10-12 brownies

2 boniatos entre medianos y grandes (600 g)
14 dátiles Medjool deshuesados
⅔ de taza de almendras molidas (80 g)
½ taza de harina de trigo sarraceno o de arroz integral (100 g)
4 cucharadas de cacao puro en polvo
3 cucharadas de sirope de arce
una pizca de sal

Precalentar el horno a 180 °C (160 °C si es de convección).

Pelar los boniatos, cortarlos en tacos y cocerlos en una vaporera durante unos 20 minutos, hasta que se reblandezcan bien.

Cuando estén muy blandos y empiecen a deshacerse, triturarlos en un robot de cocina con los dátiles deshuesados hasta obtener una mezcla cremosa y homogénea.

Colocar los demás ingredientes en un cuenco, añadir la preparación anterior y remover bien.

Hornear en una bandeja forrada entre 20 y 30 minutos, hasta que, al pinchar el pastel de brownie con un tenedor, éste salga seco. Retirar del horno y dejar que se enfríe unos 10 minutos (esto es muy importante, ya que los brownies necesitan este tiempo para compactarse).

Consejo práctico

Si no dispones de cacao puro en polvo, puedes usar uno normal, pero deberás duplicar la cantidad como mínimo.

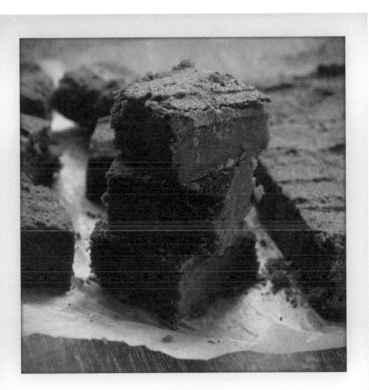

pedacitos dulces de cielo

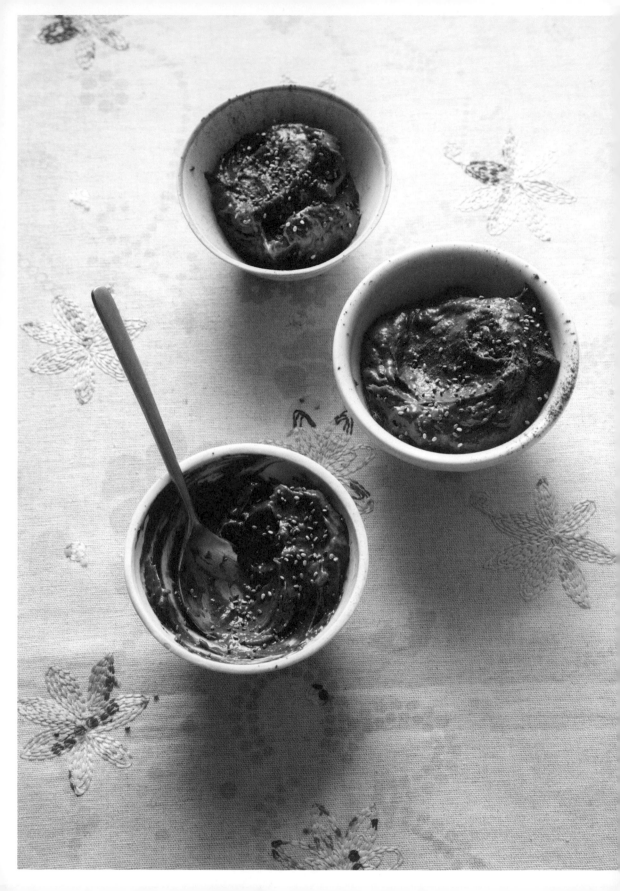

MOUSSE FÁCIL DE CHOCOLATE CON AGUACATE

Éste es uno de los postres o tentempiés más rápidos de hacer. Va del frigorífico al plato en menos de cinco minutos, pues no requiere ni cocción ni preparación previa. El ingrediente secreto es el aguacate, cuyo sabor desaparece del todo bajo los exquisitos aromas del cacao, la manteca de almendra, el plátano y los dátiles, y proporciona una textura cremosa. Te prometo que no notarás que estés comiendo una fruta.

Para 4 personas

2 aguacates maduros

4 plátanos muy maduros pelados (400 g)

12 dátiles Medjool deshuesados

4 cucharadas de manteca de almendra (*véase la receta en la pág. 24*)

5 cucharaditas colmadas de cacao puro en polvo

un chorrito de sirope de arce (opcional)

un puñado de semillas de chía (opcional)

Cortar los aguacates por la mitad, pelarlos y deshuesarlos. A continuación, introducir la pulpa en un robot de cocina.

Añadir los demás ingredientes en el aparato con un chorrito de agua y el sirope de arce, si se desea, y triturar hasta obtener una mezcla deliciosa y suave que se repartirá entre cuatro moldes individuales o copas pequeñas y se espolvoreará con las semillas de chía, si es que se utilizan.

Conservar en el frigorífico hasta el momento de servir.

PASTEL CLÁSICO DE ZANAHORIA *con glaseado de caramelo*

Este pastel de zanahoria de doble capa y cremoso glaseado es muy especial. Una de sus mayores ventajas es que, como el bizcocho es muy ligero, no te sentirás pesado después de comerlo, aunque puedes caer en la tentación de repetir varias veces...

Para 1 pastel (12 porciones)

Para el pastel

2 tazas de harina de arroz integral o de trigo sarraceno (400 g)

1 taza de almendras molidas (120 g)

2 cucharadas de semillas de chía

⅓ de taza de pasas (65 g)

2 rodajas de piña (225 g)

1 taza de leche de almendra (300 ml) (*véase la receta en la pág. 20*)

½ taza de sirope de arce (150 ml)

3 zanahorias (250 g)

aceite de coco, para untar

Para el glaseado

3 plátanos grandes pelados (350 g)

10 dátiles Medjool deshuesados

2 cucharadas de manteca de almendra (*véase la receta en la pág. 24*)

1 cucharada de aceite de coco

1 cucharadita de canela molida

Para el pastel

Precalentar el horno a 180 °C (160 °C si es de convección).

Verter la harina de arroz integral o de trigo sarraceno en un cuenco grande con las almendras molidas, las semillas de chía y las pasas.

Triturar la piña con la leche de almendra y el sirope de arce en una batidora de vaso hasta obtener una preparación sin grumos que se añadirá al cuenco con los ingredientes secos.

A continuación, pelar las zanahorias y rallarlas por la parte fina de un rallador. Mezclarlas después en el cuenco hasta lograr una pasta homogénea.

Untar dos moldes de 24 cm con aceite de coco y repartir en ellos la mezcla anterior.

Hornear durante unos 30 minutos, hasta que los bizcochos se doren por la parte de arriba.

Retirarlos del horno y dejarlos enfriar unos 10 minutos sobre una rejilla (esto es muy importante para que el pastel acabe de cuajar).

Para el glaseado

Elaborar el glaseado mientras el pastel se enfría. Para ello, triturar todos los ingredientes en una batidora de vaso con 4 cucharadas de agua hasta conseguir una crema sin grumos.

Repartir el glaseado entre los dos bizcochos y sobre el pastel.

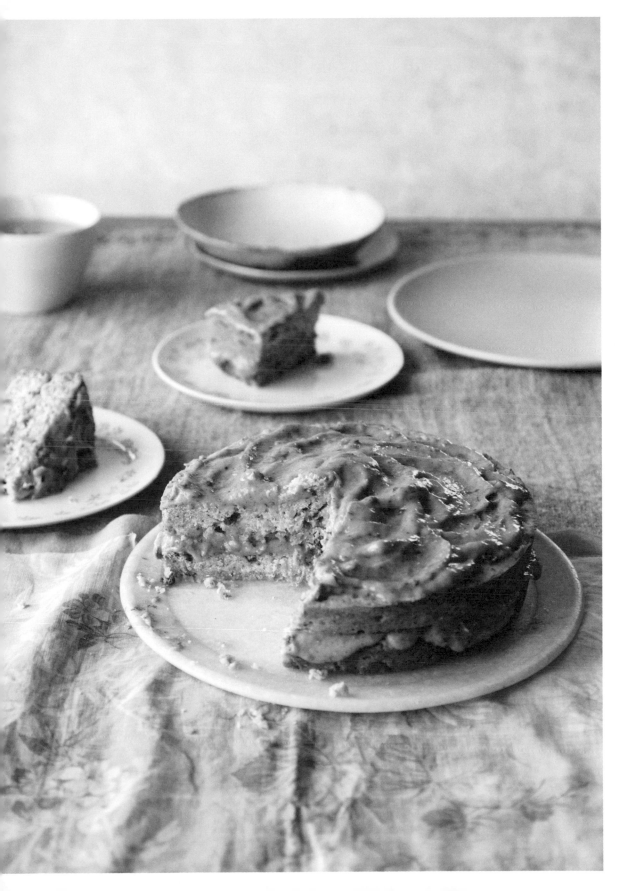

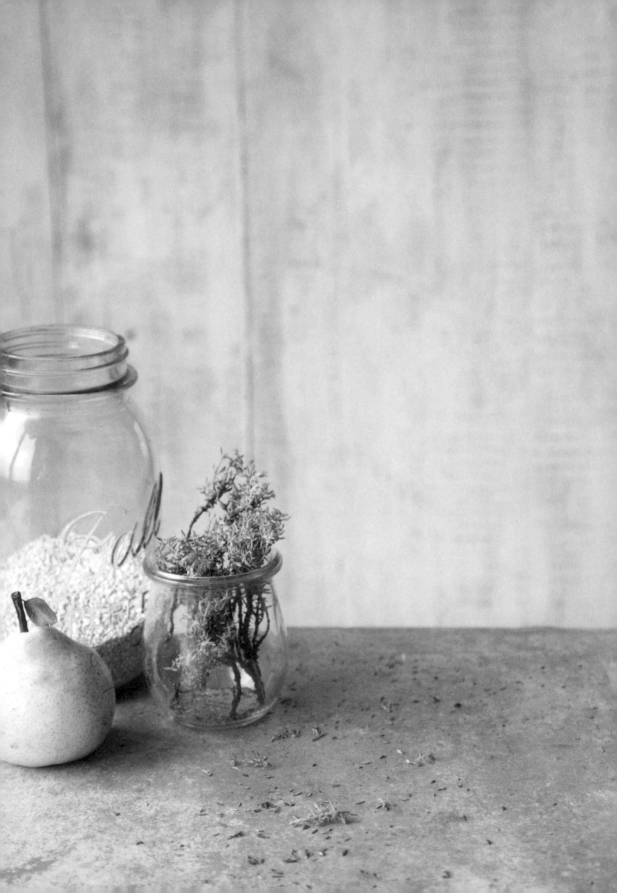

FRUTAS
dulces de la naturaleza

Manzanas al horno con crema de coco

Gofres

Mousse de mango y anacardo

Muffins de arándano

Mermelada de fresa

Puré de dátiles

Crumble de manzana y mora

Plátanos al horno rellenos con chocolate negro fundido

Tarta de queso con frutas del bosque

Banoffee pie (tarta de plátano y caramelo)

Tarta de lima

Helado de plátano

Helados de palo

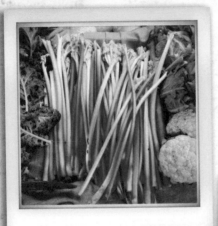

«Me has enseñado a vivir de un modo saludable y más natural y, sobre todo, que comer sano puede ser divertido. Soy incapaz de expresar toda mi gratitud por cómo me has ayudado a cambiar mi vida. ¡Gracias por permitirme ver mi potencial y animarme!» Connie

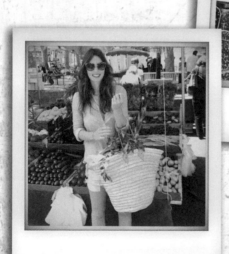

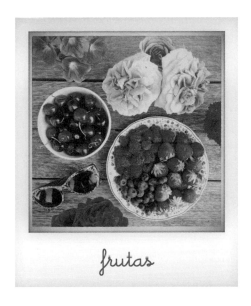

frutas

Las frutas son dulces de la naturaleza, brillantes y exquisitos. No creo que exista algo más hermoso que un bol de frutas con todos los colores del arco iris; sin exagerar, son como caramelos… Y, sin embargo, como ya sabes, antes no me gustaban. Más que nada, creo que se trataba de algo relacionado con su textura, así que aprendí a disfrutarlas usándolas con imaginación para disimularlo.

Soy consciente de que puede sonar extraño, pero descubrí dos cosas: en primer lugar, que son deliciosas de verdad y, en segundo, que pueden utilizarse de un sinfín de maneras que nunca habría imaginado, sobre todo para transformar platos aparentemente poco saludables en otros muy saludables. Esto último es de lo más emocionante, porque, ¿quién sabe, por ejemplo, que con unas rodajas de plátano congeladas y trituradas se obtiene un helado o que si se chafa plátano con unos dátiles o puré de manzana se pueden sustituir los huevos a la hora de hornear? Por otra parte, fue extraordinario saber que podía batirlas para elaborar los postres más exquisitos,

de modo que podía comerlas sin notarlas, y de la forma más sencilla. Por tanto, si no eres una gran amante de la fruta, te recomiendo triturarla o batirla para empezar a disfrutar de ella e introducirla en tu dieta. Puedes hacer cosas fáciles, como mezclar mangos con anacardos o preparar la mousse más cremosa y rica que nunca hayas probado (*véase la receta en la pág. 184*).

Las frutas son esenciales ahora en muchas de mis recetas favoritas, en postres, granolas o smoothies. Son unos ingredientes tan versátiles que con un poco de creatividad pueden realizarse preparaciones fantásticas e inesperadas. Yo utilizo puré de manzana (*véase la receta en la pág. 19*) para dar un toque dulce a platos salados, como el crujiente de patatas fritas gigante (*véase la receta en la pág. 130*) o los falafel (*véase la receta en la pág. 107*), y sirope de dátiles en mis alubias guisadas con salsa de tomate (*véase la receta en la pág. 112*) con el mismo objetivo. Añado naranjas a las ensaladas, como la de zanahoria, naranja y anacardo (*véase la receta en la pág. 139*) y mango a la salsa de mis rollitos de primavera (*véase la receta en la pág. 53*). Para ser sincera, hace cuatro años no podría haber imaginado que hoy incorporaría frutas a todas mis comidas, pero la verdad es que me encantan y no me canso de comerlas.

Por supuesto, también son uno de los ingredientes básicos de mis recetas dulces, como mis manzanas al horno rellenas con pasas, pacanas y azúcar de palma de coco (*véase la receta en la pág. 180*) o el helado de plátano (*véase la receta en la pág. 198*), que son mis postres favoritos de todos los tiempos. Descubrir nuevos modos de comer tus alimentos preferidos es enormemente divertido; por ejemplo, cocer unas manzanas al horno o hacer un puré de plátano cambia totalmente el sabor y la textura normal de esas frutas y nos abre las puertas a un mundo de un alto valor nutritivo.

Sin embargo, mi hallazgo más emocionante en mi aventura personal con las frutas son los dátiles. Sé que su aspecto no es especialmente atractivo (al fin y al cabo, son pequeños, marrones y blandos), pero tienen un sabor divino y son geniales para cocinar. Para ser sincera, a veces debo racionarlos, porque podría comérmelos a centenares de lo ricos que están. Para mí, como saben igual que el caramelo, son ideales para cualquier receta dulce. No sólo son un edulcorante natural, sino que también sirven para ligar todos los ingredientes gracias a su consistencia pegajosa. Me imagino que muchos de vosotros estaréis pensando en su contenido de azúcar. Pues bien, es verdad que los dátiles son ricos en azúcar, pero se trata de un azúcar natural que nada tiene que ver con el refinado, pues no hace subir el nivel de glucemia ni causa inflamaciones. Además, son excelentes para el sistema digestivo y muy nutritivos, ya que son una buena fuente de fibra, hierro, zinc, magnesio, calcio y muchas otras vitaminas y minerales fundamentales para una dieta sana y para todos los procesos que tienen lugar en el cuerpo, como reparar los músculos, evitar calambres, mantener unos huesos fuertes, proporcionar oxígeno a las células u obtener toda la energía necesaria para verse y sentirse bien.

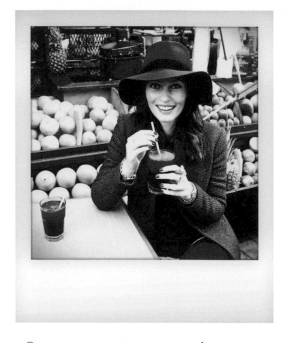

Otro aspecto muy importante que hay que subrayar es que somos humanos y que, por muy sanos que estemos o intentemos estar, es del todo normal que deseemos tomar una golosina; por ello, creo que es básico aprender a cocinar platos dulces y deliciosos que, además de tener un sabor y un aspecto increíbles, sean muy nutritivos. Cuando empecé con este tipo de alimentación, como desconocía por completo que podían elaborarse postres sin azúcar refinado, gluten o productos industriales, me moría de ganas de tomarme una chocolatina o unos caramelos, porque me sentía privada de ellos. Sin embargo, como ya sabes, seguir el estilo de Ella no supone renunciar a la comida, sino disfrutar de ella, y para eso hay que deleitarse con lo dulce. Con esto no quiero decir que debas zamparte una tarta de queso vegetariana entera todos los días, por muy saludables que sean sus ingredientes, sino que la moderación es buena consejera. Sea como sea, si te apetece algo exquisito, no te abstengas de ello o te sentirás infeliz, y ésa no es nuestra intención.

Hay infinidad de recetas que pueden prepararse y conservarse en el frigorífico para esos momentos en los que nos apetece algo dulce, como, por ejemplo, las bolitas energéticas de almendra y chía (*véase la receta en la pág. 72*) o los brownies sin hornear (*véase la receta en la pág. 89*), que pueden guardarse durante tres semanas en la nevera o meses en el congelador. Como saciarán todos tus antojos, te proporcionarán energía y te sentirás feliz, ya no querrás comer tantos productos industriales. En mi caso, intento cocinar todas las semanas algo en el horno, recetas sencillas como los brownies de boniato (*véase la receta en la pág. 166*) o los muffins de arándano (*véase la receta en la pág. 184*) para disponer de delicias para picar. Con todo, si no puedo porque no dispongo de tiempo, es genial saber que por lo menos siempre tengo unas bolitas energéticas o unos brownies en el frigorífico.

Cuando comencé a cocinar de esta manera para mi familia y mis amigos, me asombró ver cómo disfrutaban con mis dulces sin darse cuenta la mayoría de las veces de que se trataba de comida «saludable», y se acababan el plato en cuestión de segundos. Por ejemplo, mi *banoffee pie* (*véase la receta en la pág. 195*) sabe exactamente igual que el original; nunca adivinarías que su capa superior está hecha con dátiles, manteca de almendra, plátanos y un poco de agua en vez de leche condensada y azúcar y, por si fuera poco, tu cuerpo notará la diferencia.

Entiendo perfectamente que no me creas cuando te digo que las versiones sanas de postres tradicionales pueden tener un sabor increíble. Yo tampoco lo habría creído antes de cambiar de alimentación. Sin embargo, confía en mí: cuando lo pruebes, seguro que estás conmigo. El crumble de manzana y mora (*véase la receta en la pág. 189*) es idéntico a uno normal, con la diferencia de que, después de probarlo, en vez de hinchada y somnolienta, te sentirás de maravilla. Es tan bueno que incluso podrás tomarlo para desayunar (como hago yo).

Sé que en ocasiones los ingredientes de los postres pueden ser poco convencionales (acepto que puede parecer raro usar aguacates, hacer helado con sólo unos plátanos o sustituir un queso cremoso por unos anacardos). Lo único que puedo decir es que, si no te lo crees, olvides los prejuicios y no pienses en el contenido; simplemente, confía

en mí si te digo que es delicioso. Por ejemplo, cuando tengo amigos a cenar y no conocen muy bien mi modo de cocinar ni han probado mi comida, no les cuento lo que hay; primero les doy a probar un poco y, cuando oigo que les encanta, les revelo que, en realidad, la mousse de chocolate que se están comiendo está hecha sólo con aguacates. La mayoría de las veces se llevan una gran sorpresa, en el mejor de los sentidos. Ésta es una buena técnica también si se desea que los niños se acostumbren a este tipo de ingredientes, ya que a veces tenerle manía a algo no deja percibir el sabor real de las cosas.

Así pues, empieza a comer mucha fruta, porque es una fuente de nutrición insuperable con todas las vitaminas, los minerales, la fibra y los antioxidantes que necesitamos para sentirnos bien y tener un aspecto inmejorable. Espero que todas las recetas de este apartado te animen a desarrollar tu creatividad con las frutas para que puedas aumentar su consumo; en nuestro mundo repleto de alimentos industriales, estos dulces de la naturaleza son un auténtico regalo.

Como existen demasiadas frutas para tratarlas todas, sólo deseo compartir contigo un poco de información sobre mis favoritas, que son las que más encontrarás en las siguientes páginas.

MANZANAS

Son muy versátiles y las utilizo en numerosas recetas. Como ya he mencionado antes, el puré de manzana (*véase la receta en la pág. 19*) es ideal en todo tipo de platos, incluso en los salados, porque al mismo tiempo que da un toque dulce, sirve para ligar los demás ingredientes. También me encantan cocidas al horno: resultan de lo más tiernas y deliciosas; mi crumble de manzana y mora (*véase la receta en la pág. 189*) y mis manzanas al horno (*véase la receta en la pág. 180*) son postres fijos en mis comidas cada semana.

Una de sus ventajas es que contienen mucha fibra, que ayuda a regular el nivel de azúcar en la sangre para mantenerte feliz y en forma durante todo el día, además de permitir que el sistema digestivo funcione adecuadamente. Son ricas en antioxidantes, que son fundamentales para tener una piel bonita y radiante. Puedes probarlas en rodajas para mojar en mi crema de cacao y avellana (*véase la receta en la pág. 79*), mi puré de dátiles (*véase la receta en la pág. 187*) o mi manteca de almendra (*véase la receta en la pág. 24*) si deseas picar algo para merendar; todas son excelentes opciones para combatir el bajón de media tarde.

PLÁTANOS

Cuando era pequeña, los plátanos eran la única fruta que comía. En realidad no me gustaban, pero cada pocas semanas, mi madre me hacía comer uno; yo me entretenía cortándolo en las porciones más pequeñas posible y jugaba luego a «pito, pito, gorgorito», de modo que tardaba una hora o más para acabármelo. Por suerte, ahora he cambiado y devoro un par de ellos al día, ya sea en mis smoothies, chafados para untar en mi pan supernutritivo (*véase la receta en la pág. 80*), con un poco de manteca de almendra (*véase la receta en la pág. 24*) o, si quiero ser creativa, a fin de preparar mis plátanos al horno rellenos con chocolate negro fundido (*véase la receta en la pág. 190*).

Al igual que las manzanas, los plátanos son unos excelentes agentes aglutinantes; así pues, sirven para sustituir a los huevos en los gofres (*véase la receta en la pág. 183*) o en la tarta de queso con frutas del bosque (*véase la receta en la pág. 193*).

Asimismo, son una de las mejores fuentes de potasio, mineral esencial para una presión arterial normal y un corazón sano. También tienen un gran poder antiácido, que protege el estómago y previene las úlceras. Además, son ricos en fibra, que (como estoy segura de que ya sabes) es fundamental para digerir bien y mantener unos niveles de glucemia adecuados (así como para el estado de ánimo).

FRUTAS DEL BOSQUE

Me encantan todas las frutas del bosque: arándanos, fresas, frambuesas o moras. Cada una de ellas ofrece una textura y un sabor deliciosos, además de dar un toque dulce y jugoso a lo que

se cocina. Tomo algunas casi a diario en el desayuno por el gran aroma y el colorido que añaden a los alimentos. Son fantásticas con mi porridge cremoso de coco (*véase la receta en la pág. 57*), esparcidas sobre mis tortitas de boniato (*véase la receta en la pág. 163*) o en los smoothies.

A diferencia de las manzanas y los plátanos, no sirven para fusionar ingredientes. De hecho, crean el efecto contrario, ya que los vuelven más líquidos. Por eso las agrego sólo para aromatizar, como en mi crumble de manzana y mora (*véase la receta en la pág. 189*) o en la tarta de queso con frutas del bosque (*véase la receta en la pág. 193*). En ambos casos, el sabor principal es el de las frutas del bosque, mientras que los demás ingredientes forman la estructura y las texturas.

Son excelentes por los beneficios que nos aportan, pues son ricas en antioxidantes, que son importantes para la salud y para embellecer el pelo y la piel.

MANGOS

Consumo menos mangos que plátanos, manzanas o frutas del bosque, pero me encantan, porque son increíblemente dulces, jugosos y deliciosos. También me gustan mucho batidos, ya que se vuelven cremosos, como en mi mousse de mango y anacardo (*véase la receta en la pág. 184*).

Al igual que todas las frutas, proporcionan mucha energía al ser ricos en fibra. Además, son fuente de vitaminas A y C, buenas para los ojos y el sistema inmunológico respectivamente.

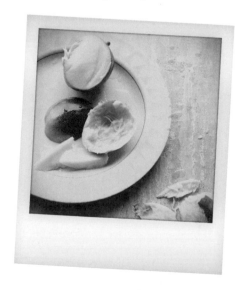

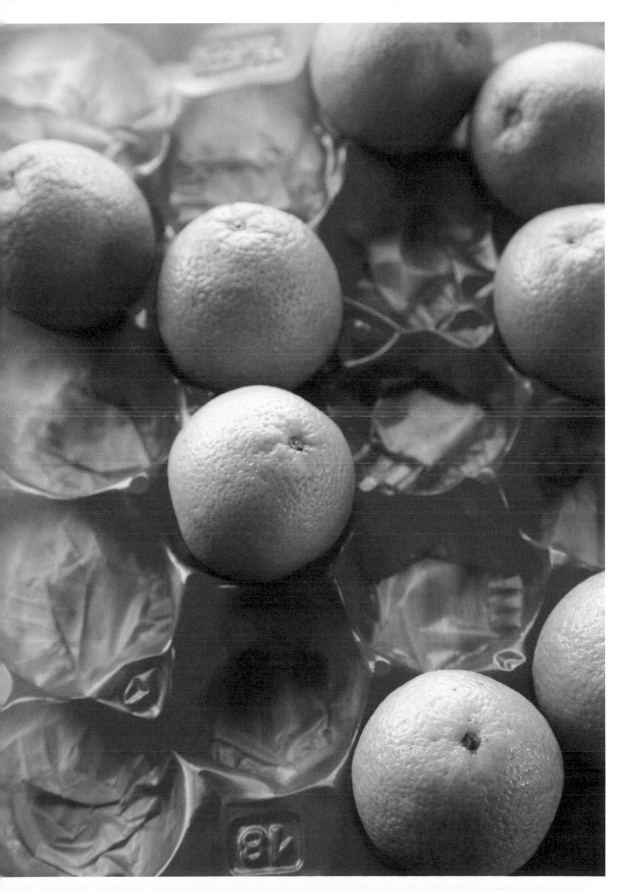

MANZANAS AL HORNO *con crema de coco*

Ésta es la última receta que creé para este libro, pero podría convertirse pronto en mi favorita. Con la canela, las pasas, el azúcar de coco y las pacanas, la pulpa de la fruta absorbe los fantásticos aromas de cada uno de los ingredientes, de modo que cada bocado es como una explosión de sabor. Las manzanas quedan tan tiernas después de hornearlas que se derriten en la boca. Además, la crema de coco con la que se coronan añade una fragancia más, así como una deliciosa y suave textura.

Para 4 personas

Para las manzanas

4 manzanas rojas (yo utilizo las de tipo Braeburn)
⅔ de taza de pasas (125 g)
2 cucharaditas de canela molida
2 puñados de pacanas (50 g)
5 cucharadas de azúcar de palma de coco

Para la crema de coco

100 g de crema de coco
3 cucharadas de sirope de dátiles o de arce
2 cucharadas de azúcar de palma de coco
2 cucharadas de manteca de almendra (*véase la receta en la pág. 24*)

Para las manzanas

Precalentar el horno a 200 °C (180 °C si es de convección).

Con la ayuda de un descorazonador, retirar el corazón de las manzanas, de modo que queden vaciadas de arriba abajo.

Mezclar las pasas con la canela, las pacanas y el azúcar de coco.

Colocar las manzanas en una bandeja refractaria y rellenarlas con la preparación anterior; repartir lo que quede de ella alrededor de las frutas y rociarlo con 6 cucharadas de agua.

Hornear durante 30 minutos, hasta que las manzanas se reblandezcan del todo.

Servirlas cada una en un plato o bol con una cucharada de la mezcla sobrante de la bandeja; dar el toque final con un poco de crema de coco por encima.

Para la crema de coco

Preparar la crema de coco justo antes de finalizar la cocción de las manzanas.

Batir la crema en una batidora de vaso con 10 cucharaditas de agua hirviendo y los demás ingredientes hasta obtener una mezcla sin grumos.

Consejo práctico

Si no dispones de descorazonador, practica un corte alrededor del corazón de las manzanas y extráelo después con una cuchara.

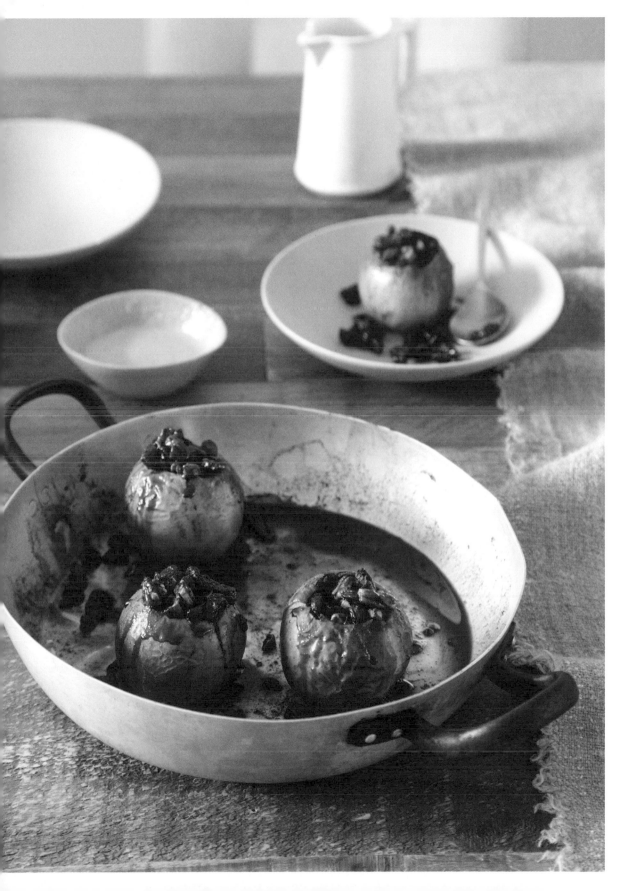

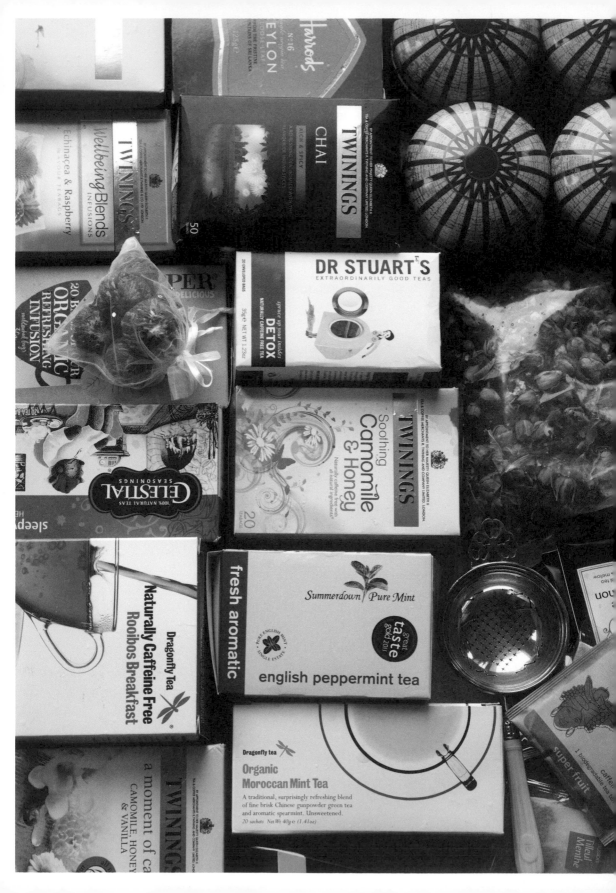

GOFRES

Los gofres gustan a todo el mundo y son el mejor capricho para tomar como desayuno. Sin embargo, los que aquí presento, más que un capricho, son de lo más nutritivos a fin de obtener toda la energía necesaria para la mañana, y además saben genial. Me encantan con mi puré de dátiles (*véase la receta en la pág. 187*), un poco de mermelada de fresa (*véase la receta en la pág. 187*) y una taza grande de té de hierbas. Eso sí, para hacerlos hay que disponer de una gofrera.

Para 8 gofres

3 plátanos grandes muy maduros (390 g)
4 tazas de leche de avena (1,2 l) (*véase la receta en la pág. 20*)
3 tazas de harina de trigo sarraceno o de arroz integral (600 g)
4 cucharadas de miel
aceite de coco, para untar

Pelar los plátanos y triturarlos en un robot de cocina con los demás ingredientes hasta obtener una mezcla homogénea.

Untar una gofrera con aceite de coco y calentarla antes de verter en ella la preparación anterior.

Preparar los gofres según las indicaciones del aparato.

Consejo práctico

Antes de comerlos, calienta en la tostadora durante un minuto los gofres que te hayan sobrado de la primera vez. Resultarán aún más crujientes y deliciosos.

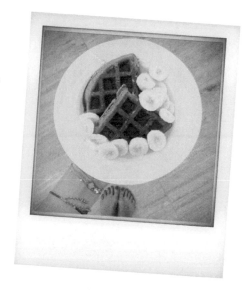

MOUSSE DE MANGO Y ANACARDO

Ésta es una de las recetas más fáciles del libro. Sólo se tarda un par de minutos en prepararla y siempre sabe genial. Hagas lo que hagas, obtendrás un postre exquisito porque nunca falla. Además, ofrece una textura cremosa extraordinaria. Puede comerse tal cual o añadiendo unos frutos secos tostados o granola por encima para darle un toque crujiente.

Para 4 personas

4 mangos (1,2 kg)
1 tarro de manteca de
   anacardo (170 g) (*véase la receta*
   genérica de la pág. 24)
8 dátiles Medjool

Pelar los mangos, extraer la pulpa y desechar el hueso. Personalmente, prefiero realizar esta operación con un cuchillo sin filo, ya que pueden resultar bastante pegajosos y resbaladizos.

Triturarlos en una batidora de vaso o un robot de cocina junto con la manteca de anacardo y los dátiles deshuesados hasta obtener una mezcla suave y cremosa.

Verter la mousse en copas y conservarlas en el frigorífico durante unos 30 minutos para que cuaje.

Consejo práctico

Puedes convertir esta mousse en un helado suave cortando los mangos en rodajas y congelándolos durante unas 4 horas antes de elaborar el postre. Sigue las mismas instrucciones que para la receta con la condición de utilizar un robot de cocina.

MUFFINS DE ARÁNDANO

Estos muffins son sencillísimos de preparar y geniales para tener algo que picar en la cocina sin dejar de comer sano cuando te apetezca un dulce. Como no son demasiado empalagosos, puedes tomar uno por la mañana para un desayuno rápido.

Para 12 muffins

2 tazas de harina de trigo sarraceno
   o de arroz integral (400 g)
1 cucharada de canela molida
1 taza de leche de almendra (300 ml)
   (*véase la receta en la pág. 20*)
1 taza de sirope de arce (300 ml)
1 taza de almendras molidas (120 g)
3 tazas de arándanos frescos (600 g)
aceite de coco, para untar

Precalentar el horno a 180 °C (160 °C si es de convección).

Mezclar la harina de arroz integral con la canela, la leche de almendra, el sirope de arce y las almendras molidas en un cuenco grande para formar una pasta suave antes de añadir los arándanos.

Untar un molde para 12 muffins con aceite de coco, verter la mezcla y hornear durante 45 minutos, hasta que empiecen a dorarse por la parte de arriba.

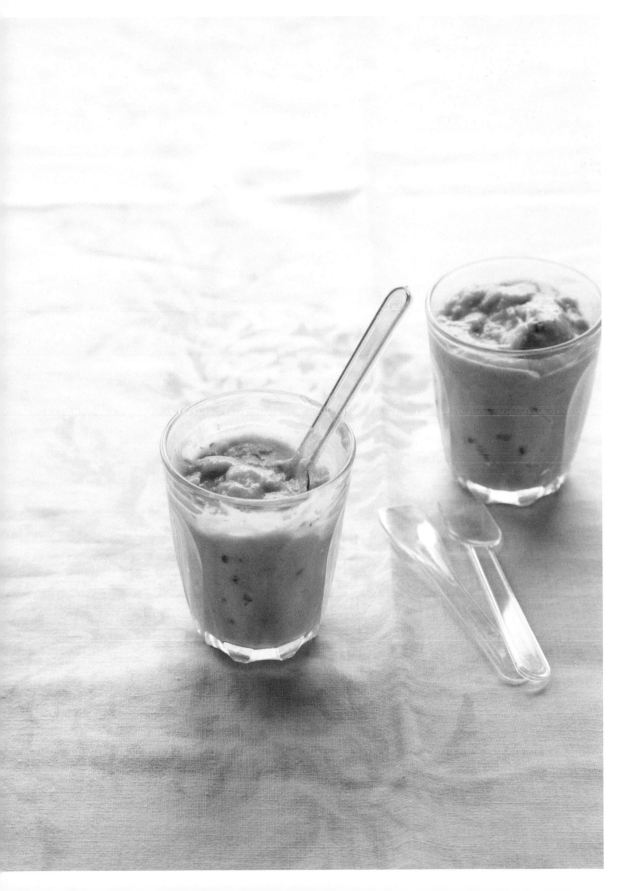

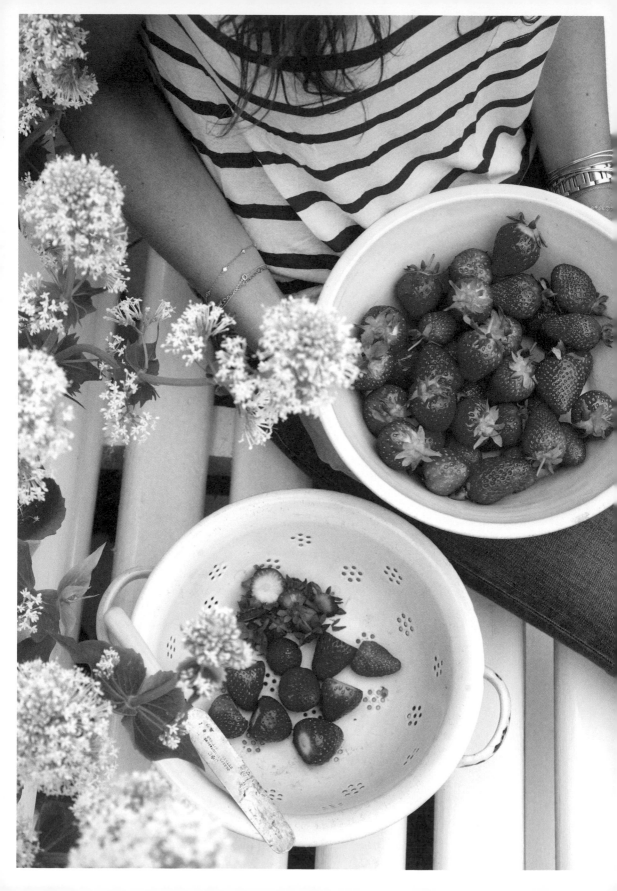

MERMELADA DE FRESA

Me encanta la mermelada, porque alegra el desayuno añadiendo un toque dulce con lo mejor de las frutas a cualquier alimento. Me gusta untar con ella rebanadas de mi pan supernutritivo (*véase la receta en la pág. 80*), las tortitas de boniato (*véase la receta en la pág. 163*) o los gofres (*véase la receta en la pág. 183*), o mezclarla con el porridge cremoso de coco (*véase la receta en la pág. 57*). Por desgracia, la mayoría de las mermeladas que se pueden comprar contienen mucho azúcar; por ello, esta versión es tan fantástica, porque sólo necesita tres cucharadas de miel. Las semillas de chía son el ingrediente mágico, pues espesan la mezcla y le dan la consistencia perfecta.

Para 1 tarro grande

2 tazas de fresas (400 g)
3 cucharadas de miel espesa
2 cucharadas de semillas
   de chía

Retirar el tallo de las fresas y calentarlas en una cacerola grande con la miel durante unos 5 minutos, hasta que se reblandezcan.

Chafarlas con la ayuda de un prensapatatas hasta lograr una mezcla bastante homogénea.

Añadir las semillas de chía y proseguir la cocción durante unos 20 minutos a fuego lento. Remover cada 5 minutos más o menos.

Retirar del fuego y verter la mermelada en un cuenco. Seguirá espesándose durante unos minutos mientras se enfría.

Conservarla en un recipiente hermético en el frigorífico. Se mantendrá deliciosa durante aproximadamente una semana.

PURÉ DE DÁTILES

Esta receta es ideal para añadir un toque dulce a tu vida. El puré de dátiles es una alternativa natural al azúcar, que puede usarse en todo tipo de alimentos, como tortitas, gofres, tostadas, porridge o smoothies. Me gusta tener siempre un tarro en el frigorífico para acompañar la comida, sabiendo que todo lo que contiene es natural y nutritivo. También resulta ideal para mojar fruta en él; puedes probarlo con rodajas de manzana y fresas. Estoy convencida de que te encantará.

Para 1 tarro grande
(700 g aprox.)

20 dátiles Medjool (350 g)
1 cucharadita de canela
   molida (opcional)

Deshuesar los dátiles e introducirlos en una batidora de vaso con una taza y media (450 ml) de agua.

Triturarlos a alta velocidad durante 1 o 2 minutos, hasta que la mezcla resulte del todo homogénea; si se usa canela, añadirla en este punto.

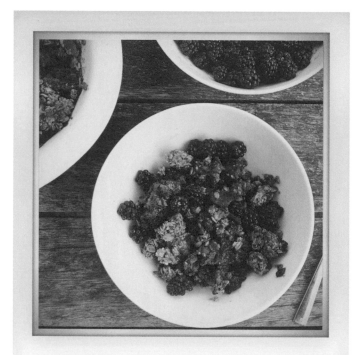

relájate con un bol de crumble

CRUMBLE DE MANZANA Y MORA

El crumble es uno de mis postres favoritos desde siempre; simplemente, es divino.
Las manzanas y las moras son, además, una de las combinaciones que más me gustan,
en especial por el hermoso color púrpura que adquieren cuando se cocinan al horno.
Me encanta cómo las almendras, la avena y la cobertura de sirope de arce de esta receta
absorben lo mejor de las frutas mientras se cuecen, de modo que cada cucharada resulta
de lo más jugosa y nutritiva. Y, por si todo esto fuera poco, es muy fácil de preparar,
ya que se necesitan muy pocos ingredientes, y todos con propiedades extraordinarias.

Para 4 personas

Para la cobertura

1 taza de almendras (200 g)
1 ½ tazas de avena (180 g)
3 cucharadas colmadas de
  aceite de coco
⅓ de taza de sirope de arce
  (100 ml)
2 cucharaditas de canela
  molida

Para la capa de fruta

5 manzanas rojas
2 tazas de moras (400 g)
1 cucharada de sirope de
  arce
1 cucharadita de canela
  molida

Para la cobertura

Introducir las almendras en un robot de cocina y triturarlas
durante unos minutos, hasta obtener una harina que se
colocará en un cuenco junto con la avena.

Calentar el aceite de coco, el sirope de arce y la canela en un
cazo a fuego lento hasta que se derrita el coco y todo quede
bien mezclado. Verterlo sobre la preparación de avena
y almendras y remover bien hasta que los ingredientes secos
queden bañados por los líquidos. Reservar a continuación.

Para la capa de fruta

Una vez preparada la cobertura, pelar las manzanas y,
tras descorazonarlas, cortarlas en trozos pequeños que
se pondrán en una cacerola junto con las moras, el sirope
de arce, la canela y suficiente agua hirviendo para cubrir
el fondo del recipiente (1 cm más o menos).

Tapar y hervir a fuego lento durante unos 10 minutos,
hasta que las frutas se reblandezcan. Mientras, precalentar
el horno a 200 °C (180 °C si es de convección).

Una vez cocida la fruta, traspasarla a una bandeja refractaria
y repartir la cobertura encima. Hornear entre 25 y 30 minutos,
hasta que el crumble adquiera un bello color dorado por
la parte de arriba. Servir y degustar.

Consejo práctico

Puedes comer lo que sobre para desayunar con un poco
de yogur de coco o leche de almendra: ¡es exquisito!

PLÁTANOS AL HORNO *rellenos con chocolate negro fundido*

Los plátanos al horno eran una de mis comidas preferidas de la infancia. Solíamos rellenarlos con trocitos de chocolatinas Mars y un poco de melaza, así que no eran exactamente lo mismo que los de esta versión, en la que se utiliza chocolate negro, canela y dátiles. Ambas recetas saben igual de bien, pero ésta se lleva la palma, porque con ella te sentirás un millón de veces mejor.

Para 4 personas

4 plátanos muy maduros
1 cucharadita de canela molida
4 dátiles Medjool
60 g de chocolate (yo uso chocolate puro, con tan sólo
    azúcar de coco, pero el negro también va bien)

Precalentar el horno a 200 °C (180 °C si es de convección).

Cortar cada plátano por la mitad a lo largo sin llegar hasta los extremos, de modo que se mantengan en una sola pieza. Colocar cada uno de ellos sobre un trozo de papel de aluminio suficientemente grande para envolverlos.

Espolvorear la canela en la hendidura de los plátanos repartiéndola bien.

Deshuesar los dátiles, cortarlos y distribuirlos encima de la canela.

Partir el chocolate en trozos y esparcirlo sobre los ingredientes anteriores.

Envolver cada uno de los plátanos con el papel de aluminio y hornearlos durante 10 minutos, hasta que se derrita el chocolate y estén deliciosamente blandos.

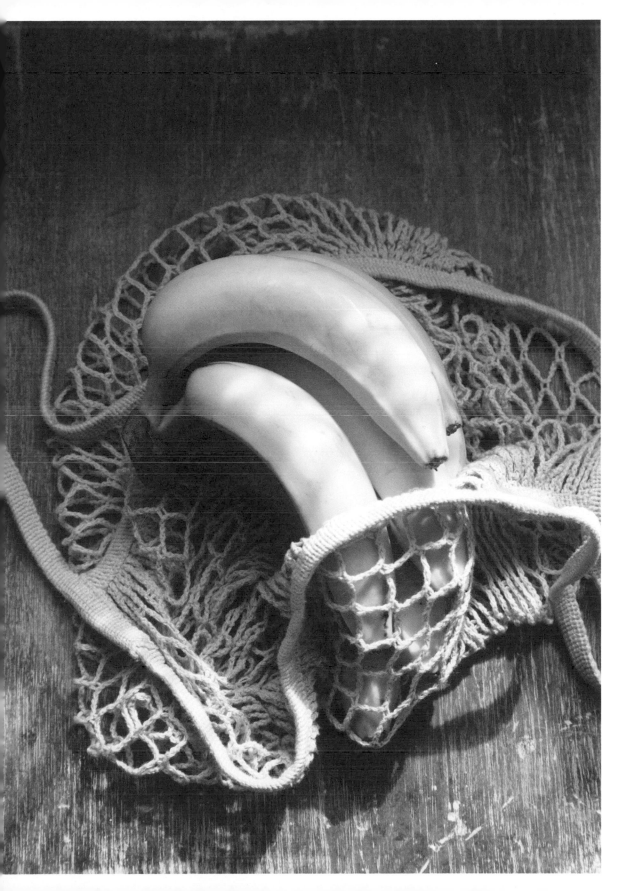

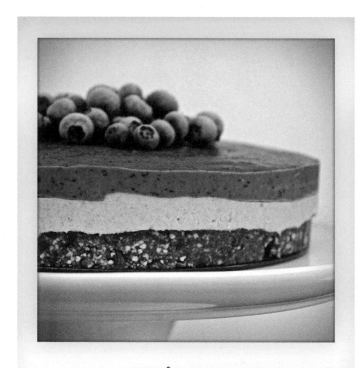

perfección...

TARTA DE QUESO CON FRUTAS DEL BOSQUE

Ésta es una de las recetas más populares de mi blog. Creo que se debe en parte a su aspecto: es preciosa, con sus tres capas, que además saben genial. La base es un bizcocho elaborado con almendras y dátiles acaramelados; la capa del medio es una mezcla espesa de dulces anacardos, plátano, sirope de arce y zumo de manzana, y la parte de arriba, una crema de frutas del bosque con jugosos arándanos y fresas.

Para 12-15 porciones

Para la base

1 ½ tazas de almendras
    (300 g)
2 ½ tazas de dátiles Medjool
    (500 g)

Para la capa intermedia

2 plátanos muy maduros
2 tazas de anacardos (400 g)
½ taza de sirope de arce
    (150 ml)
⅓ de taza de zumo de
    manzana recién hecho
    (100 ml)
1 cucharadita de canela
    molida

Para la capa superior

1 plátano
1 taza de arándanos frescos
    (200 g)
1 taza de fresas (200 g)
4 dátiles Medjool
1 cucharada de sirope
    de arce
1 cucharadita de canela
    molida

Cortar los 3 plátanos en rodajas y congelarlos durante al menos 3 horas junto con los arándanos (debe procederse de este modo, ya que las frutas del bosque congeladas envasadas volverían la mezcla demasiado líquida porque contienen mucha agua). Dejar en remojo los anacardos también durante 3 horas como mínimo en un cuenco con agua.

Para la base

Introducir las almendras en un robot de cocina y triturarlas durante un minuto más o menos. Añadir los dátiles Medjool deshuesados y triturar de nuevo hasta obtener una mezcla con una consistencia pegajosa que se verterá y se presionará en el fondo de un molde para pasteles y se pondrá en el congelador.

Para la capa intermedia

Triturar todos los ingredientes en el robot de cocina hasta lograr una crema sin grumos. Retirar la capa de la base del congelador y verter tres cuartos de esta mezcla encima de la primera antes de volver a meterla en el congelador. Guardar el cuarto restante en el robot para la capa de arriba.

Para la capa superior

Esperar unos 20 minutos para que la capa del medio cuaje antes de empezar la tercera. Una vez transcurrido ese tiempo, añadir el resto de los ingredientes en el robot y triturar hasta obtener una preparación homogénea que se repartirá sobre la segunda capa.

Colocar de nuevo la tarta en el congelador durante 2 o 3 horas. Sacarla unos minutos antes de servir.

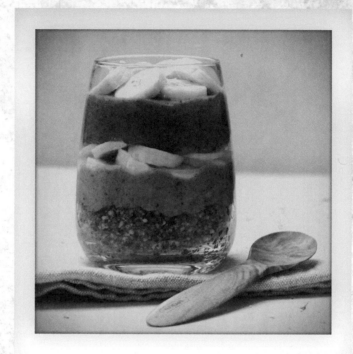

¡cuesta creer que sea saludable!

BANOFFEE PIE (TARTA DE PLÁTANO Y CARAMELO)

Ésta es otra de las recetas favoritas del blog y la predilecta de mis amigos y de mi familia; nunca nos cansamos de comerla. Lo increíble de esta tarta es que, por su sabor, no parece saludable, sino más bien lo contrario, porque es rica, cremosa, dulce y refinada y, en cambio, todos sus ingredientes son de lo más nutritivos. Te prometo que es mucho mejor que la tradicional.

Para 2 personas

Para la primera capa

½ taza de pacanas (70 g)

½ taza de almendras (100 g)

2 cucharaditas de manteca de almendra (*véase la receta en la pág. 24*)

2 cucharadas de miel natural (o de sirope de arce)

2 dátiles Medjool

Para la capa intermedia

2 plátanos muy maduros

2 cucharadas de manteca de almendra (*véase la receta en la pág. 24*)

Para la capa superior

6 dátiles Medjool deshuesados

4 cucharadas de manteca de almendra (*véase la receta en la pág. 24*)

1 plátano muy maduro y otro más para formar capas

Para la primera capa

Empezar por la base: triturar los frutos secos en un robot de cocina durante 1 o 2 minutos, hasta que queden bien troceados; añadir la manteca de almendra, la miel y los dátiles y triturar de nuevo hasta obtener una consistencia pegajosa. Llenar el fondo de dos copas o vasos con la mezcla, presionando con firmeza con una cuchara para compactar.

Para la capa intermedia

A continuación, preparar la capa de crema de plátano. Para ello, triturar los plátanos y la manteca de almendra en el robot hasta lograr una preparación homogénea que se verterá encima de la capa de frutos secos. Conservar en el congelador durante 20 minutos.

Para la capa superior

Mientras, elaborar la capa de caramelo: introducir todos los ingredientes en el robot junto con 4 cucharadas de agua y triturar de nuevo hasta obtener una mezcla sin grumos.

Una vez transcurridos 20 minutos, retirar las copas del congelador. Cortar el último plátano en rodajas y repartirlas sobre la crema de plátano antes de añadir la capa de caramelo.

Consejo práctico

Me gusta servir este postre en copas individuales, pero también es genial hacerlo en forma de pastel en un molde.

TARTA DE LIMA

Ésta es una de las recetas más atrevidas del libro, y tendrás que confiar en mí si te digo que es exquisita, pues estoy segura de que, cuando leas la lista de ingredientes, te preguntarás si sabe bien o no. El aguacate junto con la leche de coco forman un postre deliciosamente cremoso, mientras que la lima le da un aroma de lo más fresco y el sirope de arce le añade una agradable nota dulce. No te preocupes porque no notarás el sabor del aguacate en absoluto.

Para 10-12 personas

Para la base

2 tazas de almendras (400 g)
30 dátiles Medjool aprox.
   (600 g), deshuesados
2 cucharadas de aceite de
   coco

Para la cobertura

5 aguacates muy maduros
el zumo de 3 limas (30 ml)
¾ de taza de sirope de arce
   (225 ml)
4 cucharadas de leche de
   coco (las obtengo de la
   parte sólida de la leche en
   la lata, no de la líquida)
1 lima más, para rallar

Para la base

Triturar las almendras en un robot de cocina durante un minuto más o menos, sin que lleguen a quedar como una harina.

Añadir los dátiles y el aceite de coco y triturar de nuevo hasta obtener una mezcla con una consistencia pegajosa.

Con la ayuda de una espátula, repartir la preparación en un molde para pasteles de 20 a 25 cm formando una base compacta de unos 2 o 3 cm de grosor y presionarla con firmeza. Reservar a continuación.

Para la cobertura

Extraer la pulpa de los aguacates e introducirla en el robot. Agregar el zumo de lima, el sirope de arce y la leche de coco y triturar hasta lograr una crema del todo homogénea, que se verterá en el molde.

Conservar en el congelador durante una hora y media más o menos; la tarta debe tener una consistencia firme sin llegar a congelarse.

Justo antes de servir, rallar la corteza de la lima restante por encima.

Consejo práctico

Asegúrate de que la pulpa de los aguacates esté del todo verde. Si tienen manchas marrones, la tarta ofrecerá un color verde menos intenso y atractivo.

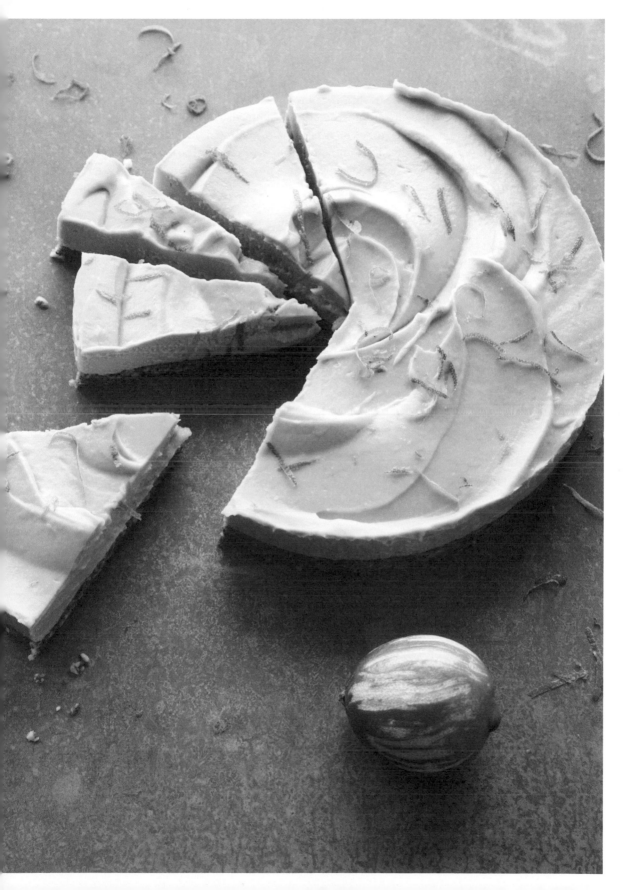

HELADO DE PLÁTANO

El helado hecho sólo con plátano es la receta más mágica de todas las que he creado hasta ahora. Para ser sincera, la primera vez que la preparé, me puse a bailar literalmente en mi cocina, cantando de alegría al darme cuenta de que ofrecía un sabor idéntico al de uno normal. De hecho, puede que sea incluso más delicioso, ya que su textura es más cremosa y suave. Sé que cuesta creer que pueda lograrse este resultado con unos simples plátanos congelados sin necesidad de usar una heladera, pero confía en mí: te encantará. Me gusta mucho la versión clásica, pero también es posible aromatizarla con unas frutas del bosque o, si prefieres el sabor a caramelo, con unos dátiles y manteca de almendra.

Para 4 personas

PARA LA VERSIÓN CLÁSICA

8 plátanos muy maduros (1,3 kg)

PARA LA VERSIÓN CON SABOR A FRUTAS DEL BOSQUE

½ taza de frutas del bosque variadas o de arándanos congelados (100 g)

PARA LA VERSIÓN CON SABOR A CARAMELO

12 dátiles Medjool deshuesados
5 cucharadas de manteca de almendra (*véase la receta en la pág. 24*)

Pelar los plátanos y cortarlos en rodajas finas que se colocarán en un cuenco y se conservarán en el congelador durante al menos 6 horas.

Cuando se vaya a preparar el helado, retirar las porciones de plátano del congelador y dejarlas a temperatura ambiente durante unos 5 minutos.

Triturarlas a continuación en un robot de cocina durante 1 o 2 minutos, hasta obtener una mezcla homogénea y deliciosa. En este punto, añadir las frutas del bosque congeladas o los dátiles y la manteca de almendra, si se desea, y triturar de nuevo.

Consejo práctico

Espera a que los plátanos estén muy maduros antes de congelarlos; así, el helado resultará mucho más suave. Además, es una manera perfecta de aprovecharlos, ya que pueden conservarse congelados durante semanas para saciar cualquier deseo de tomar un helado.

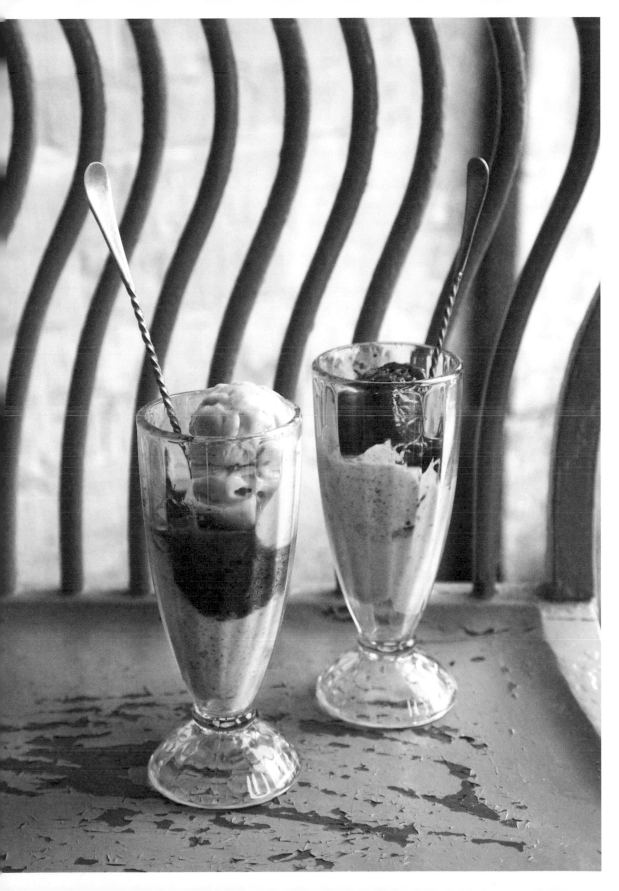

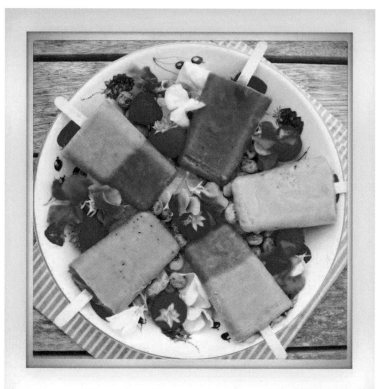

chill out

HELADOS DE PALO

Estos helados son una de las recetas favoritas de mi blog. Sólo se tarda un par de minutos en hacerlos, y se conservan durante mucho tiempo en el congelador para tener algo con lo que refrescarse durante todo el verano. Los tres sabores, chocolate, fresa y plátano a la canela, se elaboran con una base de leche de coco, que crea una textura cremosa perfecta, mientras que los dátiles les dan toda la dulzura.

Para 2 helados de cada sabor (6 en total)

CHOCOLATE

2 dátiles Medjool
2 plátanos maduros
1 cucharadita colmada de cacao puro en polvo
2 cucharadas de leche de coco

FRESA

2 dátiles Medjool
1 plátano maduro
1 taza de fresas (200 g)
2 cucharadas de leche de coco

PLÁTANO A LA CANELA

2 dátiles Medjool
2 plátanos maduros
1 cucharadita de canela molida
2 cucharadas de leche de coco

Deshuesar los dátiles y pelar los plátanos. Introducir los ingredientes del sabor elegido en una batidora de vaso con 2 cucharadas de agua y triturar durante 1 minuto hasta obtener una mezcla homogénea que se verterá en un molde para helados y se congelará.

Realizar la misma operación para cada sabor. Si se desea mezclar aromas, llenar la mitad del molde con uno, dejarlo en el congelador durante una hora y acabar de llenarlo con el otro.

Deben permanecer en el congelador unas 5 horas antes de saborearlos.

Consejo práctico

Puedes cambiar los ingredientes si lo deseas. Mantén la leche de coco y el agua como base y prueba a añadir frutas como mango o piña para variar de sabor.

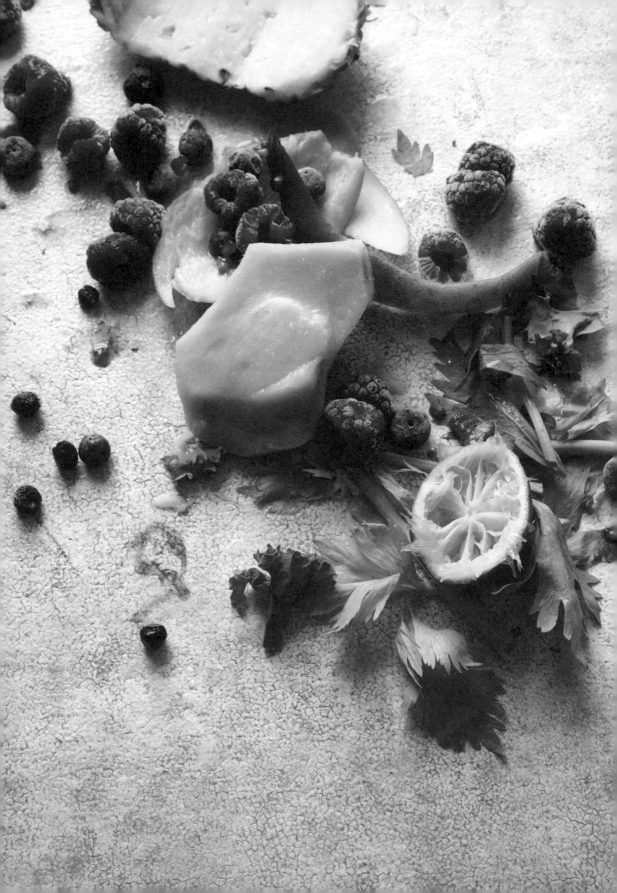

SMOOTHIES Y ZUMOS
combinados a la perfección

Smoothie diosa verde

Smoothie tropical de mango, piña y coco

Smoothie clásico de frutas del bosque

Smoothie del desayuno perfecto

Smoothie de plátano y espinaca

Smoothie a la avena

Smoothie de pera, granada y albahaca

Smoothie de mango, kiwi y jengibre

Bol de azaí

Batido de chocolate a la menta

Batido de plátano

Zumo de zanahoria, manzana y jengibre

Zumo de pepino, pera y menta

Zumo de remolacha

Zumo verde intenso

Zumo de sandía, pepino y menta

Zumo de piña, pepino y jengibre

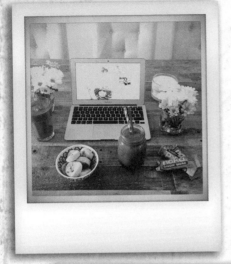

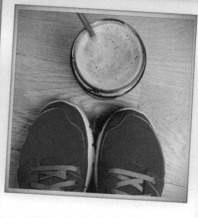

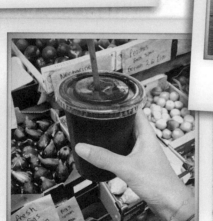

«Leer tu historia fue como una revelación que me animó a adoptar el estilo de vida vegano. Y no pienso volver atrás. Debo reconocer que he notado cómo mi salud cambiaba radicalmente.»
Sarah

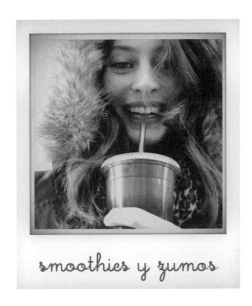

smoothies y zumos

Me vuelven loca los smoothies y los zumos, y han sido muy importantes en mi proceso de curación. Siempre tomo uno para empezar el día y me he convertido en una auténtica adicta… Me encantan por muchas razones. La principal, por supuesto, es que saben genial, pero, aparte de eso, beber un gran vaso de algo tan nutritivo a primera hora de la mañana obra auténticas maravillas en la salud física y psíquica.

A nivel mental, motiva mucho tomar la decisión de regalarse algo bueno y nutritivo antes de ponerse en marcha para comenzar la jornada con buen pie. Además, tu cuerpo te lo agradecerá, porque le estarás aportando una gran cantidad de vitaminas y minerales que te permitirán estar en plena forma y lista para emprender lo que haga falta. Prueba a tomar un smoothie o un zumo todos los días por la mañana durante una semana y lo notarás. Te garantizo que te sentirás mejor que nunca.

Ahora bien, ¿cuál es la diferencia entre un zumo y un smoothie? Para preparar los primeros se necesita una licuadora, con la que se obtiene puro zumo, pero sin fibra, con lo cual son menos saciantes que los smoothies; así pues, si me tomo uno para desayunar, lo acompaño con algo para comer, por lo general, un bol de granola (*véase la receta en la pág. 76*), leche de almendra (*véase la receta en la pág. 20*) y fruta fresca, unas rebanadas de mi pan supernutritivo (*véase la receta en la pág. 80*) con un aguacate chafado o una taza de mi porridge cremoso de coco (*véase la receta en la pág. 57*). Se tarda un poco más en prepararlos y se debe lavar más al terminar, pero como contrapartida, al no tener fibra y absorberse las vitaminas directamente en la sangre, ofrecen más valor nutritivo en menos tiempo. Sin embargo, ello supone que debemos tener en cuenta el consumo de azúcar, pues, al no haber fibra para amortiguarlo, hay que añadirles algo de verdura o tomarlos junto con una comida.

Los smoothies, en cambio, al hacerse con una batidora, conservan toda la fibra original de los alimentos que se introducen en ella y resultan mucho más saciantes. Por eso, si me preparo uno para desayunar, me lo bebo solo, porque contiene todo lo necesario para obtener una gran cantidad de proteínas de origen vegetal, grasas y vitaminas y mantenerme sin hambre hasta la hora del almuerzo. Además, se elaboran en mucho menos tiempo; yo tardo menos de cinco minutos en hacer uno y limpiar la batidora; después, ya lo tengo listo para un desayuno rápido.

Algunas frutas y verduras son más adecuadas para los zumos y otras para los smoothies, dependiendo de su contenido en agua. En general, cuanto mayor sea éste, más apropiado será para un zumo; por tanto, los pepinos, el apio, las manzanas, las zanahorias, el hinojo o las piñas resultan ideales para éstos, mientras que los mangos, los plátanos, las espinacas, los aguacates y las peras son más indicados para los smoothies, porque no se extrae mucho líquido de ellos. Mucha gente licua verduras de hoja verde, como espinacas o col rizada, pero a mí no me gusta y pienso que es un desperdicio, porque se necesita mucha cantidad para obtener muy poco zumo. En su lugar, yo exprimo unas frutas y las pongo en la batidora con las espinacas o la col rizada o, simplemente, me preparo un smoothie con los mismos ingredientes.

Los zumos y los smoothies pueden elaborarse con antelación para ser consumidos después, pero deben conservarse en recipientes herméticos en el frigorífico. Según mi opinión, se mantienen frescos durante tres días más o menos. No obstante, si se desea hacer un par de raciones de una bebida, hay que ponerlas en envases separados, pues, una vez abiertos, deben consumirse en pocas horas si se quiere aprovechar al máximo las propiedades. Yo uso tarros de cristal reciclado con tapas, que, además de tener un aspecto atractivo, me permiten transportarlos sin ningún problema.

En las siguientes páginas, te presento algunas de mis recetas favoritas de zumos y smoothies, además de darte algunos consejos sobre cómo prepararlos. En realidad, es muy fácil, sólo debes seguir unas pautas básicas y después dejarte llevar por la creatividad.

CÓMO HACER UN SMOOTHIE

Los pasos 1 y 2 son los más importantes (no puede elaborarse un smoothie sin ellos). Los demás son opcionales: puedes escoger lo que desees entre ellos; yo añado normalmente algo de cada uno, pero no tienes por qué hacer lo mismo.

1. Elige un líquido. Para cada smoothie, uso uno de los siguientes: agua, agua de coco, leche de almendra, leche de avena, leche de arroz, leche de coco o el zumo de un pepino. Puedes utilizar la cantidad que desees. Como a mí me gustan muy espesos, no pongo demasiado, pero puedes añadir más según tus preferencias y, si los quieres fríos, añádeles unos cubitos de hielo.

2. Escoge una base. Ésta debe ser una fruta o una verdura que pueda cortarse en porciones, como los aguacates, los mangos o los plátanos, que dan toda la densidad al smoothie. Debes emplear como mínimo uno de estos tres ingredientes. Si deseas algo realmente cremoso, utiliza una mezcla de dos. Los plátanos son mis favoritos, porque combinan con todos los sabores, pero los demás también son exquisitos.

3. Añade una segunda o tercera fruta para aromatizar. Para ello, suelo incorporar frutas del bosque (congeladas o frescas), piña, pera, kiwi o papaya, ya que se mezclan muy bien y proporcionan un sabor delicioso sin espesar en exceso.

4. Incorpora extras tentadores para dar consistencia. Si me preparo un smoothie para desayunar, me gusta que me haga sentir saciada. Así pues, le añado ingredientes como manteca de frutos secos (la de almendra es mi favorita), porridge de avena, frutos secos remojados, proteína de cáñamo o yogur de coco. Todos ellos son ricos en proteínas de origen vegetal o fibra, de modo que ayudan a mantener la energía durante horas, además de proporcionar aún más cremosidad.

5. Mezcla superalimentos. La espirulina, la maca, el baobab, el azaí, el cacao, las semillas de chía, la proteína de cáñamo y la clorela son todos increíbles. Los mezclo y los combino dependiendo de lo que mi cuerpo necesita cada día en particular. Tomo espirulina a diario, pues es una fuente fantástica de proteínas vegetales y vitamina B12. Consulta la parte dedicada a los superalimentos

para conocer los beneficios de cada uno de ellos y en qué momentos es mejor utilizarlos.

6. Endulza un poco. Si deseas endulzar un smoothie, añade un par de dátiles Medjool deshuesados, algo de miel natural o un chorrito de sirope de arce. Como la cantidad dependerá de tus papilas gustativas, empieza con un dátil o una cucharadita de edulcorante y ve aumentando la dosis hasta alcanzar el punto ideal.

7. Por último, agrega alguna verdura. Las espinacas son mis favoritas, pues se mezclan con mucha facilidad y cambian el color sin modificar el sabor. La col rizada ofrece un aroma mucho más fuerte; yo que tú, sólo la utilizaría si tienes una gran experiencia en preparar batidos y posees una batidora muy potente (de lo contrario, te encontrarás grumos).

8. Mézclalo todo, toma un sorbo y te sentirás más sana al instante.

CÓMO HACER UN ZUMO

Hacer un zumo es en cierto modo más sencillo, pero se tarda más y también hay que lavar más después. La parte positiva es que al no tener fibra la sangre absorbe directamente las vitaminas, con lo cual se consigue mayor valor nutritivo en menos tiempo. Por ello, es bueno incluir alguna verdura para reducir el contenido de azúcar.

1. Elige dos bases. Pepinos, apio, manzanas, zanahorias, hinojo y piña son las mejores, porque son las más jugosas y, por tanto, proporcionan más líquido.

2. Añade un par de otras frutas o verduras. Éstas pueden ser un poco más fibrosas, pero deben seguir siendo bastante jugosas y no demasiado carnosas, como los plátanos, los mangos o los aguacates. Suelo usar remolacha, peras, kiwis, fresas, melón, brócoli, naranjas o pomelos; todas dan un gran resultado.

3. Dale intensidad. Para dar un sabor más intenso, agrega 2 o 3 cm de jengibre o el zumo de medio limón o de una lima.

4. Incorpora algún ingrediente verde que limpie. Para obtener aún más beneficios purificadores, puedes añadir un pequeño puñado de perejil, menta, cilantro o albahaca. Para aprovechar sus propiedades al máximo, introdúcelos en la licuadora al mismo tiempo que la base.

5. Añade fibra. Si lo deseas, puedes agregar una cucharada de algo fibroso, como la hierba de trigo. No lo notarás, pero ralentizará la absorción del zumo. Es fabuloso, porque obtendrás energía durante más tiempo; además, si se trata de un zumo con bastante fruta, reducirá el efecto del azúcar.

6. Mezcla alguna verdura. Como ya he mencionado, no me gusta licuar las espinacas ni la col rizada; así pues, una vez que tengo el zumo, lo vierto en el vaso de la batidora con un puñado de una u otra verdura y lo trituro todo hasta lograr una bebida sin grumos.

SUPERALIMENTOS

El último tema que quiero tratar antes de pasar a las recetas es el de los superalimentos. Sé que esta palabra tiene un significado muy amplio y sirve para describir muchas cosas, desde las espinacas o la quinua hasta los plátanos o los aguacates, pero a menudo también se utiliza específicamente para designar toda una serie de complementos que pueden añadirse a los smoothies.

Hay muchos, pero los más comunes son la espirulina, la maca, la hierba de trigo, el baobab, el azaí y el cáñamo. Ninguno es esencial en las recetas y pueden descartarse. Sin embargo, como yo los uso mucho y noto que hacen maravillas con mi salud, deseo compartir contigo un poco de información sobre cada uno de ellos.

Todos estos superalimentos pueden encontrarse en tiendas de productos dietéticos y en internet, donde los venden incluso en webs como Amazon.

ESPIRULINA

Es mi superalimento de uso diario. Se presenta en forma de polvo y ofrece un sabor muy fuerte que se aprende a apreciar, así que es mejor empezar con dosis pequeñas para acostumbrarse. Recomiendo tomar sólo media cucharadita más o menos durante

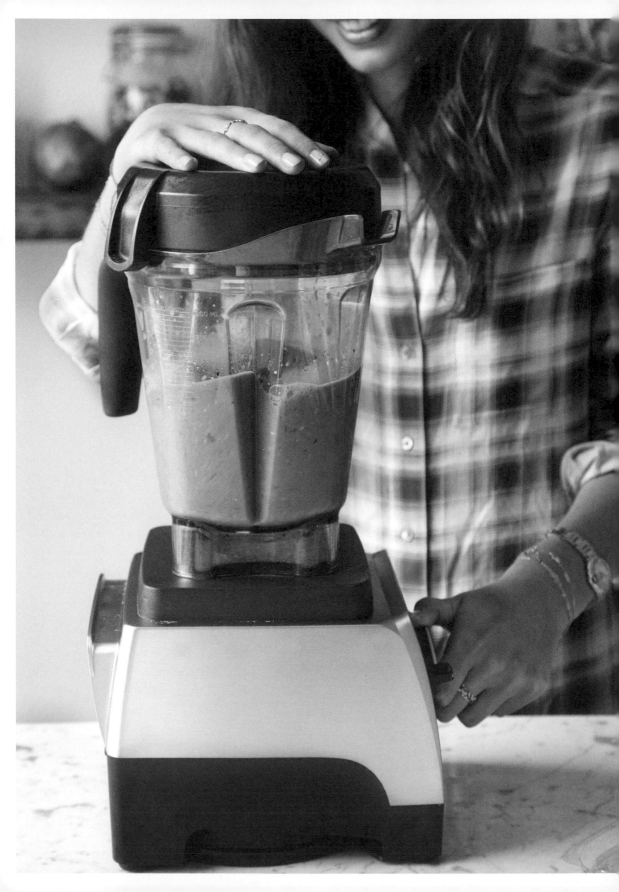

la primera semana e ir aumentando después. Pero ¿qué es y por qué consumirla si no sabe especialmente bien? La espirulina es un tipo de algas de agua dulce compuesta por un 60 o un 70 % de proteínas completas. Ello significa que proporciona muchísima energía y que ayuda a mantener equilibrado el azúcar en la sangre y también el estado de ánimo. Además, el cuerpo absorbe sus proteínas con mucha facilidad, mucho más que cualquier fuente animal. En definitiva, es como tomar un complejo multivitamínico, pues es muy rica en hierro, calcio, magnesio, vitamina E, selenio, zinc, vitaminas del grupo B y un largo etcétera.

MACA

Este superalimento tiene una historia increíble: procede de una raíz de América del Sur y, según la leyenda, los guerreros incas lo tomaban antes de ir a la batalla para aumentar su fuerza y resistencia. Además de ser original, el hecho tiene su fundamento, porque este producto contiene unos componentes energéticos excepcionales llamados macamidas y macaenos. Su otra gran propiedad es que permite regular los niveles hormonales para sentirnos más equilibrados. No tiene un sabor fuerte; si se compara con algo, puede ser similar al caramelo, por lo que molida se mezcla bien en los smoothies sin alterar demasiado el aroma original y es mucho más fácil de usar que otros complementos, como por ejemplo la espirulina.

HIERBA DE TRIGO

Para ser sincera, de todos los superalimentos, éste es el último en mi lista de preferencias. Sé que me va muy bien, pero su sabor no me vuelve loca. El motivo por el cual es tan bueno (y por el cual debería aprender a apreciarlo) es que es rico en clorofila y antioxidantes. También contiene mucha fibra y vitamina A, que son muy importantes para tener una piel radiante y un pelo fuerte y brillante. Sabe un poco a hierba, pero una vez que te acostumbras, tu salud nota la diferencia. Puede comprarse en tiendas de zumos en forma líquida, pero yo lo uso en polvo en mis smoothies.

AZAÍ

Éste, en cambio, es el superalimento más delicioso. Como sabe como una fruta del bosque muy rica e intensifica los aromas originales, es ideal para los smoothies elaborados a base de esas frutas. Puede comprarse en polvo, como lo uso yo habitualmente, o en forma de puré congelado. Procede del fruto de la palmera de azaí, que crece en Brasil, y es famoso por ser muy rico en antioxidantes (más incluso que los arándanos). También es una buena fuente de vitamina E, que es importante para tener una piel bonita, y contiene muchos ácidos grasos esenciales.

BAOBAB

Después del azaí, el baobab es mi superalimento favorito, ya que también es muy sabroso. Tiene un aroma más sutil que aquél, y es más bien dulce y afrutado. Proviene del bonito árbol africano del mismo nombre y es famoso por sus propiedades inmunológicas, gracias a la vitamina C que posee. De hecho, como su contenido en ésta por gramo es unas seis veces mayor que el de las naranjas, lo utilizo durante unos días siempre que me siento agotada, y me recupero enseguida. También es rico en hierro.

CÁÑAMO

El cáñamo en polvo es una excelente fuente de proteínas. Sé que la gente cree que a los veganos y vegetarianos nos cuesta obtener proteínas, pero es muy fácil conseguirlas cuando se sabe dónde encontrarlas, y este ingrediente es ideal para empezar. Yo añado una o dos cucharadas, junto con espirulina y manteca de frutos secos, a mi smoothie todas las mañanas para estar en forma durante el día. Es muy importante no escatimar las proteínas, pues son fundamentales para mantener tanto la energía como el estado de ánimo. Éste es un producto fantástico y completo, ya que contiene todos los aminoácidos esenciales, así como una gran cantidad de vitaminas y minerales.

Ahora, ya no te queda más que ponerte manos a la batidora y la licuadora.

OCHO SMOOTHIES DELICIOSOS

Mi primer smoothie te hará sentir como una diosa; es enormemente curativo, y gracias a él me he llenado de energía durante los últimos años. Sin embargo, como es muy verde, puedes sustituir el aguacate por un plátano para endulzarlo un poco. Si estás empezando con los smoothies, el de frutas del bosque es ideal, porque tiene un aspecto muy atractivo y sabe a postre. En cambio, el tropical sabe a verano. Me encanta tomarlo para desayunar con avena para que sea más saciante.

Para 1 vaso grande

SMOOTHIE DIOSA VERDE

3 tallos de apio
1 manzana
1 pepino
2-3 cm de jengibre fresco
1 aguacate pequeño maduro
1 cucharadita de espirulina (opcional)
1 cucharadita colmada de manteca de
   almendra (*véase la receta en la pág. 24*)
4 tallos grandes de col rizada

Exprimir el apio, la manzana, el pepino y el jengibre con una licuadora.

Verter el zumo en una batidora de vaso junto con la pulpa del aguacate, la espirulina, si se desea, la manteca de almendra y las hojas de la col rizada sin los tallos y triturar a alta velocidad hasta obtener un batido homogéneo.

SMOOTHIE TROPICAL DE MANGO, PIÑA Y COCO

½ mango (150 g)
una rodaja gruesa de piña (200 g)
1 taza de agua de coco (300 ml)
un puñado de anacardos
2 cucharadas de leche de coco
el zumo de ½ lima
un puñado de avena para porridge (opcional)

Pelar el mango con la ayuda de un pelaverduras, extraer la pulpa y triturarla en una batidora junto con los demás ingredientes hasta lograr una bebida suave y cremosa.

SMOOTHIE CLÁSICO DE FRUTAS DEL BOSQUE

1 plátano maduro
⅓ de taza de frambuesas (70 g)
⅓ de taza de arándanos (70 g)
⅓ de taza de fresas (70 g)
3 cucharadas de leche de coco
1 cucharadita de manteca de almendra
   (*véase la receta en la pág. 24*)

Pelar el plátano y triturarlo en una batidora de vaso junto con las frutas del bosque, la leche de coco y la manteca de almendra hasta obtener una bebida suave y cremosa.

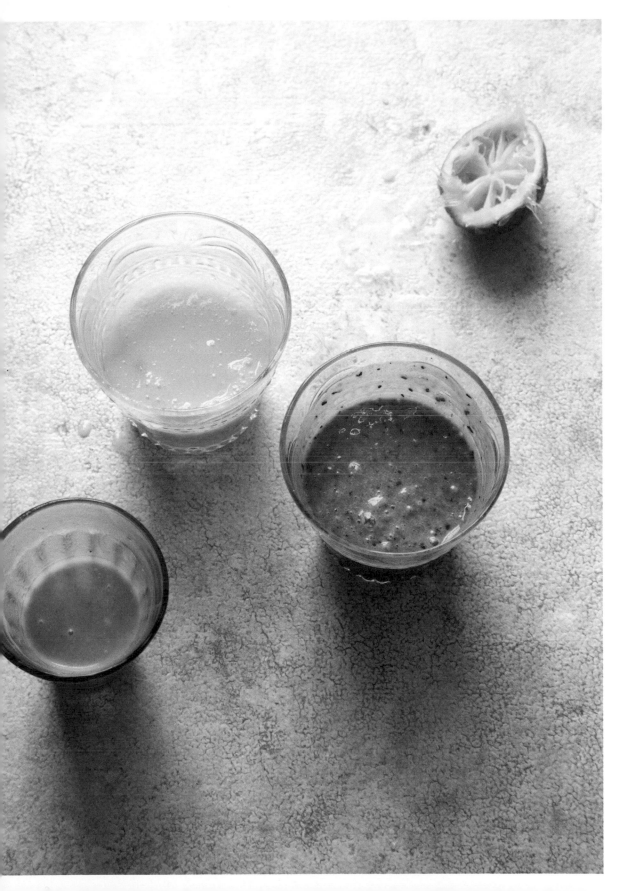

Mi smoothie para el desayuno te dará toda la energía necesaria para gozar de un día magnífico, mientras que el de avena es relajante y mi favorito para tomar a última hora de la noche. El de plátano y espinaca es el ideal para principiantes. Es de color verde y aporta todas las propiedades vegetales de las espinacas sin que notes su sabor; además, te introducirá en el concepto de beber verduras antes de pasar a otras bebidas más verdes.

Para 1 vaso grande

SMOOTHIE DEL DESAYUNO PERFECTO

½ aguacate maduro
1 plátano maduro pelado
1 taza de leche de almendra fría (300 ml)
   (*véase la receta en la pág. 20*)
½ taza de frutas del bosque congeladas
   (100 g)
¼ de taza de avena (30 g)
un puñado de espinacas
2 dátiles Medjool deshuesados (opcional)

Extraer la pulpa del aguacate y triturarla en una batidora junto con los demás ingredientes hasta obtener una bebida suave y cremosa.

SMOOTHIE DE PLÁTANO Y ESPINACA

1 plátano maduro pelado
un puñado grande de espinacas
2 dátiles Medjool deshuesados
1 cucharadita colmada de manteca de
   almendra (*véase la receta en la pág. 24*)
½ taza de agua fría o de leche de almendra
   (150 ml) (*véase la receta en la pág. 20*)

Triturar todos los ingredientes en una batidora de vaso hasta lograr una bebida homogénea. Si se desea un smoothie más líquido, añadir un poco más de agua.

SMOOTHIE A LA AVENA

4 nueces de Brasil
1 ½ tazas de avena (180 g)
1 plátano maduro pelado
2 dátiles Medjool deshuesados
1 cucharadita colmada de canela molida
1 cucharadita de miel
1 cucharadita de maca y/o 1 cucharadita
   de baobab en polvo (superalimentos
   opcionales)

Dejar en remojo las nueces de Brasil y la avena en un cuenco con agua fría durante una hora más o menos, o una noche, para que se reblandezcan.

Escurrirlas e introducirlas en una batidora de vaso junto con el plátano pelado, los dátiles deshuesados, la canela, la miel, la maca y/o el baobab en polvo, si se desea, y media taza (150 ml) de agua fresca. Triturar hasta obtener una bebida suave y cremosa.

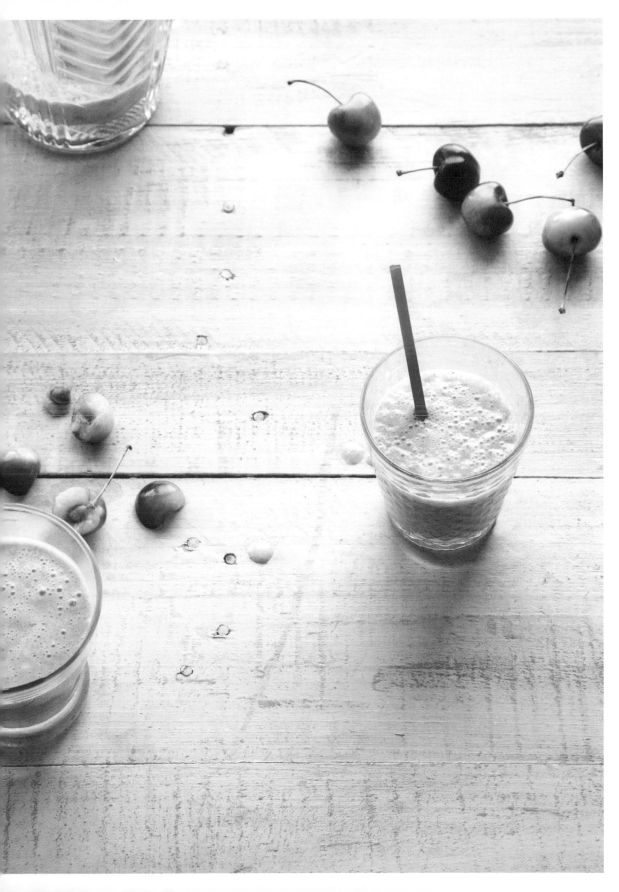

Estos smoothies de fruta son relajantes, de lo más refrescantes e ideales para un día caluroso. Prueba a congelarlos en moldes para helado. Tienen un sabor tan intenso que son perfectos para los helados.

Para 1 vaso grande o 2 pequeños

SMOOTHIE DE PERA, GRANADA Y ALBAHACA

1 plátano maduro
1 pera
1 taza de leche de almendra fría (300 ml)
   (*véase la receta en la pág. 20*)
⅓ de taza de granos de granada (80 g)
un puñado de frambuesas (40 g)
un puñado de hojas de albahaca fresca
1 cucharada de manteca de almendra
   (*véase la receta en la pág. 24*)

Pelar el plátano y la pera y descorazonar esta última. Introducir todos los ingredientes en una batidora de vaso y triturar hasta obtener una bebida suave y cremosa.

SMOOTHIE DE MANGO, KIWI Y JENGIBRE

½ mango (150 g)
1 cm de jengibre fresco
1 kiwi
½ taza de frutas del bosque congeladas
   (100 g)
¾ de taza de agua de coco o de leche
   de almendra o avena (225 ml)
   (*véase la receta en la pág. 20*)
el zumo de ½ lima

Pelar el mango y el jengibre con la ayuda de un pelaverduras. Extraer la pulpa del mango y del kiwi.

Triturarlo todo en una batidora de vaso hasta obtener una bebida suave.

BOL DE AZAÍ

Para ser sincera, este plato se parece más a un postre que a un smoothie; es como un helado, pero con más sabor. Creo que es el bol con los ingredientes más nutritivos, dulces y cremosos que puede haber. Me encanta añadirle granola de pacana y canela (*véase la receta en la pág. 76*) en cantidad, más fruta fresca y una cucharada generosa de yogur de coco.

Para 1 persona

1 paquete de azaí congelado (100 g)
1 plátano maduro
2 dátiles Medjool
1 cucharada de manteca de almendra
   (*véase la receta en la pág. 24*)
½ taza de arándanos congelados (100 g)

Colocar el paquete de azaí en una taza con agua hirviendo durante unos 20 segundos. Cuando empiece a derretirse, retirarlo del fuego, abrirlo y verter el contenido en una batidora de vaso.

Pelar el plátano, deshuesar los dátiles e introducirlos en la batidora junto con la manteca de almendra y los arándanos congelados. Por último, triturarlo todo hasta obtener una bebida suave y cremosa.

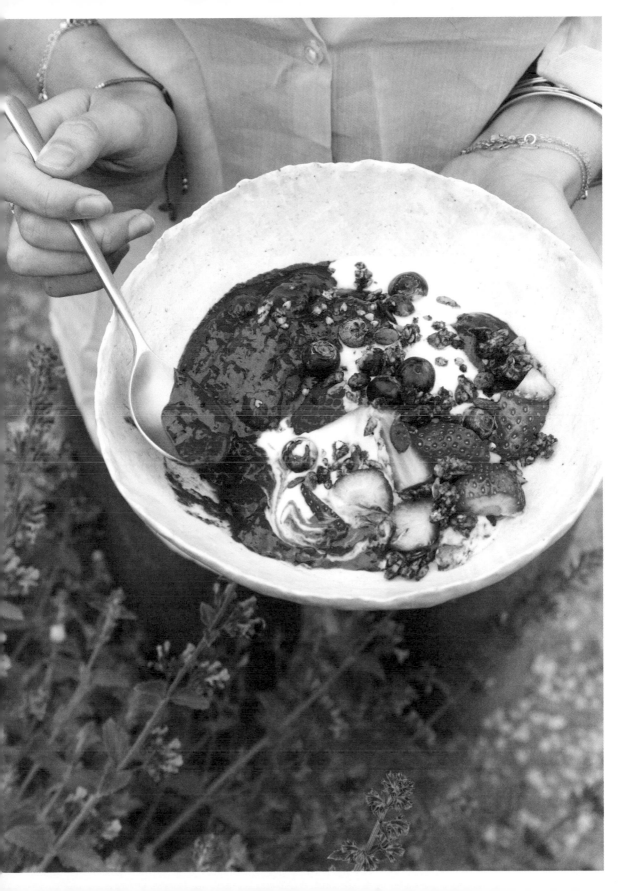

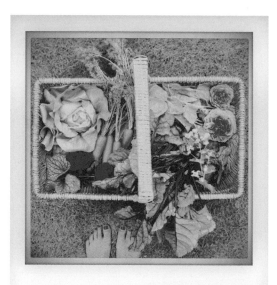

«He pasado unos seis meses terribles, deprimida
y triste casi a diario. Encontré tu blog y decidí
probar el hummus. Todo lo que puedo decir
es que tu comida me ha sacado del abismo
más profundo. Muchísimas gracias por tu blog,
es extraordinario; tu cocina es tan deliciosa
y sana que me ha cambiado la vida.» Rosie

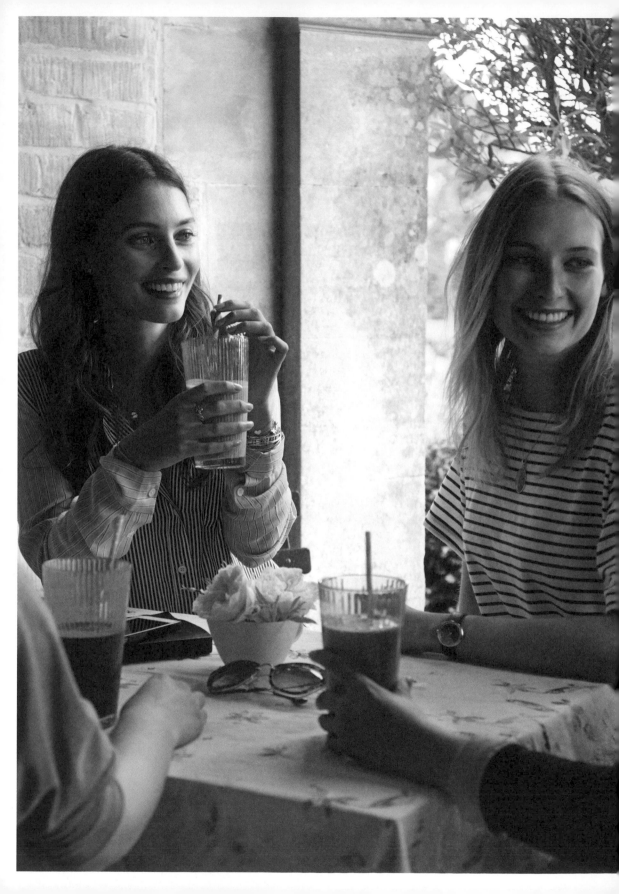

BATIDO DE CHOCOLATE A LA MENTA

Este batido es incluso mejor de lo que uno se imagina, ya que resulta de lo más rico, suave y cremoso. Aunque pueda parecer poco saludable, es muy nutritivo, y me encanta porque significa que es ideal para tomar con el desayuno y sentirse genial.

Para 1 vaso grande

un puñado pequeño
de menta fresca

½ aguacate maduro

1 plátano maduro pelado

1 taza de leche de almendra
fría (300 ml) (*véase la receta
en la pág. 20*)

3 dátiles Medjool
deshuesados

2 cucharaditas de cacao puro
en polvo

Arrancar las hojas de menta de las ramitas y extraer la pulpa del aguacate.

Triturar todos los ingredientes en una batidora de vaso hasta obtener una bebida suave y cremosa.

Consejo práctico

Puedes usar la mitad de la cantidad de leche de almendra para que quede bien espeso y verter encima granola a fin de preparar el mejor desayuno imaginable.

BATIDO DE PLÁTANO

Es asombroso lo que se parece este batido a uno de caramelo. La combinación de dátiles, manteca de almendra, plátano y canela es mágica de verdad. Como sucede con el de chocolate, cuesta creer que sea saludable. Sin embargo, es tan nutritivo y proporciona tanta energía que a partir de ahora podrás disfrutar de estas bebidas sabiendo que cada sorbo es realmente beneficioso para ti.

Para 1 persona

1 plátano grande maduro

3 dátiles Medjool

¾ de taza de leche de
almendra fría (300 ml)
(*véase la receta en la pág. 20*)

1 cucharada de manteca de
almendra (*véase la receta
en la pág. 20*)

1 cucharadita de canela
molida

2 cucharaditas de maca
(opcional)

Pelar los plátanos y deshuesar los dátiles.

Triturar todos los ingredientes en una batidora de vaso hasta obtener una bebida suave. Si se desea más líquida, añadir más leche de almendra o agua en este punto.

Consejo práctico

Puedes utilizar rodajas de plátano congeladas para un batido aún más espeso y parecido a un helado.

SEIS ZUMOS FANTÁSTICOS

La menta del zumo de pepino es muy relajante e ideal para calmar el sistema digestivo y aliviar las náuseas; así pues, es la bebida perfecta para reponerse cuando nos sentimos mal. La pulpa que sobra del zumo de las zanahorias es mi favorita para elaborar los crackers supernutritivos (*véase la receta en la pág. 82*): no la tires después de licuarlas. El tercer zumo es rico en verduras, pero la remolacha le da un sabor dulce que combina muy bien con la manzana para compensar la naturaleza salada de las hortalizas.

Para 1 vaso grande

ZUMO DE PEPINO, PERA Y MENTA

un puñado grande de hojas de menta fresca
1 pepino
2 manzanas
2 peras

En una licuadora, introducir las hojas de menta al principio con el pepino o una manzana para obtener todo su sabor. Licuar a continuación los demás ingredientes y obtener el delicioso zumo.

ZUMO DE ZANAHORIA, MANZANA Y JENGIBRE

1 cm de jengibre fresco
3 manzanas rojas medianas
4 zanahorias grandes

En una licuadora, introducir el jengibre con una porción de manzana en primer lugar a fin de obtener todo su sabor. Licuarlo todo a continuación y obtener el zumo.

ZUMO DE REMOLACHA

1 cm de jengibre fresco
1 manzana roja mediana
1 remolacha mediana
1 pepino pequeño
1 bulbo de hinojo pequeño
2 zanahorias grandes

Pelar la remolacha (de lo contrario, el zumo tiene un sabor demasiado terroso para mi gusto). Licuarlo todo con una licuadora. Me gusta añadir el jengibre al comienzo, junto con la manzana, para obtener el máximo aroma del mismo.

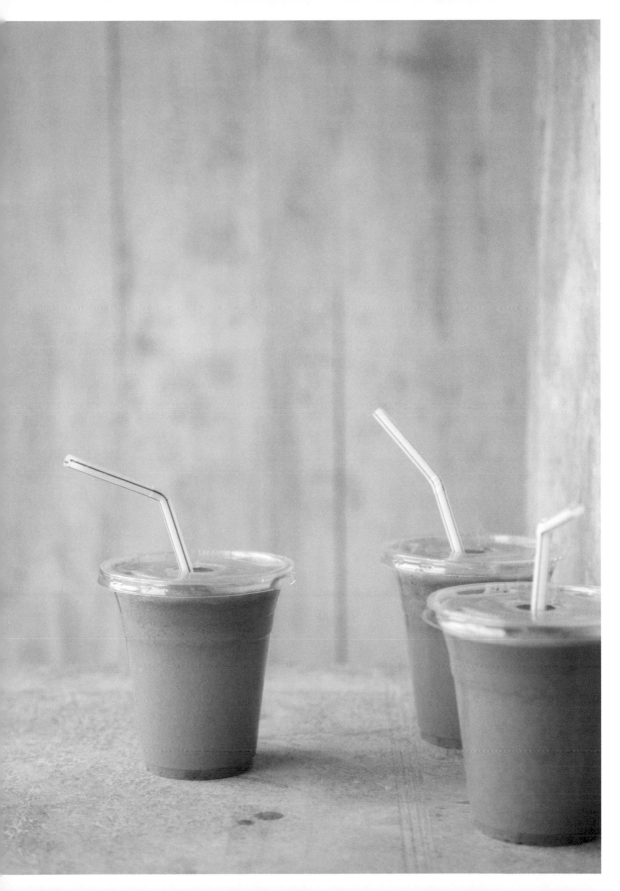

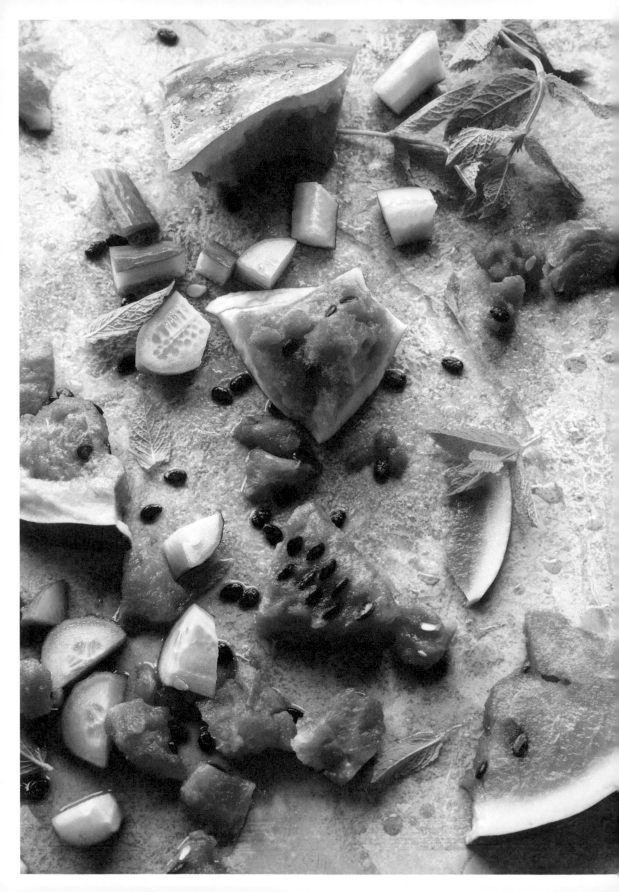

El zumo verde es una de las cosas más curativas del mundo. Cuanto más verde (y el que presento en esta receta lo es mucho), mejor para nosotros, pues contiene más clorofila, que alcaliniza el cuerpo, lo desintoxica y purifica y nos da el máximo de energía. El de sandía es mi favorito en verano; resulta de lo más hidratante e ideal en un día caluroso. El de piña es perfecto si empiezas a preparar zumos y deseas probar algo semiverde; es muy nutritivo porque lleva gran cantidad de pepino, y ligeramente dulce gracias a la piña.

Para 1 vaso

ZUMO VERDE INTENSO

2 manzanas
1 pepino
4 tallos de apio
1 bulbo de hinojo
½ brócoli
2-3 cm de jengibre fresco

Licuar todos los ingredientes con una licuadora y degustar.

ZUMO DE SANDÍA, PEPINO Y MENTA

1 cuña grande de sandía (600 g incluyendo la corteza)
1 pepino
un puñado pequeño de menta fresca

Cortar la pulpa de la sandía en rodajas y licuarla con una licuadora junto con el pepino y la menta.

En ocasiones, debe colarse el zumo antes de tomarlo, porque puede contener pepitas de sandía.

ZUMO DE PIÑA, PEPINO Y JENGIBRE

1 pepino grande
1 rodaja de 5 cm de piña (300 g)
2-3 cm de jengibre fresco

Licuarlo todo con una licuadora y degustar el zumo.

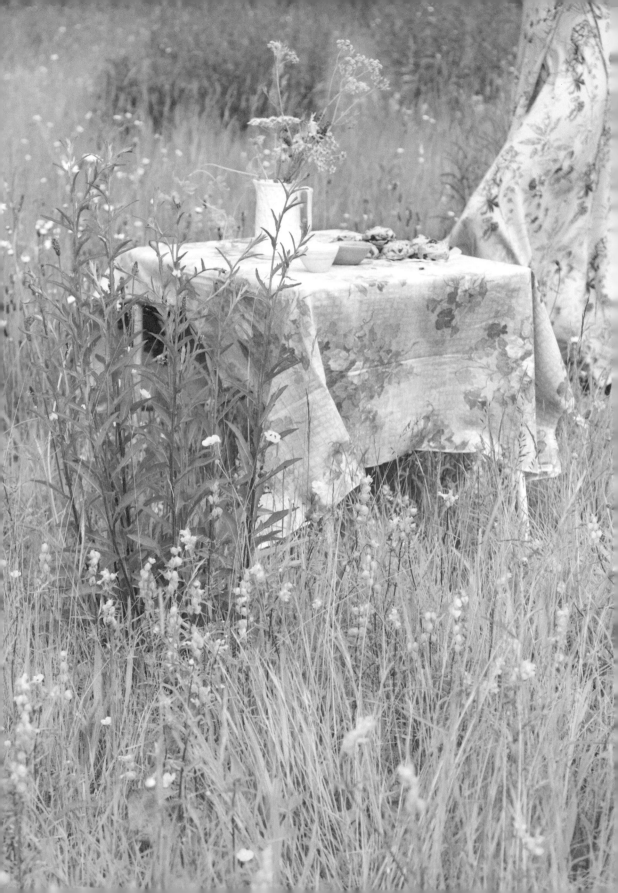

VIVIENDO AL ESTILO DE ELLA

poniéndolo en práctica

Brunch

La cena para invitados perfecta: primer menú

La cena para invitados perfecta: segundo menú

Una cena con las amigas

Pícnics y comida saludable para llevar

Almuerzo dominical

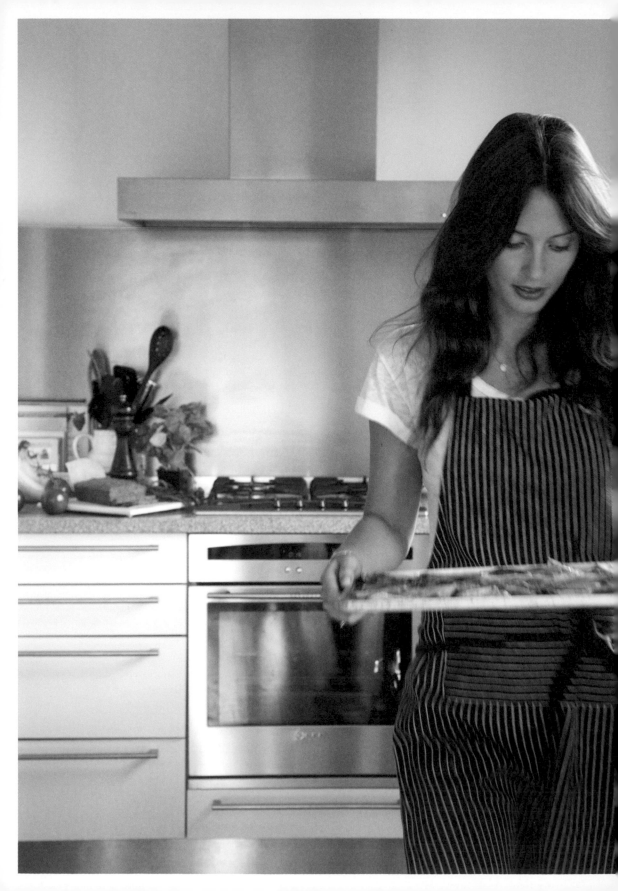

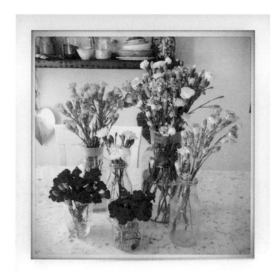

viviendo al estilo de Ella

Espero que las recetas de este libro te den buenas ideas e inspiración para disfrutar de un delicioso (¡y saludable!) estilo de vida. Lo último que deseo enseñarte es cómo combinarlo todo, porque sé que, si se inicia un tipo de alimentación vegetariana, la idea de ofrecer una cena, un almuerzo, un brunch o incluso una comida entre amigas puede llegar a ser algo abrumador si aún no se tienen claros los platos que combinan bien entre sí. Esto me supuso un gran problema cuando empecé, y recuerdo que serví algunos menús confeccionados al azar: todo exquisito, pero no muy coherente que digamos.

Espero que estas ideas te ayuden también con el otro reto que acompaña el hecho de cambiar de dieta, es decir, convencer a los amigos y a la familia de que prueben otros alimentos. Todos sabemos que la comida vegetariana es deliciosa, pero como mucha gente se la imagina aburrida, no siempre tiene la mejor predisposición. Entiendo perfectamente tus temores, porque también supusieron un gran inconveniente para mí, hasta que descubrí que el mejor modo de vencer ese obstáculo es cocinar para todos, pues en cuanto saborean unos brownies de boniato, un curri de coco tailandés o un guacamole, se disipan todas sus ideas preconcebidas y les encantan los demás platos. He podido vivir este fenómeno con mucha gente y es sensacional. Con quienes más disfruto es con los amigos de mi padre, que son tan escépticos que comen antes porque están convencidos de que no les gustará lo que les ofrezca, pero al final acaban encantados, repiten y no paran de preguntar por cada uno de los ingredientes… ¡Es increíble! Eso no significa que vayan a convertirse de la noche a la mañana en veganos que no consumen gluten; no se trata de eso, ni tampoco es nuestra intención. Mi deseo es compartir mi amor por los vegetales para que todo el mundo los consuma un poco más y para que también tú puedas empezar a disfrutar de estas recetas con tus seres queridos.

Lo más fantástico es que ahora a mi familia y mis amigos también les encanta este tipo de alimentación y, aunque ninguno de ellos había comido antes así y fueron necesarios varios meses para que se acostumbraran, ahora lo siguen conmigo o sin mí. Mis padres, mi novio y mis compañeras de piso se preparan smoothies para desayunar casi a diario. Es realmente increíble. Nunca les he dicho que deberían probarlo ni he criticado su alimentación; más bien, se han dado cuenta de que sabe genial y se sienten mucho mejor. Todos consumen carne, lácteos y azúcar además, y no hay ningún problema, porque, como la mayoría de lo que comen está elaborado con lo mejor de mis recetas, logran un gran equilibrio y me siento feliz de poder disfrutar de mi comida con ellos sabiendo que la adoran.

Seguir una dieta vegetariana no significa quedarse aislado socialmente ni sentirse raro y diferente. Las recetas de este libro están pensadas para los amigos y la familia. Yo aconsejo empezar a introducirlas poco a poco. Invítalos a una comida que tenga como plato principal algo a lo que estén acostumbrados y con un aspecto bastante parecido, pero dándole un enfoque saludable. El curri de coco tailandés (*véase la receta en la pág. 120*), el chile de alubias negras y rojas (*véase la receta en la pág. 114*) con arroz integral o el risotto con calabaza violín (*véase la receta en la pág. 54*) son ideales para comenzar.

Como son saciantes y están llenos de sabor, desmontan el mito de que seguir un estilo de vida como éste implica estar a régimen, ya que, por el contrario, su objetivo es disfrutar y sentirse genial. También puedes añadir una porción extra de fruta o verdura en cada comida, como un plátano cortado en rodajas o unas frutas del bosque en el porridge del desayuno, guacamole (*véase la receta en la pág. 159*) o salsa de tomate picante (*véase la receta en la pág. 135*) para acompañar el almuerzo y unas verduritas asadas fáciles (*véase la receta en la pág. 128*) para cenar. Con unos pequeños cambios como éstos, no te abrumará el nuevo modo de vida, sino que te acostumbrarás a comer así y notarás una gran diferencia gracias a los beneficios que obtendrás.

Lo mejor es que, cuanto más cocines de esta manera, más confianza adquirirás y empezarás a descubrir tus propias combinaciones de sabores y tus comidas favoritas. Una vez que lo consigas, podrás crear platos sabiendo que gustarán a los demás y que todo el mundo deseará que lo invites a cenar. Mientras, quiero compartir contigo mis menús preferidos para que puedas preparar auténticos banquetes que harán que tus conocidos comiencen a adorar también los vegetales.

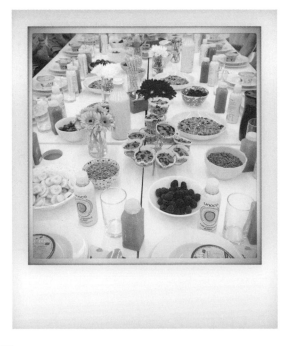

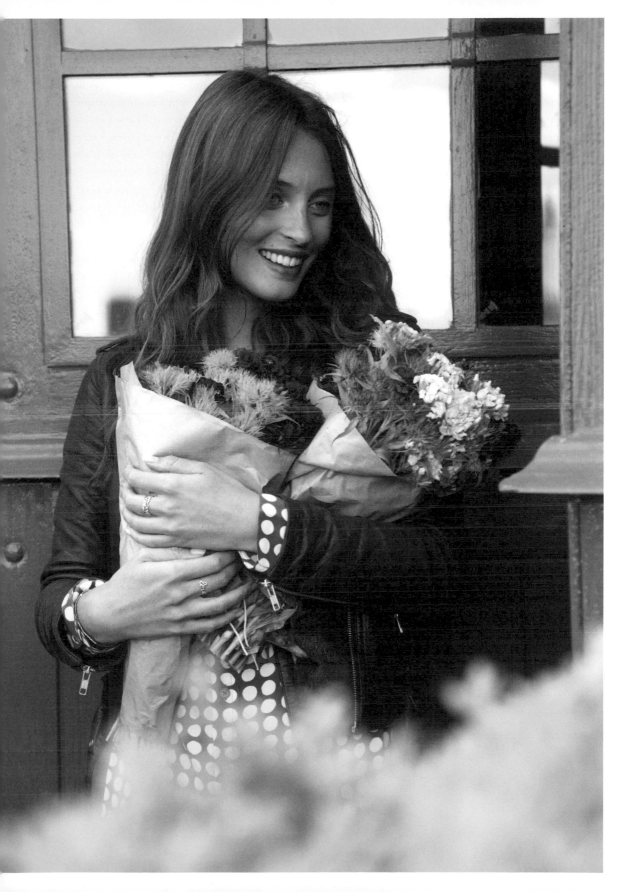

BRUNCH

Sé que la idea de un brunch vegano sin gluten puede sonar algo aburrido, y en el pasado yo habría sido la primera en afirmarlo, pero la verdad es que pueden prepararse platos divinos que sorprenderán a cualquiera. Imagínate lo delicioso que puede ser un crujiente de patatas fritas gigante con unas alubias caseras guisadas con salsa de tomate; un puré de aguacate con un chorrito de zumo de lima y chile en escamas; unas esponjosas tortitas de boniato o unos gofres de plátano con frutas del bosque frescas y sirope de arce, o un puré de manzana aromatizado a la canela de guarnición y fruta fresca. Todo eso no tiene nada de aburrido. Por supuesto, también puedes incluir otros alimentos distintos para contentar a todos tus invitados. Unos huevos revueltos con salchichas van bien con cualquiera de las cosas que he mencionado, así que no te preocupes por si está bien o no añadirlos. Disfruta simplemente de ellos junto con lo mejor de una dieta vegetariana.

Qué necesitas

Alubias guisadas con salsa de tomate (*véase la receta en la pág. 112*)

Crujiente de patatas fritas gigante (*véase la receta en la pág. 130*)

Tortitas de boniato (*véase la receta en la pág. 163*) o gofres (*véase la receta
  en la pág. 183*) con frutas del bosque y sirope de arce

Puré de manzana (*véase la receta en la pág. 19*)

Aguacates para hacer un puré con zumo de lima y chile en escamas

Fruta fresca (por lo general, utilizo frutas del bosque)

Zumo de zanahoria, manzana y jengibre (*véase la receta en la pág. 220*)

Estas recetas juntas crean algo mágico de verdad. Suelo servir lo salado primero, es decir, las alubias guisadas con el puré de aguacate y mi crujiente de patatas fritas gigante cortado en rodajas para repartir entre todos y que uso como tostadas para untar con el aguacate y coronar con las alubias. Además, me gusta mucho añadir un poco de puré de manzana a estos platos para darles un toque dulce y delicioso. A continuación, paso a los dulces, con las tortitas o los gofres con frutas del bosque frescas, una capa de puré de manzana y un chorrito de sirope de arce para finalizar: ¡es exquisito! Y, para beber, acostumbro a preparar unos smoothies o zumos para todo el mundo. Mi favorito para un brunch es el de zanahoria, manzana y jengibre porque combina con todo.

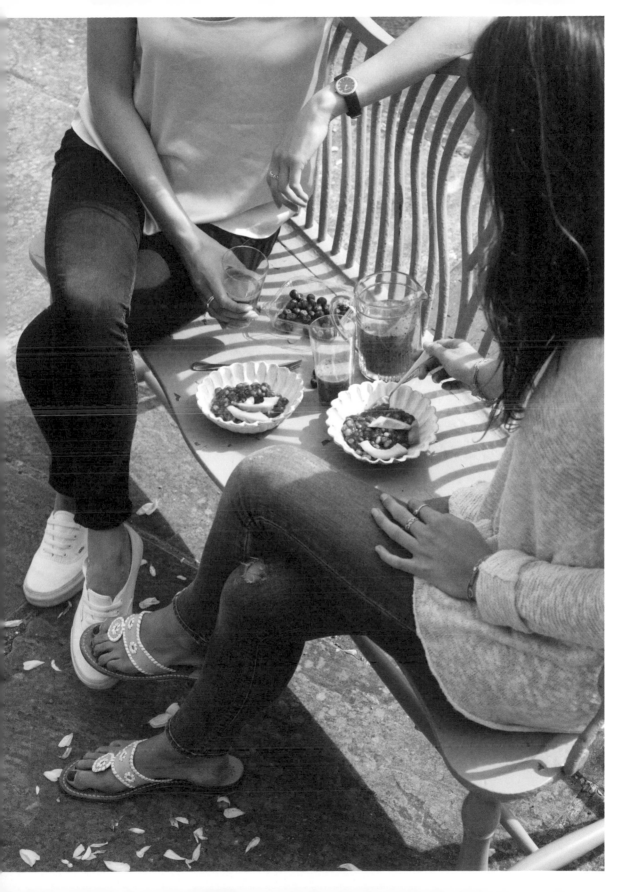

LA CENA PARA INVITADOS PERFECTA: PRIMER MENÚ

Mi cena para invitados favorita es un éxito incluso entre los más escépticos. Me encanta servir un bol de mi hummus de pimiento rojo asado y pimentón con unos crackers supernutritivos para picar, seguido de un carpaccio de remolacha con rúcula y, después, de mi curri tailandés con arroz integral aromatizado con tamari, y unas cuñas de boniato a la canela. Por último, y para postre, llevo a la mesa mi tarta de lima.

Qué necesitas

Hummus de pimiento rojo asado y pimentón (*véase la receta en la pág. 102*)
Crackers supernutritivos (*véase la receta en la pág. 82*)
Carpaccio de remolacha con rúcula (*véase la receta en la pág. 140*)
Curri de coco tailandés con garbanzos (*véase la receta en la pág. 120*)
Cuñas de boniato (*véase la receta en la pág. 132*)
Tarta de lima (*véase la receta en la pág. 196*)

Estaba aterrorizada antes de la primera cena vegetariana que ofrecí. Estaba tan convencida de que mis invitados detestarían la comida que estaba como loca. Por suerte, fue todo un éxito. No quedó nada en los platos y todos estuvieron encantados. Aquello me dio confianza para seguir adelante sabiendo que no estaba chiflada.

Para este menú, puedes seguir unos pequeños pasos que te facilitarán su elaboración. Por ejemplo, yo cocino la remolacha para el carpaccio, la tarta de lima, el hummus y los crackers un día antes, ya que no necesitan estar recién hechos, y así sólo tengo que preparar las cuñas de boniato, el curri o también el hummus el mismo día, pues sólo tardan una hora en estar listos. Por otro lado, corto los boniatos en primer lugar, mientras se cuecen en el horno empiezo con el curri y lo pongo en el fuego. Siguiendo este orden, se consigue acabar de cocinarlo todo para tenerlo caliente y hacer el carpaccio al mismo tiempo.

Me encanta ver cómo los demás se lo comen. Es muy divertido observar hasta qué punto lo saborean, sobre todo cuando no se lo esperan. En este sentido, la tarta de lima es ideal, porque su color es muy distinto del de un postre normal y deja a todo el mundo intrigado. Suelo mantener la lista de ingredientes en secreto y dejo que la prueben primero; cuando veo que les gusta y les revelo que está hecha con aguacates, todos se quedan pasmados. De este modo, no se forman un juicio antes de probarla. Compartir la comida con los amigos y la familia es lo mejor del mundo; es maravilloso sentarse a la mesa de la cocina y charlar de las cosas de la vida mientras se degusta algo exquisito.

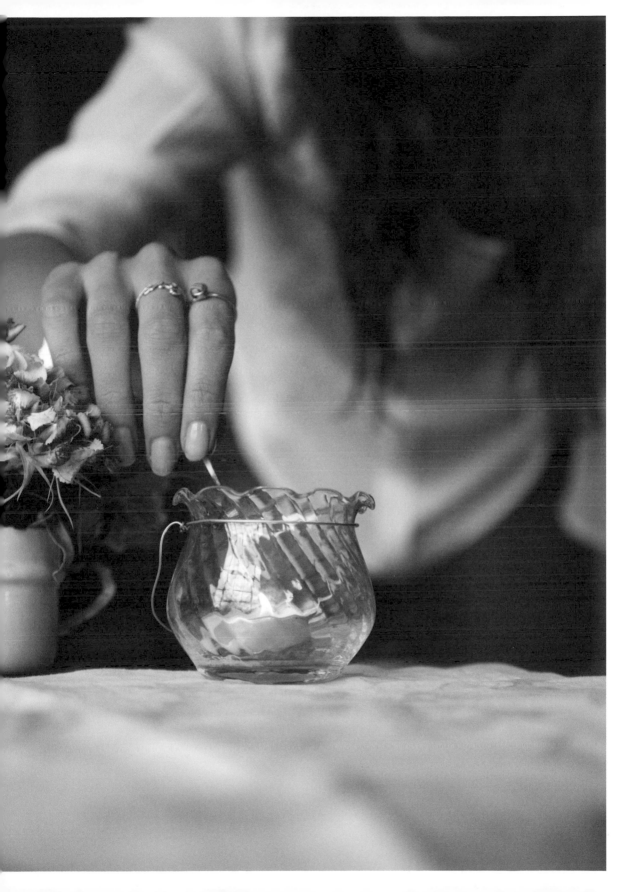

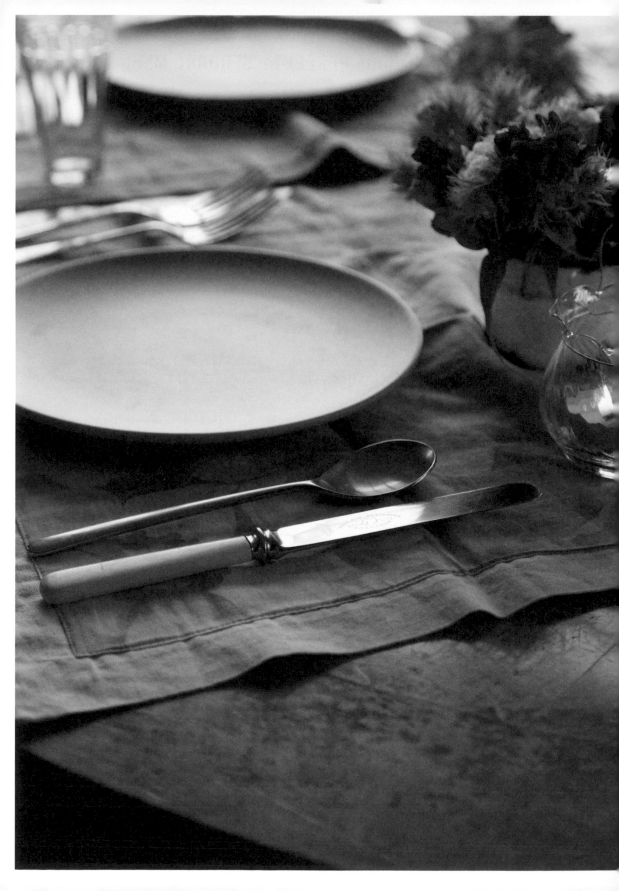

LA CENA PARA INVITADOS PERFECTA: SEGUNDO MENÚ

Si estás pensando en un segundo menú porque a tus invitados les encantó tanto el primero que desean repetir la experiencia, te recomiendo lo siguiente: mi extraordinaria ensalada de zanahoria, anacardos y naranja como entrante, seguida de mi risotto con calabaza violín asada acompañado de brócoli con tahina y mi pastel de chocolate y remolacha con su cremoso glaseado de coco y un poco de helado de plátano de postre.

Qué necesitas

Ensalada de zanahoria, naranja y anacardo (*véase la receta en la pág. 139*)

Risotto con calabaza violín (*véase la receta en la pág. 54*)

Brócoli con aliño de tahina (*véase la receta en la pág. 159*)

Pastel de chocolate y remolacha con glaseado de coco (*véase la receta en la pág. 164*)

Helado de plátano (*véase la receta en la pág. 198*)

Este menú es más rápido de preparar que el de la primera cena, así que, si no dispones de mucho tiempo, te recomiendo probar éste para empezar. No tiene la más mínima importancia, porque ambos son deliciosos.

Una de las mejores cosas de esta comida es que el entrante es muy ligero y deja mucho espacio para el postre, que es mi receta favorita del libro. Además, es divertido ofrecerlo a invitados que no estén acostumbrados a una dieta vegetariana, ya que, al contener remolacha, me encanta sorprenderlos cuando me preguntan por sus ingredientes y ver sus caras de asombro después de explicárselo. La gente nunca espera que un delicioso pastel dulce pueda estar hecho con verduras, y es gracioso enseñarles que es posible elaborar los platos más exquisitos usando sólo productos naturales.

Para preparar esta cena, comienzo con la ensalada de zanahoria, naranja y anacardo, ya que sólo se tarda entre 10 y 15 minutos y, al servirse fría, una vez lista no hay que preocuparse más por ella. A continuación, pongo el risotto en el fuego y, mientras se cuece, preparo el pastel y lo horneo; entretanto, hago el glaseado y el helado y cocino el brócoli. Si lo haces de este modo, podrás recibir a tus invitados con toda tranquilidad mientras la comida acaba de cocinarse.

UNA CENA CON LAS AMIGAS

Cuando ofrezco una cena informal a mis amigas, suelo preparar algo un poco más sencillo que las comidas de las páginas anteriores, ya que no quiero pasarme horas en la cocina. Uno de mis platos favoritos en estos casos es mi pasta con pesto de rúcula y nuez de Brasil, que contiene guisantes, rodajas de calabacín y brócoli. A continuación, preparo una ensalada de brócoli y aguacate para acompañar y termino con unas mousses individuales de mango y anacardo como postre. Puesto que no bebo mucho, en vez de vino sirvo zumo fresco; en una ocasión así, el de piña, pepino y jengibre resulta ideal, pues es muy ligero y refrescante al mismo tiempo que verde y nutritivo.

Qué necesitas

Pasta con pesto de rúcula y nuez de Brasil (*véase la receta en la pág. 86*)
Ensalada de brócoli y aguacate (*véase la receta en la pág. 148*)
Mousse de mango y anacardo (*véase la receta en la pág. 184*)
Zumo de piña, pepino y jengibre (*véase la receta en la pág. 223*)

Me encanta este menú, porque no ofrece ninguna complicación y es muy rápido de preparar, ya que está listo en menos de media hora. Además, todos los ingredientes pueden encontrarse en cualquier supermercado; no se necesita nada específico de una tienda de productos dietéticos en lo que se deba pensar antes. También es una comida muy fácil de cocinar, pues, en definitiva, lo único que se debe hacer es preparar el pesto, cocer el brócoli y triturar los mangos, lo cual es genial, porque significa que se dispone de más tiempo para charlar con las amigas cuando llegan. Y, por si fuera poco, como ofrece un aspecto de lo más delicioso e impresionante, te sentirás como la reina de las anfitrionas.

Este menú presenta un equilibrio perfecto entre lo que es saludable y nutritivo. Como contiene muchos ingredientes verdes, desde la rúcula, los guisantes y el brócoli de la pasta hasta el aguacate y el brócoli de la ensalada o el pepino del zumo, una se siente fenomenal al terminar. Además, me encanta pensar que les he dado a mis invitadas una gran dosis de vitaminas y minerales. Lo mejor es que todos los anteriores ingredientes se sirven de un modo que parecen alimentos «normales» y nadie se da cuenta de lo sano que es cada plato, porque en ningún caso tienen una apariencia intimidatoriamente saludable. Por el contrario, todo es tónico y reparador de una manera que gusta y complace a todo el mundo. Así pues, ofrece una ocasión ideal para introducir a las amigas en el mundo de la cocina sana, y estoy convencida de que les encantará y desearán repetir la experiencia.

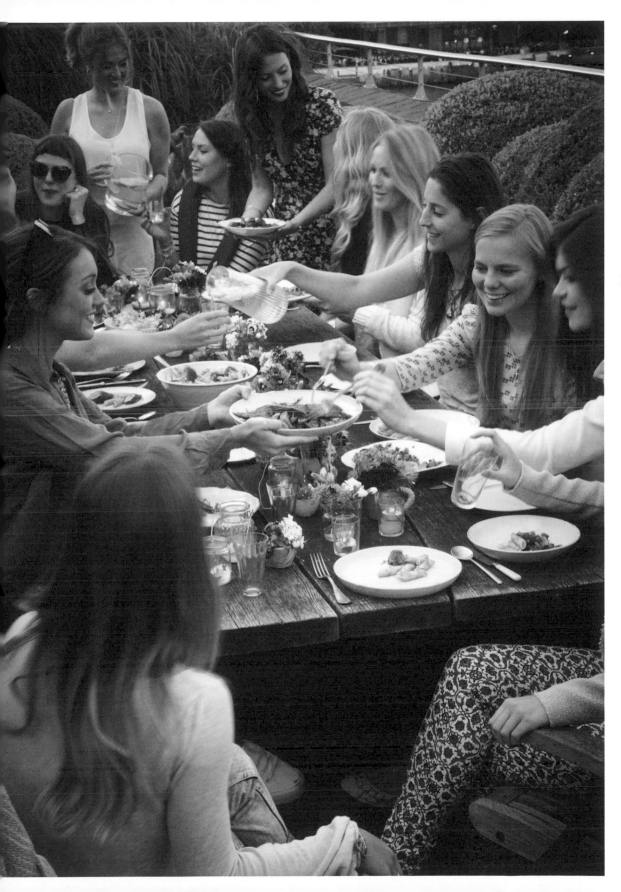

PÍCNICS Y COMIDA SALUDABLE PARA LLEVAR

Este libro ofrece innumerables ideas si deseas preparar un sensacional y variado pícnic para un almuerzo en verano. Para ello, me encantan unos rollitos de pepino y aguacate, una ensalada de col rizada marinada con granadas, un poco de tabulé de quinua, unos tarros de guacamole y de hummus de pimiento rojo asado, más unas crudités para mojar. De postre, suelo poner cosas fáciles de llevar, como unos muffins de arándano y unas bolitas energéticas de almendra y chía para que haya algo de fruta y chocolate que contente a todos.

Para beber, me gusta preparar unas jarras grandes de un zumo refrescante como el de pepino, pera y menta o el de zanahoria, manzana y jengibre. En mi opinión, éstos son más adecuados que los smoothies, y además prefiero cosas más ligeras en estos casos, ya que dejan más espacio para otros alimentos deliciosos. Por último, te aconsejo poner mucho hielo en el zumo para que se mantenga fresco durante el viaje, pues no sabe tan bien si está caliente.

Qué necesitas

Rollitos de pepino y aguacate
(*véase la receta en la pág. 136*)

Ensalada de col rizada marinada
(*véase la receta en la pág. 159*)

Tabulé de quinua (*véase la receta en la pág. 46*)

Guacamole clásico
(*véase la receta en la pág. 159*)

Hummus de pimiento rojo asado y pimentón (*véase la receta en la pág. 102*) con crudités

Muffins de arándano (*véase la receta en la pág. 184*)

Bolitas energéticas de almendra y chía (*véase la receta en la pág. 72*)

Zumo de pepino, pera y menta
(*véase la receta en la pág. 220*)
o zumo de zanahoria, manzana y jengibre (*véase la receta en la pág. 220*)

La comida para ir de pícnic es divertida, y me encanta porque ofrece una ocasión fantástica para compartir los alimentos con los amigos y probar un poco de todo. Además, resulta ideal para introducir a las amistades y la familia en la alimentación saludable, ya que permite degustar un poco de cada plato y, como hay tanto donde elegir, no importa si no les gusta alguno.

Las recetas que propongo son muy fáciles de transportar. Yo lo pongo todo en táperes individuales y así se mantiene fresco hasta el momento de comer. Como se trata de comida que sabe igual de bien horas después de prepararla, no es necesario consumirla enseguida.

Todos los platos que sugiero para un pícnic son también perfectos para llevártelos al trabajo. Yo suelo cocinar muchos el domingo y los conservo en el frigorífico, así, por la mañana, puedo poner unas cucharadas de cada en un táper y tener listo un delicioso almuerzo con el que evitar sentirme hambrienta. Esto es muy importante si deseas comer bien y no quieres picar productos azucarados en la oficina, ya que, si no estás satisfecho con la comida, resulta casi imposible resistirte a la tentación.

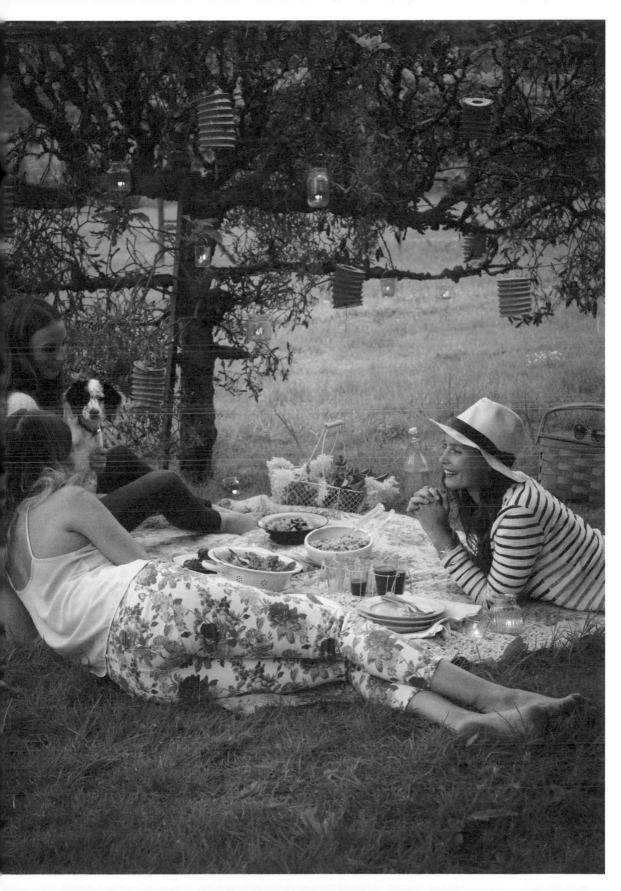

ALMUERZO DOMINICAL

El último menú para el que deseo darte algunas ideas es el de un almuerzo dominical, pues soy consciente de que se trata de una gran tradición del fin de semana. En estas ocasiones, me encanta servir las patatas asadas con romero y tomillo, las verduritas asadas fáciles, los champiñones rellenos con piñones y tomates secos y la ensalada de col rizada marinada como guarnición, para obtener lo mejor de las verduras.

Y, de postre, nada mejor que un crumble, como el de manzana y mora, con helado de plátano: ¡es fantástico!

Qué necesitas

Patatas asadas al punto (*véase la receta en la pág. 132*)

Verduritas asadas fáciles (*véase la receta en la pág. 128*)

Champiñones rellenos (*véase la receta en la pág. 150*)

Ensalada de col rizada marinada (*véase la receta en la pág. 153*)

Crumble de manzana y mora (*véase la receta en la pág. 189*)

Helado de plátano (*véase la receta en la pág. 198*)

Sé que un almuerzo dominical vegetariano es algo poco convencional, pero te prometo que sabe mejor que cualquier otro. Cada uno de los platos es delicioso y tan rico en aromas que te hará de lo más feliz. Además, como juntos son muy saciantes, no creo que eches mucho de menos la carne.

No obstante, si tú u otros miembros de tu familia no estáis preparados para prescindir de ella, siempre puedes cocinar un poco para satisfacer a todo el mundo. Es lo que hago yo y me va muy bien. Mi madre es vegetariana y come exactamente lo mismo que yo, pero como a los demás les gusta tomar carne de vez en cuando, preparamos algunas de mis guarniciones con un pollo asado o un filete de ternera. Todos nos beneficiamos de lo mejor de los vegetales y los platos se parecen bastante, así que no me siento extraña ni aislada por seguir este tipo de alimentación. Es un aspecto importante si tienes la intención de adoptarlo. Este menú es tan bueno que los últimos años lo hemos usado para el día de Navidad y es un éxito con todas nuestras amistades y parientes; estoy convencida de que a tu familia también le encantará.

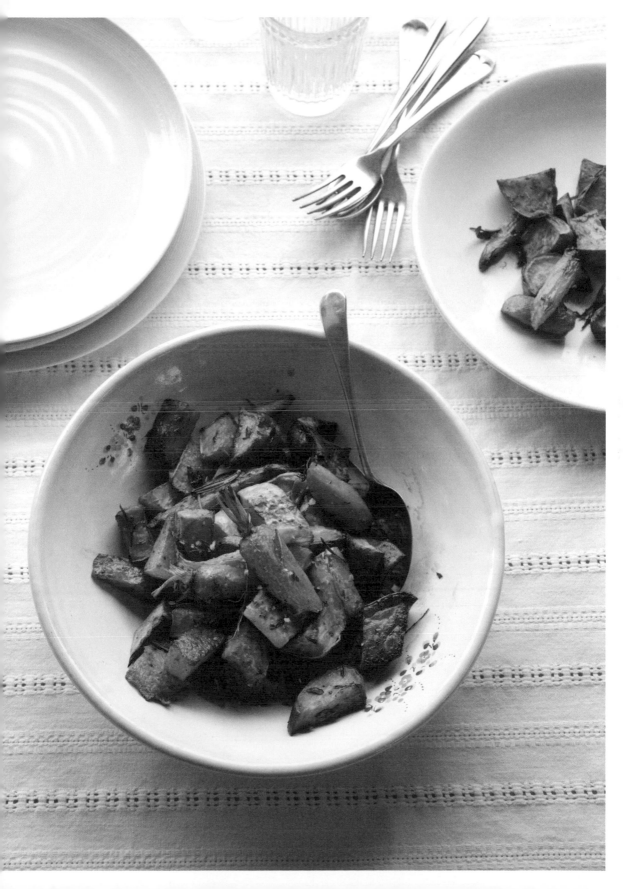

RECURSOS

TIENDAS ONLINE

Goodnessdirect.com — Venden absolutamente de todo y lo entregan a domicilio, lo que es genial para organizarse y tener todo lo que se necesita en cada momento a fin de comer alimentos deliciosos y saludables.

Planetorganic.com — Es la versión en línea de la tienda del mismo nombre; un gran sitio para proveerse de los productos más nutritivos.

Amazon — Sé que es como una claudicación, pero está muy bien para comprar artículos a granel a unos precios sensacionales. Yo realizo pedidos importantes cada pocos meses y así siempre tengo la despensa llena.

También puedes adquirir productos ecológicos y a granel en las siguientes páginas web:

ecoalgrano.com

ecologgi.com

ecoveritas.es

enterbio.es

frutossecosylegumbres.com

granel.cat

SITIOS WEB FAVORITOS

Éstos son tres de los mejores blogs donde encontrar la inspiración:

Greenkitchenstories.com

Mynewroots.org

Sproutedkitchen.com

Mi otro sitio preferido es Mind Body Green, que reúne una colección de artículos centrados en la salud, la alimentación y el bienestar; es muy inspirador y ofrece una gran cantidad de información útil.

Mindbodygreen.com

LIBROS FAVORITOS

Crazy Sexy Diet, de Kris Carr, el primer libro que leí sobre el tema y el que más me inspiró. La autora narra la historia sobre cómo logró vencer su cáncer inoperable gracias a la dieta;

realmente excepcional, de lectura fácil y muy positivo.

El método CLEAN para el intestino, del doctor Alejandro Junger, un libro fascinante escrito por un médico desilusionado con la medicina moderna, que habla de cómo deberíamos tratar nuestro cuerpo por medio de una dieta sana y un estilo de vida que optimice la salud. También fácil de leer y muy interesante.

El estudio de China, del doctor T. Colin Campbell, un libro más científico y, por tanto, de lectura no tan fácil, más para profundizar pero muy recomendable. Detalla el mayor estudio sobre nutrición que se ha realizado y sus resultados. Cambió del todo mi perspectiva en cuanto a la alimentación y me ayudó a entender por qué necesitaba comer como lo hago ahora.

The Blood Sugar Solution, del doctor Mark Hyman, menos «radical» que los demás, ofrece una visión muy comprensible y directa de cómo limpiar tu dieta. Muy útil si estás empezando a familiarizarte con una alimentación saludable.

Ultrametabolismo: las siete causas fundamentales de la obesidad, del doctor Mark Hyman, parecido al anterior y muy aconsejable por las mismas razones; presenta un nuevo enfoque sobre cómo funciona nuestro metabolismo, poniendo de manifiesto que no todas las calorías son iguales.

Solución detox para la belleza natural, de Kimberly Snyder, libro encantador y muy fácil de leer que explica cómo la energía necesita ser liberada de nuestro sistema digestivo para lograr una salud y una belleza óptimas, y en qué sentido puede ayudarnos una dieta vegetariana.

Mind Over Medicine, de Lissa Rankin, extraordinario; trata del poder que tiene la mente y de su importancia en un proceso de curación. Si estás luchando contra una enfermedad, te lo recomiendo encarecidamente; a mí me ayudó de verdad.

MIS ELECTRODOMÉSTICOS

Robots de cocina Magimix – Son los mejores que conozco, una inversión para toda la vida y muy útiles, puesto que permiten hacer de todo.

Batidoras Vitamix – Son bastante caras, pero si se emplean a diario, salen a cuenta porque son fantásticas.

Batidoras Philips – Si buscas una más barata, las de la marca Philips son muy buenas y harán todo lo que necesites. Pueden parecerte todavía un poco caras, pero las que cuestan menos no son tan potentes y no siempre consiguen triturarlo todo y convertirlo en una mezcla cremosa y sin grumos.

Licuadoras Magimix y Sage – Ambas son excelentes y fáciles de limpiar.

Rallador de verduras en espiral Spiralizer – Es el que utilizo; puede comprarse en Amazon y es estupendo: unos fideos de calabacín te cambian la vida.

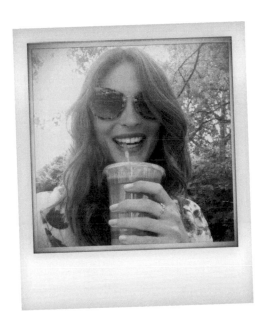

PREGUNTAS FRECUENTES

Como éstas son las preguntas que me formulan a diario, pensé que sería útil compartir mis respuestas en este apartado. Espero que te ofrezcan la oportunidad de comprender mejor mi estilo de vida y que te animen a seguirlo.

¿CÓMO EMPIEZO?

Creo que se trata de comenzar poco a poco, de modo que la dieta se vaya convirtiendo gradualmente en una parte natural de la rutina o incluso en una manera de vivir. Con un simple cambio al día, como añadir una ración de fruta o de verdura, ya se gana mucho; por ejemplo, unas cuñas de boniato o un guacamole son deliciosos y geniales para empezar. Prepararte un smoothie por la mañana también es maravilloso, ya que permite iniciar la jornada con buen pie, al mismo tiempo que proporciona un alto valor nutritivo y mucha energía. Aplicar unos pequeños cambios a la semana durante unos pocos meses conllevará otros mucho mayores sin sentirte abrumada por ello.

¿DE QUÉ DEBERÍA COMER MENOS?

Como seres humanos, todos somos diferentes, queremos y necesitamos cosas distintas, y lo mejor que se puede hacer es escuchar al cuerpo. No obstante, hay alimentos que no son buenos para nadie y que deberíamos intentar comer menos, en especial el azúcar refinado, los productos industriales, los aditivos y los conservantes, el gluten y los lácteos. Abandonar este tipo de comida te ayudará a sentirte y verte como nunca. Además, te prometo que lo que tomarás seguirá sabiendo bien. En cuanto a los huevos, la carne y el pescado, opino que tendríamos que comer menos, porque nos hacen sentir pesados, ya que son más ácidos y difíciles de digerir. Una vez dicho esto, debes hacer lo que sea más adecuado para ti. Yo me encuentro un millón de veces mejor sin ellos, pero si deseas incluirlos en tu dieta, no hay ningún problema, sólo fíjate de dónde proceden e intenta hacer una comida vegetariana una vez al día.

¿DEBO SEGUIR UNA DIETA VEGETARIANA ESTRICTA PARA OBTENER SUS BENEFICIOS?

En absoluto. Con cualquier cambio, por pequeño que sea, notarás la diferencia; no es necesario seguir nada a rajatabla, sino adaptarlo a uno mismo. Mi consejo es procurar comer de esta manera por lo menos la mitad de las veces, tanto en casa como en el trabajo, es decir, los desayunos entre semana, los almuerzos en la oficina o cuando estés sola. Después, si sales a cenar fuera con los amigos, disfruta de la comida, pide la mejor pizza o tarta de chocolate y degústalas. Nos hemos acostumbrado tanto a las versiones malas de estos platos que pienso que, por el contrario, deberíamos empezar a comer para alimentarnos y sentirnos bien y gozar de la comida por su sabor y no por la comodidad. No te culpabilices si sales y tomas otras cosas, porque no estamos hablando de ninguna dieta ni se trata de una situación de todo o nada, sino de amar tu cuerpo y, si ello incluye una tarta de chocolate y pizza una vez a la semana, no pasa nada.

¿COMES ASÍ SIEMPRE?

Sí, pero en mi caso se trata de un acto deliberado, ya que este modo de comer me permitió curarme y recuperarme de mi enfermedad. Sin embargo, eso no quiere decir que tú tengas que comer igual ni voy a juzgarte si no lo haces; cada uno debe hacer lo que le parezca oportuno para estar feliz y sano.

¿CUENTAS LAS CALORÍAS?

No, nunca. Yo creo en contar el valor nutritivo, no las calorías. Si se consumen alimentos naturales, no se necesita pensar en ellas y dejan de tener importancia. Piensa, en cambio, en la cantidad de vitaminas y minerales que estás tomando. Además, no todas las calorías se crean de la misma forma; por ejemplo, un aguacate no tiene nada que ver con una chocolatina, aunque puedan aportar más o menos las mismas calorías. El primero ofrece unos nutrientes fantásticos que alimentan el cuerpo, tonifican la piel y nos hacen sentir felices y, al ser mucho más fácil de digerir, también proporciona una energía increíble.

¿CÓMO PUEDO COMER ASÍ SIN GASTAR DEMASIADO?

Existe la creencia de que comer sano tiene que ser caro por fuerza, pero te prometo que no es cierto. De hecho, gasto menos ahora que antes, porque lo que consumo a diario es francamente barato, como las verduras, los cereales y las legumbres de temporada. Por ejemplo, un arroz integral con alubias negras, un poco de tamari, concentrado de tomate y aguacate es muy económico, además de exquisito y supernutritivo. Es fundamental no dejarse engañar por los productos sin gluten de los supermercados, pues cuestan un ojo de la cara y pueden contener mucha porquería. También es importante comer alimentos de temporada, ya que unos mangos o unas piñas siempre valdrán más que unas zanahorias o unas remolachas en invierno; igualmente, las frutas del bosque deben comprarse frescas sólo en verano, puesto que en otras épocas del año te costarán una fortuna y son insípidas (en invierno, opta por las congeladas). Lo que sí resulta más caro y no se puede evitar es cocinar al horno, y también el hecho de que usamos ingredientes integrales y nutritivos que simplemente valen más. De todos modos, se compensa si sólo se usa el horno una vez a la semana y también se ahorra mucho dinero al no comprar chocolatinas ni aperitivos cuando se está fuera de casa.

¿CÓMO ME LAS APAÑO PARA COMER FUERA DE CASA?

Mi respuesta es muy aburrida, pero para comer sano cuando se está ocupada fuera del domicilio hay que organizarse. Todos los domingos, me paso un par de horas preparando platos que me ayudarán a estar en forma durante la semana. Mis alimentos básicos son los cereales (arroz integral, quinua o trigo sarraceno), las cuñas de boniato a la canela y el pimentón, las lentejas, mucho hummus casero y mi ensalada de col rizada marinada. También compro algunos ingredientes frescos como aguacates, pepinos, rúcula, aceitunas y tomates. Así, por la mañana, lleno un táper con una combinación de todo ello y en sólo cinco minutos tengo listo un almuerzo mucho más divertido y que me da la energía necesaria para aguantar el bajón de media tarde y, además, sale mucho más barato que comprarlo fuera. Como tentempié, suelo tomar mis bolitas energéticas, mis crackers y hummus con crudités o tortitas de arroz; una vez más, no hace falta mucho tiempo para preparar todo esto, y te ayudará a sentirte genial durante todo el día.

¿QUÉ HAGO SI ESTOY REALMENTE OCUPADA Y NO TENGO TIEMPO PARA COCINAR TODA ESTA COMIDA?

Es importante encontrar el tiempo. Comprendo muy bien que cuando se está muy ocupada puede parecer que es imposible llevar una vida sana, pero todos podemos sacrificar algo para disponer de dos horas un día a la semana para cocinar todo lo necesario para estar en forma. Si lo consigues, sólo te harán falta de cinco a diez minutos los demás días para prepararte algo delicioso. Créeme si te digo que vale la pena, porque se nota la diferencia de verdad.

¿QUÉ HACES CUANDO COMES FUERA CON LAS AMIGAS? ¿TE SIENTES INCÓMODA?

Al principio, salir a comer con las amigas fue algo realmente difícil para mí; quizá éste fue el mayor obstáculo que tuve que vencer al cambiar de dieta. Es duro sentirse diferente de los demás, y aún más si te preocupa lo que puedan pensar de ti. Me hicieron falta unos seis meses para adaptarme y aceptarlo. Una vez que se entiende por qué se actúa de este modo, resulta más fácil explicarlo.

También es importante explicar a tus acompañantes que no los estás juzgando, sino que has elegido este estilo de vida simplemente porque te hace sentir genial, más feliz y contenta. Una de las primeras cosas que hice para vencer la incomodidad de ser distinta fue invitar a mis amigas a mi casa para que probaran la comida que estaba experimentando, con el fin de que pudieran ver lo deliciosa que era, y les encantó. Ahora todo es más fácil, porque muchas de ellas la han adoptado y han incorporado aspectos de mi dieta en sus vidas. Cuando como fuera, llamo primero al restaurante y los aviso; de este modo, no monto el numerito al llegar y puedo pedir todas las guarniciones del menú, lo que significa que me suelen traer un hermoso plato con patatas y verduras asadas y espinacas salteadas, todo ello de lo más delicioso. Hay que aceptar que no será la cena de tu vida, pero podrás comer y disfrutar de la compañía de tus amistades.

¿«HACES TRAMPAS» ALGUNA VEZ Y COMES «MAL»?

Es una pregunta que me hacen siempre, y la respuesta es «no», no porque sea una aburrida, sino porque no quiero. En mi caso, no se trata de una dieta, sino de un estilo de vida que me encanta. A veces tengo ganas de tomar algo dulce, pero prefiero unos brownies de boniato o unos dátiles con manteca de almendra que unos caramelos. Hacen falta varios meses para que las papilas gustativas se adapten y esta nueva manera de comer pase a formar parte de tu vida, pero cuando lo consigas, no pensarás en «hacer trampas» y, como te sentirás tan bien, te parecerá que la otra comida es una porquería y no te apetecerá en absoluto.

¿QUÉ UTILIZAS PARA SUSTITUIR EL AZÚCAR?

Se trata de un tema muy complicado y existen cientos de argumentos a favor y en contra de cualquier alimento azucarado. Todo el mundo está de acuerdo en que el azúcar refinado es malo, ya que es inflamatorio y afecta negativamente a los niveles de glucemia, pero no en lo demás, así que

cada cual debe encontrar lo que le vaya bien. Yo uso sirope de arce o de dátiles y miel en todas mis recetas y en coberturas para postres como tortitas o porridge. Estos edulcorantes son cien por cien naturales, contienen vitaminas y minerales y no influyen en la glucemia como el azúcar blanco. Sin embargo, no los consumo a diario, sino quizá un par de veces a la semana. También es cierto que ahora no me apetece tanto comer cosas endulzadas, pero cuando empecé con este estilo de vida y me estaba acostumbrando a no tomar azúcar refinado, los empleaba al menos una vez al día.

¿DEBO LIMITAR EL CONSUMO DE FRUTA?

Yo no me impongo restricciones en la comida, sino que tomo frutas, verduras, cereales, semillas, frutos secos, legumbres, etc., en cualquier momento y en la cantidad que deseo. Para mí, las normas en este estilo de vida crean demasiados límites, y no me gusta. Las frutas contienen azúcar, pero es natural y no incide en la glucosa en la sangre; en cambio, ofrecen un elevado valor nutritivo, que es necesario para nuestro organismo. A mí me van muy bien y me encantan: son unos auténticos dulces de la naturaleza. Sin embargo, hay quien opina que consumir demasiada fruta le provoca dolor de estómago; así pues, debes escuchar a tu cuerpo: si te hacen sentir bien, inclúyelas en tu dieta sin moderación; de lo contrario, disfruta de una o dos piezas al día.

¿QUÉ HACES CUANDO VIAJAS?

Cuando paso unos días fuera, llevo siempre conmigo una pequeña batidora de viaje. Es un poco penoso, pero se nota la diferencia. Al llegar a mi destino, compro algo de fruta, verduras y frutos secos y así puedo triturarlos por la mañana. De este modo, aunque cueste encontrar buena comida durante el resto del día, sé que ya me he tomado dos o tres raciones realmente nutritivas, y eso me hace sentir genial. También me llevo pan, por lo general, uno de arroz integral y semillas de girasol de una marca llamada Biona para poder comer unas rebanadas con un aguacate o un plátano chafados en caso de que no encuentre nada más. Y, por último, para no quedarme hambrienta, incluyo unos aperitivos, como unas barritas de dátiles, frutos secos y granola y unos crackers.

¿QUÉ PLATOS COMES EN UN DÍA NORMAL?

Cada día es distinto, e intento combinar mis comidas para obtener una gran variedad de vitaminas y minerales. Empiezo el día con un smoothie, y el almuerzo es una mezcla de lo que preparo para la semana y así lo tengo listo en cinco minutos; puede ser un poco de arroz integral con col rizada marinada, puré de aguacate, lentejas y boniatos. Para la cena soy más creativa y paso más tiempo en la cocina: suelo hacer un curri, un risotto o un salteado, ya que me gusta tomar algo reconfortante después de un día de trabajo.
Lo que como para picar es muy sencillo: si estoy fuera, me compro un zumo recién hecho o me llevo unos frutos secos variados o un par de bolitas energéticas; si estoy en casa, me decanto más por un hummus casero con crudités o tortitas de arroz.

¿CÓMO PUEDO COMER SUFICIENTES PROTEÍNAS CON UNA DIETA VEGETARIANA?

Si no se comen productos de origen animal, debe tenerse en cuenta la ingesta de proteínas. Una vez dicho esto, es muy fácil obtenerlas, pues se encuentran en muchos alimentos. Yo incluyo una fuente de ellas en todas las comidas y así mantengo bajo control mis niveles de azúcar en sangre y mi energía. Las mejores proteínas de origen vegetal son todas las legumbres (alubias, garbanzos, lentejas, etc.), la quinua, las verduras de hoja verde oscura (col rizada o espinacas), los frutos secos y las semillas, el cáñamo (en polvo o en semillas) y la espirulina. La mayoría de las verduras también contienen proteínas; un aguacate, por ejemplo, ofrece unos diez gramos de proteína, una taza de brócoli, cinco, y la misma cantidad de guisantes, diez. Por tanto, no es complicado tomar muchas proteínas; sólo hay que tener presente que se deben incluir estos alimentos en la dieta. En mi caso, suelo consumir manteca de almendra, espirulina y cáñamo en polvo en mi smoothie de la mañana, mis tentempiés siempre contienen frutos secos y semillas, y mis almuerzos y cenas reúnen una mezcla de las demás fuentes.

¿CUÁLES SON LAS MEJORES FUENTES DE CALCIO DE ORIGEN VEGETAL?

A mucha gente le preocupa el hecho de que, si deja de consumir lácteos, puede tener déficit de calcio. En cambio, es muy fácil tomarlo en cantidad, sólo se debe saber dónde encontrarlo, como sucede con las proteínas. Según numerosos estudios, las fuentes de calcio de origen vegetal son incluso más beneficiosas para nosotros, pues, al no ser ácidas, el mineral se queda en los huesos en vez de pasar a la sangre y alcalinizar el cuerpo. Las mejores son las semillas de sésamo y la tahina, las semillas de girasol, el cáñamo (en semillas o en polvo), las almendras y la manteca de almendra, las nueces de Brasil, la col rizada, la rúcula, el brócoli, el hinojo, los higos, las naranjas y las alubias. Como todos estos alimentos son deliciosos, no te costará añadirlos a tu dieta.

¿CUÁLES SON LAS MEJORES FUENTES DE HIERRO DE ORIGEN VEGETAL?

El hierro es un nutriente esencial del que mucha gente, tanto los vegetarianos como los consumidores de carne, tienen cierto déficit, y es muy importante, porque permite transportar el oxígeno por el cuerpo y nos proporciona energía. Por tanto, si te sientes agotada, prueba a añadir más alimentos que lo contengan en tu dieta. Las mejores fuentes de origen vegetal son: todas las legumbres (lentejas, garbanzos, alubias), las espinacas, la col rizada, las acelgas, la espirulina, la quinua, la remolacha, el brócoli, los guisantes, las semillas de sésamo y la tahina, las semillas de girasol y de calabaza, los anacardos, las almendras, los dátiles y las pasas. Combinar alimentos ricos en hierro con otros ricos en vitamina C es una gran idea, pues esta última aumenta la capacidad del organismo para absorberlo.

¿QUÉ OPINAS DE LOS ALIMENTOS BIOLÓGICOS?

Creo que una no debe fijarse sólo en si se trata de comida biológica o no, sino que lo principal es que sea natural y nutritiva. Como la primera es más cara, si se sale de tu presupuesto, no te preocupes, porque es mucho mejor comer verdura no biológica que no probarla. Personalmente, intento comprar los «doce alimentos sucios» de origen biológico, ya que son las frutas y verduras que absorben más productos químicos del suelo, así que si tienes la intención de pasarte a lo ecológico, empieza por los ingredientes de la siguiente lista: manzanas, fresas, uva, apio, melocotones, espinacas, pimientos, nectarinas, pepinos, patatas, tomates y chiles jalapeños. Por otro lado, no debes preocuparte tanto de los «quince alimentos limpios», es decir, las frutas y verduras que absorben menos pesticidas. Éstos incluyen las setas, los boniatos, los melones, los pomelos, los kiwis, las berenjenas, los espárragos, los mangos, las papayas, los guisantes, las coles, los aguacates, las piñas, las cebollas y el maíz dulce.

¿QUÉ OPINAS DE LA ALIMENTACIÓN DISOCIADA, LAS DIETAS CRUDAS, A BASE DE ZUMOS, ETC.?

Pienso que siempre existe el peligro de exagerar con la comida saludable; debe ser una experiencia divertida, no pesada. Sé que mucha gente puede pensar que mi alimentación es restrictiva, y de algún modo lo es, porque no como muchos de los grupos de alimentos que conforman una dieta típica occidental. Sin embargo, yo no lo considero así en absoluto, ya que puedo consumir cualquier fruta, verdura, frutos secos, semillas o cereales en cualquier momento y con cualquier cosa; esto es muy importante para mí, porque hace que me guste mi manera de comer. Probé una dieta cruda y la alimentación disociada durante unas semanas y, para ser sincera, acabé odiándolas. Las encontraba demasiado limitadoras, no me sentía mejor y las comidas no me entusiasmaban. No obstante, como todos somos diferentes, si te hacen sentir bien, adelante. Del mismo modo, las dietas desintoxicantes a base de zumos son un tema delicado. Sé que son muy populares en la actualidad, pero opino que hay que ir con cuidado con ellas. Los zumos son geniales, ya que proporcionan al cuerpo todo su valor nutritivo, vitaminas y minerales. Sin embargo, yo recomendaría tomar uno al día en lugar de desintoxicarte durante tres días alimentándote sólo de ellos, porque puedes sentirte hambrienta y de mal humor. Es preferible hacer una cura de líquidos, es decir, de zumos, smoothies y sopas; así no pasarás hambre y estarás contenta, al mismo tiempo que te nutrirás de un modo excelente y darás un descanso a tu sistema digestivo para dejarlo como nuevo.

¿TOMAS ALGÚN SUPLEMENTO?

Cuando estaba enferma, me visitó un gran naturópata en la Hale Clinic, que comprobó todos mis síntomas, me hizo pruebas para ver cómo funcionaban distintas partes de mi cuerpo y me recetó un tratamiento de tres meses a base de suplementos que hizo maravillas y me ayudó a vencer la enfermedad. Ahora ya no los utilizo, pero sí tomo espirulina a diario y noto que me aporta mucha energía. Dado que los suplementos son una cosa muy personal y cada uno necesita algo especial, recomiendo consultar con un naturópata para obtener consejo profesional.

¿PUEDO PERDER PESO COMIENDO DE ESTA MANERA?

Por supuesto. Seguir una dieta basada en vegetales y alimentos integrales es un fantástico modo de alcanzar tu peso ideal. Suprimiendo el gluten, el azúcar refinado, los productos industriales y los de origen animal, tu sistema digestivo funcionará un millón de veces mejor y ello te permitirá perder peso. Sin embargo, no te fijes en las calorías ni en las grasas; toma tres comidas al día que tengan un alto valor nutritivo y verás los resultados en la ropa, en tu piel y en lo bien que te sientes.

¿PUEDO GANAR PESO COMIENDO DE ESTA MANERA?

Sí. Si deseas ganar peso, también puedes conseguirlo de una forma sana con una dieta vegetariana. Debes comer grandes raciones, porque, dado que este tipo de alimentos son muy fáciles de digerir, los necesitarás en cantidades superiores. Recomiendo los siguientes en todas las comidas: grasas saludables (aguacates, aceite de coco, frutos secos y sus mantecas, semillas y aceite de oliva), frutas y verduras con almidón (boniatos, zanahorias, calabaza, remolacha, plátanos y mangos), cereales (arroz integral, trigo sarraceno y quinua) y legumbres (garbanzos, alubias y lentejas). Si consumes una buena mezcla de todos ellos en dosis importantes por lo menos tres veces al día, tu cuerpo podrá ganar peso. Además, toma cosas para picar, como tortitas de arroz con manteca de frutos secos y plátanos, bolitas energéticas, hummus y crackers o dátiles y fruta seca dos o tres veces al día.

¿BEBES ALCOHOL?

Cuando estaba muy enferma, dejé de beber y no tomé ni una gota de alcohol durante un año más o menos. Así fue como me acostumbré. Más tarde, cuando empecé a curarme, me sentía tan bien que no quería hacer nada que pudiera estropearlo, así que me mantuve abstemia. Ahora, bebo una vez al mes de promedio, en ocasiones en las que me apetece salir toda la noche con mis amigas y puedo permitirme no encontrarme tan bien al día siguiente. Al principio resulta incómodo ser la única que no bebe, y la gente a menudo se extraña, pero si te hace sentir bien, adelante. Cuando bebo, tomo vodka de muy buena calidad con hielo y zumo de limón; es auténtico y delicioso. Por otro lado, si eres amante del vino, no te prives de él ni te sientas culpable; simplemente, consúmelo con moderación e intenta pasar un par de días a la semana sin alcohol.

¿POR QUÉ NO APARECEN LOS CACAHUETES EN EL LIBRO?

No consumo cacahuetes porque son susceptibles de ocasionar invasiones de hongos que pueden resultar cancerígenas, así como contribuir a un crecimiento excesivo de aftas. No es que piense que sea malo comerlos de vez en cuando, pero como tomo muchos frutos secos y sus mantecas, prefiero evitarlos.

¿POR QUÉ NO SE HABLA DE TOFU EN EL LIBRO?

Por un lado, porque no me gusta su sabor: es insípido y tiene una textura extraña que no me convence. Y, por el otro, porque, aunque aporta grandes beneficios para la salud, estos se ven superados por los aspectos menos sanos, ya que se trata de un producto bastante industrial que además contiene soja, un ingrediente que en muchos casos está genéticamente modificado y no soy partidaria de ello.

¿HUBO ALGO MÁS QUE TE AYUDÓ A CURARTE?

Tardé casi dieciocho meses en volver a sentirme bien después de pasarme a una dieta basada sólo en vegetales y alimentos integrales sin productos con gluten, lácteos, azúcar refinado, carne o cualquier otro de origen industrial. Empecé muy poco a poco; no fue muy difícil, pero sí la mejor cosa que he hecho en mi vida. Combiné la alimentación con algún tipo de ejercicio diario, comenzando con diez minutos de marcha al día hasta practicarlo cinco veces a la semana durante más o menos una hora en forma de yoga o pilates, además de caminar mucho y hacer algo de gimnasia. También fui a ver a un naturópata que me recetó unos suplementos que me fueron de maravilla para reforzar las partes de mi cuerpo que no funcionaban; esto resultó determinante, y se lo aconsejo a todo el mundo que esté luchando contra una enfermedad. Las tres cosas juntas dieron un resultado mágico y me permitieron recuperarme del todo. Ahora ya no presento síntomas y me siento genial, pero procuro comer bien, dormir las horas necesarias y hacer ejercicio a diario para mantenerme así.

ÍNDICE

A

aceite de coco 14
aceite de oliva 16
aceitunas
    masa de pizza de quinua 45
aguacates 14, 19, 177, 230
    batido de chocolate a la menta 219
    ensalada de brócoli y aguacate 148-149, 236
    ensalada de calabaza asada, aceituna, aguacate y rúcula 144-145
    ensalada de lentejas, calabacín y menta 108-109
    fideos de calabacín con pesto de aguacate 160
    guacamole clásico 159, 238
    mousse fácil de chocolate con aguacate 168-169
    pasta con pesto de rúcula y nuez de Brasil 68, 69, 86-87, 236
    rollitos de pepino y aguacate 125, 136-137, 238
    rollitos de primavera frescos 53
    smoothie del desayuno perfecto 212
    smoothie diosa verde 210
    tarta de lima 68, 196-197, 232
ajo 15
albahaca 15, 127
    champiñones rellenos 150-151, 240
    smoothie de pera, granada y albahaca 214
    sopa de alubias con tomate asado, pimiento rojo y albahaca 104-105
alcohol 249
alimentos biológicos 248
alimentos ricos en hierro 247-248
almendras 68
    banoffee pie 177, 194-195
    bolitas energéticas de almendra y chía 68, 72-73, 176, 238
    brownies de boniato 166-167
    crackers supernutritivos 82
    crumble de manzana y mora 177, 188-189, 240

galletas de chocolate y chía 90
granola de pacana y canela 34, 69, 76-77
muffins de arándano 177, 184, 238
pastel clásico de zanahoria 170-171
tarta de lima 68, 196-197, 232
tarta de queso con frutas del bosque 68, 178, 192-193
almuerzo 8, 238
almuerzo dominical 240-241
alubias blancas 100-101
    alubias blancas en versión doble 104-105
alubias guisadas con salsa de tomate 112, 113, 230
alubias negras 17, 100
    bol mexicano de quinua 48-49
    chile de alubias negras y rojas 100, 114-115, 228
    pasta con tomate en diez minutos 131
alubias rojas 101
    chile de alubias negras y rojas 100, 101-102, 228
anacardos 69
    bol mexicano de quinua 48-49
    brócoli con aliño de tahina 69, 159, 235
    ensalada de zanahoria, naranja y anacardo 138-139, 175, 235
    mousse de mango y anacardo 178, 184-185, 236
    tarta de queso con frutas del bosque 68, 178, 192-193
arándanos
    bol de azaí 214
    muffins de arándano 177, 184, 238
    pudin de chía para desayunar 70, 74
    tarta de queso con frutas del bosque 68, 178, 192-193
arroz integral 15, 31, 33-34
    añadir ingredientes al arroz integral 32

cocción 27
risotto con calabaza violín 54-55, 228, 235
arroz salvaje 34
    ensalada de arroz salvaje caliente 40-41
asar verduras 126
avellanas 69
    crema de cacao y avellana 68, 69, 78-79, 177
    galletas de chocolate y chía 90
    pastel de doble capa de avellana 67, 69, 92-93
avena 15, 31, 34-35
    añadir ingredientes a la avena 32
    barritas de granola 67, 75
    crumble de manzana y mora 177, 188-189, 240
    galletas de avena 34, 62
    granola de pacana y canela 34, 69, 76-77
    leche de avena 20, 34
    porridge al horno con manzana y canela 34, 58
    porridge cremoso de coco 15, 24, 34, 56-57, 69, 178
    smoothie a la avena 212
    tortas de avena 34, 63
azaí 209
    bol de azaí 214

B

banoffee pie 177, 194-195
baobab 209
barritas de granola 67, 75
batidoras de vaso 22
batidos 219
berenjenas
    ensalada caliente de invierno 154-155
bol mexicano de quinua 48-49
boniatos
    brownies de boniato 166-167, 177
    buñuelos de quinua y cúrcuma 50-51
    cuñas de boniato 132, 133, 148, 232

tortitas de boniato 162-163, 178, 230

verduritas asadas fáciles 128-129, 228, 240

brócoli

brócoli con aliño de tahina 69, 159, 235

ensalada de brócoli y aguacate 148-149, 236

pasta con pesto de rúcula y nuez de Brasil 68, 69, 86-87, 236

quinua fácil con verduritas salteadas 36

salteado clásico 142-143

brownies

brownies de boniato 166-167, 177

brownies sin hornear 16, 67, 68, 88-89, 176

brunch 230

C

cacahuetes 249

cacao puro en polvo 17

brownies de boniato 166-167

brownies sin hornear 16, 67, 68, 88-89

crema de cacao y avellana 68, 69, 78-79, 177

galletas de chocolate y chía 90

mousse fácil de chocolate con aguacate 168-169

pastel de chocolate y remolacha 164-165, 235

pastel de doble capa de avellana 67, 69, 92-93

calabacines

ensalada de lentejas, calabacín y menta 108-109

fideos de calabacín con pesto de aguacate 160

pasta con pesto de rúcula y nuez de Brasil 68, 69, 86-87, 236

quinua fácil con verduritas salteadas 36

calabaza violín

dhal de lentejas y calabaza violín 119

ensalada de calabaza asada, aceituna, aguacate y rúcula 144-145

lasaña vegetariana 156

risotto con calabaza violín 54-55, 228, 235

verduritas asadas fáciles 128-129, 228, 240

calcio 247

caldo de verduras fácil 27

canela

crumble de manzana y mora 177, 188-189, 240

granola de pacana y canela 34, 69, 76-77

helados de palo 200-201

muffins de arándano 177, 184, 238

puré de dátiles 177-178, 187

cáñamo 209

Carr, Kris 8

cebollas 15

celíacos 34-35

cena 8

cena con las amigas 236-237

cena para invitados 232-235

cereales 15

cómo cocinarlos 26-27

champiñones

champiñones rellenos 150-151, 240

polenta cremosa con champiñones y col rizada crujiente 44

salteado clásico 142-143

chocolate

plátanos al horno rellenos con chocolate negro fundido 178, 190

cilantro 127

ensalada de brócoli y aguacate 148-149, 236

falafel 107

guacamole clásico 159, 238

salsa de tomate picante 135

cocer verduras al vapor 126

coladores 23

coladores de tela 22-23

col rizada 19

ensalada de col rizada marinada 18, 125, 153, 238, 240

polenta cremosa con champiñones y col rizada crujiente 44

tarta de lima 68, 232

comer fuera 245-246

concentrado de tomate 18

crackers supernutritivos 82, 105, 232

crema de cacao y avellana 68, 69, 78-79, 177

crema de coco

manzanas al horno 176, 177, 180-181

pastel de chocolate y remolacha 164-165, 235

scones de frutas del bosque con crema de coco 60-61

cúrcuma 127

buñuelos de quinua y cúrcuma 50-51, 132, 135

curri de coliflor y patata, 157

D

dátiles Medjool 15, 176

banoffee pie 177, 194-195

barritas de granola 75

batido de plátano 219

bol de azaí 214

bomboncitos de manteca de almendra 94-95

brownies de boniato 166-167

brownies sin hornear 16, 67, 68, 88-89

dátiles Medjool rellenos con manteca de frutos secos 24, 25

helado de plátano 176, 198-199, 235, 240

helados de palo 200-201

mousse de mango y anacardo 184, 185, 236

mousse fácil de chocolate con aguacate 168-169

pastel clásico de zanahoria 170-171

plátanos al horno 190

porridge al horno con manzana y canela 34, 58

puré de dátiles 177-178, 187

smoothie a la avena 212

tarta de lima 68, 196-197, 232

tarta de queso con frutas del bosque 68, 178, 192-193

desayuno 8, 205, 227-228

smoothie del desayuno perfecto 212

de viaje 246-247

dietas desintoxicantes a base de zumos 248

E

edulcorantes 17, 246
ejercicio 249
especias 15, 127
espelta, pasta de espelta 14
espinacas 19
    ensalada caliente de invierno
        154-155
    salteado clásico 142-143
    smoothie de plátano y espinaca
        212
espirulina 207-209, 248

F

fideos, salteado clásico 142-143
fresas
    helados de palo 200-201
    mermelada de fresa 187
    tarta de queso con frutas del
        bosque 68, 178, 192-193
frutas 14, 246
    en zumos y smoothies 206
frutas del bosque 14, 178
    crumble de manzana y mora 177,
        188-189, 240
    helado de plátano 176, 198-199,
        235, 240
    scones de frutas del bosque
        con crema de coco 60-61
    smoothie clásico de frutas
        del bosque 210
    smoothie del desayuno perfecto
        212
    tarta de queso con frutas del
        bosque 68, 178, 192-193
frutos secos 15-16
    alergias a los frutos secos 50,
        67-68, 69
    cómo comprarlos y conservarlos
        68
    con qué sustituirlos 68, 69, 70
    mantecas de frutos secos 16, 24,
        67
    queso de frutos secos 69, 69

G

ganar peso 249
garbanzos 17, 100
    curri de coco tailandés con
        garbanzos 120-121, 228,
        232

falafel 107
    garbanzos asados picantes 112
    tres tipos de hummus 100,
        102-103
    tortillas mexicanas de harina
        de garbanzos 106
gofres 178, 183
granola 67, 70, 205
guacamole 159, 228, 238
    bol mexicano de quinua 48-49
guisantes
    ñoquis con pesto de guisante 39
    pasta con pesto de rúcula y nuez
        de Brasil 68, 69, 86-87, 236
    sopa de alubias con guisantes
        y menta 104, 105

H

harina de arroz integral 14, 33
    muffins de arándano 177, 184,
        238
    pan de manzana y miel 59
    pan supernutritivo 67, 68,
        69, 70, 80-81, 105
    pastel clásico de zanahoria
        170-171
harina de quinua 14, 32
harina de trigo sarraceno 14, 33
    focaccia de trigo sarraceno 52
    scones de frutas del bosque
        con crema de coco 60-61
harinas sin gluten 14, 32, 33
helado
    mango y anacardo 184
    plátano 176, 198-199, 235,
        240
helados de palo 200-201
hervir verduras 126
hierba de trigo 207
hierbas aromáticas 15
hummus 100, 102-103

I

ingesta de proteínas 247

J

jengibre 15
    smoothie de mango, kiwi
        y jengibre 214
    zumo de piña, pepino y jengibre
        223, 236

zumo de remolacha 220
zumo de zanahoria, manzana
    y jengibre 220, 230, 238

K

kiwis
    smoothie de mango, kiwi
        y jengibre 214

L

lasaña vegetariana 156
leche de almendra 20, 68
    muffins de arándano 177, 184,
        238
    pastel de doble capa de avellana
        67, 69, 92-93
    porridge al horno con manzana
        y canela 34, 58
    pudin de chía para desayunar
        70, 74
leche de arroz 20
leche de arroz integral 20
leche de coco 13-14
    curri de coco tailandés con
        garbanzos 120-121, 228, 232
    curri de coliflor y patata, 157
    porridge cremoso de coco 15, 24,
        34, 56-57, 69, 178
    smoothie diosa verde 210
    tarta de lima 68, 196-197, 232
leches vegetales 20
legumbres 16-17, 99-100, 101
lentejas 17, 100, 101
    dhal de lentejas y calabaza violín
        119
    ensalada de lentejas, calabacín
        y menta 108-109
pasta con salsa boloñesa de lentejas
    117
levadura nutricional 85
licuadoras 22
limas 14
limones 14

M

maca 209
mangos 178
    mousse de mango y anacardo 178,
        184, 185, 236
    rollitos de primavera frescos 53,
        175, 178

smoothie de mango, kiwi
y jengibre 214
smoothie diosa verde 210
manteca de almendra 24, 178
banoffee pie 177, 194-195
bomboncitos de manteca de
almendra 94-95
galletas de avena 34, 62
pastel de chocolate y remolacha
164-165, 235
pudin de chía para desayunar
70, 74
manteca de anacardo
mousse de mango y anacardo
178, 184, 185, 236
tortas de avena 34, 63
manzanas 14, 177-178
crumble de manzana y mora 177,
188-189, 240
manzanas al horno 176, 177,
180-181
porridge al horno con manzana
y canela 34, 58
puré de manzana 19, 230
zumo de remolacha 220
zumo de zanahoria, manzana
y jengibre 220, 230, 238
zumo verde intenso 223
menta 15
batido de chocolate a la menta 219
ensalada de lenteja, calabacín
y menta 108-109
sopa de alubias con guisantes
y menta 104, 105
zumo de pepino, pera y menta
220, 238
zumo de sandía, pepino y menta
223
microondas 127
miel 17
banoffee pie 177, 194-195
gofres 178, 183
mermelada de fresa 187
pan de manzana y miel 59, 70
tortitas de boniato 162-163, 230
muffins de arándano 177, 184, 238

N

naranjas
ensalada de zanahoria, naranja
y anacardo 138-139, 175, 235

nuez de Brasil 69
fideos de calabacín con pesto
de aguacate 160
pasta con pesto de rúcula y nuez
de Brasil 68, 69, 86-87, 236
queso cremoso de nuez de Brasil
68, 69, 85

Ñ

ñoquis con pesto de guisante 39

P

pacanas 68, 69
banoffee pie 177, 194-195
brownies sin hornear 16, 67, 68,
88-89
granola de pacana y canela 31,
69, 76-77
manzanas al horno 176, 177,
180-181
pan supernutritivo 67, 68, 69, 70,
105, 178, 205
receta 80-81
pasta
pasta con pesto de rúcula y nuez
de Brasil 68, 69, 86-87, 236
pasta con tomate en diez minutos
131
sin gluten 14-15
pasta de arroz integral 14-15
pasta de miso 18
pasta de quinua 14-15
pasta sin gluten 14-15
patatas
crujiente de patatas fritas gigante
130, 175, 230
curri de coliflor y patata 157
ñoquis con pesto de guisante 39
patatas asadas al punto 132, 240
puré de patata 130
pepino 19
rollitos de pepino y aguacate
125, 136-137, 238
rollitos de primavera frescos 53
zumo de pepino, pera y menta
220, 238
zumo de piña, pepino y jengibre
223, 236
zumo de sandía, pepino y menta
223
zumo verde intenso 223

peras
smoothie de pera, granada
y albahaca 214
zumo de pepino, pera y menta
220, 238
pícnics 238-239
pimientos
chile de alubias negras y rojas
100, 114-115, 228
guacamole clásico 159, 238
hummus de pimiento rojo asado
y pimentón 102, 103, 136, 232,
238
rollitos de primavera frescos
53
salsa de tomate picante 135
salteado clásico 142-143
sopa de alubias con tomate asado,
pimiento rojo y albahaca 104,
105
piña
zumo de piña, pepino y jengibre
223, 236
piñones 69-70
plátanos 14, 178
batido de chocolate a la menta
219
batido de plátano 219
bol de azaí 214
galletas de avena 34, 62
gofres 178, 183
helado de plátano 176, 198-199,
235, 240
helados de palo 200-201
mousse fácil de chocolate
con aguacate 168-169
pan de manzana y miel 59
pastel clásico de zanahoria
170-171
pastel de doble capa de avellana
67, 69, 92-93
plátanos al horno 178, 190
porridge cremoso de coco 24,
34, 56-57, 69, 178
pudin de chía para desayunar
70, 74
smoothie a la avena 212
smoothie de pera, granada
y albahaca 214
smoothie de plátano y espinaca
212

smoothie del desayuno perfecto
212
tarta de queso con frutas
del bosque 68, 178, 192-193
polenta
polenta cremosa con champiñones
y col rizada crujiente 44
POTS (síndrome de taquicardia
ortostática postural) 7-8

Q

quinua 15, 31, 32-33
añadir ingredientes a la quinua
32
bol mexicano de quinua 48-49
buñuelos de quinua y cúrcuma
50-51, 132, 135
cocción 26, 32-33
masa de pizza de quinua 45
quinua fácil con verduritas
salteadas 36
tabulé de quinua 46-47, 238

R

remolacha
carpaccio de remolacha 125,
140-141, 232
hummus de remolacha 100,
102-103
pastel de chocolate y remolacha
164-165, 235
risotto de trigo sarraceno
y remolacha 42-43
zumo de remolacha 220
robots de cocina 22
rollitos de primavera frescos 52,
175
romero 15
queso cremoso de nuez de Brasil
68, 69, 85
rúcula
ensalada de calabaza asada,
aceituna, aguacate y rúcula
144-145
pasta con pesto de rúcula y nuez
de Brasil 68, 69, 86-87, 236

S

sal de chile 19
sal de hierbas 19

sales caseras 19
salteado clásico 142-143
saltear verduras 126
semillas 17
semillas de calabaza 17, 68, 70
semillas de chía 17, 70
barritas de granola 75
bolitas energéticas de almendra
y chía 68, 72-73, 176, 238
galletas de chocolate y chía 90
mermelada de fresa 187
pan supernutritivo 67, 68, 69,
70, 80-81, 105, 178, 205
pudin de chía para desayunar
70, 74
semillas de girasol 17, 70
barritas de granola 75
crackers supernutritivos 82
semillas de *psyllium* en polvo 80
semillas de sésamo 18
sirope de arce 17
brownies de boniato 166-167
carpaccio de remolacha 125,
140-141, 232
crema de cacao y avellana 68,
69, 78-79, 177
muffins de arándano 177, 184,
238
tarta de lima 68, 196-197, 232
tarta de queso con frutas
del bosque 68, 178, 192-193
smoothies 8, 14, 205-207,
210-214, 227
smoothie diosa verde 210
sopas 100-101, 105
superalimentos 207-209

T

tahina 17-18, 127
brócoli con aliño de tahina
69, 159, 235
champiñones rellenos 150-151,
240
ensalada caliente de invierno
154-155
tamari 18, 127
tazas para medir 27
tofu 249
tomates 19
bol mexicano de quinua 48-49

curri de coliflor y patata 157
en conserva 18
guacamole clásico 159, 238
lasaña vegetariana 156
masa de pizza de quinua 45
pan con tomate 135
pasta con tomate en diez minutos
131
salsa de tomate picante 135
sopa de alubias con tomate asado,
pimiento rojo y albahaca 104-105
tabulé de quinua 46-47, 238
tomillo 15
tortas de avena 34, 63
trigo sarraceno 15, 31, 33
añadir ingredientes al trigo
sarraceno 32
cocción 26
risotto de trigo sarraceno
y remolacha 42-43
trigo sarraceno germinado 33

V

verduras
cocción 125-127
en zumos y smoothies 206
ingredientes para hacerlas
deliciosas 127
verduras de hoja verde 18
verduritas asadas fáciles 128-129,
228, 240
vinagre de sidra 13

Z

zanahorias
ensalada de zanahoria, naranja
y anacardo 138-139, 175, 235
pasta con salsa boloñesa de
lentejas 117
pastel clásico de zanahoria
170-171
rollitos de primavera frescos 53
salteado clásico 142-143
verduritas asadas fáciles 128-129,
228, 240
zumo de zanahoria, manzana
y jengibre 220, 230, 238
zumo de sandía, pepino y menta 223
zumo verde intenso 223
zumos 205, 207, 220-223

Publicado por primera vez en el Reino Unido en el año 2015 por Yellow Kite, un sello de Hodder & Stoughton, grupo Hachette.

Título original: *Deliciously Ella*
Traducción del inglés de Jordi Trilla Segura

Ilustración de la cubierta: Clare Winfield

Copyright © Ella Woodward, 2015
Copyright de las fotografías © Clare Winfield
Copyright de la edición en castellano © Ediciones Salamandra, 2016

Gracias a Anthropologie por los accesorios prestados.
Fotografías de las páginas 3, 5, 23, 31, 35, 67, 91, 111, 146, 157, 174, 176, 192, 195, 204, 216 y 230, publicadas por cortesía de Ella Woodward.

Publicaciones y Ediciones Salamandra, S.A.
Almogàvers, 56, 7° 2ª - 08018 Barcelona - Tel. 93 215 11 99
www.salamandra.info

ISBN: 978-84-16295-06-7
Depósito legal: B-6.738-2016

1ª edición, mayo de 2016
2ª edición, octubre de 2016
Printed in Slovenia

Impresión y encuadernación:
GPS GROUP

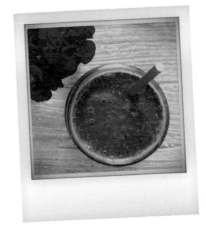

AGRADECIMIENTOS

Dado que mi experiencia para recuperar la salud fue un proceso tan disparatado y nunca lo habría logrado sin la gente tan maravillosa que me rodea o los increíbles seguidores de mi blog, deseo dedicar esta página a daros las gracias a todos porque, sin duda alguna, este libro no se habría escrito sin vosotros.

En primer lugar, doy las gracias a todas las personas que han leído y seguido Deliciously Ella. Con toda sinceridad, aún no puedo creerme la cantidad de gente que ha visitado mi blog durante los dos últimos años y medio. Es una barbaridad, y estoy muy agradecida por todo el cariño y el apoyo que he recibido; me ha animado enormemente. He leído todos vuestros e-mails, comentarios, tuits, mensajes en Instagram y Facebook, y todos han sido estupendos. Me encanta ver las fotografías de todas vuestras creaciones y saber que os han gustado tanto las recetas. Es magnífico saber que Deliciously Ella ha influido en vuestras vidas y os ha ayudado en vuestras propias experiencias para recuperar la salud y la felicidad.

Gracias a mi familia por haber sido tan fantástica durante todo este tiempo. Sois las mejores personas del mundo y habéis dado todo vuestro apoyo a Deliciously Ella, desde el inicio, cuando erais los únicos que leíais el blog.

Gracias a Felix, Alex y Olivia por acompañarme en todo momento. Siempre os estaré agradecida por vuestro amor y vuestro apoyo; me salvasteis de volverme loca cuando estaba enferma y me animasteis para que me pusiera bien. Gracias por estar conmigo durante las fases más complicadas y por hacer la vida mucho más divertida.

Gracias a mis increíbles amigas Cressy, Oli, Chloe, Gabs, Chess, India, Lucy e Imogen por probar casi todas las recetas de este libro. Sin vuestro cariño y entusiasmo, y nuestras sensacionales cenas, no habría resultado tan ameno escribirlo.

Gracias, Annie, por ayudarme a desarrollar *Deliciously Ella* y a mantener el juicio durante el último año. Ha sido un placer trabajar contigo, y te agradezco infinitamente tus ideas.

Gracias a mis maravillosas agentes, Cathryn y Jo, y a mi fantástica editora, Liz, por creer en *Deliciously Ella* y hacerlo posible. Y gracias al gran equipo que ha realizado el libro: Miranda, Clare y Rosie. Os agradezco vuestro trabajo para lograr una presentación tan atractiva y dar vida a las recetas.

Y, por último, gracias a Kris Carr, que, sin saberlo, me animó a cambiar de vida; gracias por compartir tu historia con el mundo y ayudar a miles de personas a sentirse bien de nuevo.

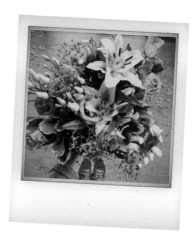

SIGUE DELICIOUSLY ELLA EN:

www.deliciouslyella.com

 instagram.com/DeliciouslyElla

 www.facebook.com/Deliciouslyella

 @DeliciouslyElla

 www.youtube.com – busca Deliciously Ella